ANNA SPERK

Neben der Wirklichkeit

ROMAN

mitteldeutscher verlag

Die Handlung dieses Romans ist frei erfunden. Die Personen, wie sie geschildert werden, leben in der Vorstellung und haben mit tatsächlich existierenden Menschen so viel gemein wie Druckgrafiken mit Kupferplatten und Radiernadeln.

... denen, die
dennoch lächeln

ERSTES BUCH: ABGETAUCHT

1

Alltagsroutine ist die beste Medizin. Die Patienten waren ihr alle entfallen und sollten sich Schritt für Schritt wieder annähern – erst einmal, indem sie aus der Welt herausgenommen wurden, in einen geschützten Raum, in dem alles sicher war, einschließlich des Banalsten wie Essen, Trinken und Schlafen. Ob ein Patient in ohnmächtiger Selbstverachtung nur noch im Bett gelegen hatte, das Essen verweigert oder ausgekotzt, in Selbstentgleisungen die sozialen Grenzen ausgebeult und dann überstampft, sich aus innerstem Schmerz die Arme aufgeschnitten oder ob er – wie Julia – im Wahn mal dahingedämmert war, mal für Außenstehende völlig unverständlich gekichert und dann wieder vor panischer Angst gezittert hatte: Alle waren durch ein monatelanges Martyrium schlimmster Vorstellungen und Gefühle gegangen bis zur totalen Erschöpfung, in den unausweichlichen Zusammenbruch, dem sie mit letzten Kräften versucht hatten zu entrinnen.

Doch die hier Gestrandeten hatten diesem Endpunkt nicht entgehen können. Sie hatten sich auf dem Weg ihres einsamen Kampfs um die letzten Reserven gebracht, den Kontakt zu ihren Freunden, manche sogar zu ihren Familien verloren, sich komplett isoliert bis hin zu einer ausgewachsenen Sozialphobie – erst vor Menschenansammlungen, dann vor Kollegen und Nachbarn, später vor dem Einkaufen unter Fremden bis hin zum eigenen Freundeskreis und den Verwandten, von denen sie sich bedroht fühlten.

Hier scharten sie sich in gleichgültiger Eintracht um die Physiotherapeutin und bogen sich rhythmisch mit einem Gymnastikball, mitten im buntgestrichenen Speisesaal, an dessen Wänden ein helles Grün mit Ocker harmonisch kombiniert war, flankiert von einer hohen Fensterwand, die den Raum mit Januarlicht flutete. Die Holztische und Stühle hatten sie auf einer Seite des Raums zusammengestellt. Sie standen auf dem freigeräumten Platz im Kreis und folgten den Anweisungen der Angestellten nach der dudelnden Musik aus einem veralteten und leiernden Kassettenrekorder. Die Patienten waren dünn, ausgehungert von den Qualen, die sie nicht mehr essen lassen hatten, abgemagert von durchwachten Nächten, steif geworden von der äußeren Bewegungslosigkeit, in die sie der innere Terror erstarren lassen hatte.

Alles in diesem Haus schwebte in qualliger Lethargie. Selbst die Mitarbeiter redeten und bewegten sich, als wären sie im Halbschlaf. Automatisch dämpfte jeder seine Stimme, wenn er sprechen musste, und durch die zwei rechtwinklig angeordneten, langen Flure, von denen die Patientenzimmer abgingen, schlichen diejenigen, die selbst unter Narkose noch Bewegung brauchten. Ihre Schritte ähnelten mehr dem Schlurfen eines Leguans als dem Gang eines Menschen. Man sah jedem Einzelnen an, dass er unter starken Medikamenten stand, die ihn runterbrachten aus seinem Gefühlschaos, erdeten und in einen Zustand versetzten, aus dem heraus er dann nach mehreren Wochen wie Phönix aus der Asche aufsteigen sollte, vielleicht mit einem Lächeln im Gesicht, weil er endlich wieder Glück fühlen konnte, eher aber mit einem riesigen Kraftakt, wenn er die Folgen seines Zustands, die Scherben seiner Existenz, zusammenkehren musste.

Doch noch schwebten sie durch die Flure, ungehemmt nur in der offensichtlichen Demonstration ihrer Unansprechbarkeit, abwesend im Geist, auch körperlich nur fragmentarisch anwesend. Sie waren auf Leerlauf gestellt, abgeschaltet, um Zeit zur Regeneration zu haben und die Batterien wieder aufzuladen.

In diesem Schwebezustand fielen ein Schrei und der Tumult am Eingang der Station sofort auf, mussten auffallen, die Paralysierten mit ihren Gymnastikbällen kurz aufschrecken und, in der Bewegung erstarrt, die zwanzig Meter in Richtung des Eingangs glotzen lassen. Dort kämpfte ein kleiner, schlecht gekleideter, unrasierter und wohl auch ungewaschener Mann, an dem pralle Plastiktüten baumelten, mit zwei weißen Schwestern, die sich vor seiner Erscheinung sichtlich ekelten.

„Ich will noch einmal richtig essen!", brüllte der kleine Mann durch seinen Wochenbart, und die Schwestern kamen nicht umhin, ihn und seine fettige Kleidung richtig anpacken zu müssen, wenn sie ihn zurück durch die Tür schieben wollten.

Das Gerangel zog Zuschauer an, die die kämpfende Gruppe umstellten, so dass die Patienten, die eben noch im Kreis ihre Bälle geschwungen hatten, nun in Richtung Flur drängten, um einen Blick auf das Geschehen zu erhaschen. Aus einer der Personaltüren flog der weit wehende, weiße Kittel eines Arztes, dessen Besitzer umgehend in die Situation eingriff und dann den Mann, der sich immer noch in der Umklammerung der Schwestern hin und her wand, zur Seite nahm. Eine leise Diskussion entstand unter den Verantwortlichen, in die sich die Physiotherapeutin mit weiteren Ermahnungen zur Ordnung und zur Herstellung des Gymnastikkreises einmischte. Die Neugier der Patienten war nicht erwünscht, sie sollten jedem Drama enthoben sein, nichts sollte ihre Besinnung auf sich selbst stören, ein Zwischenfall wie dieser gleich gar nicht. Doch die Patienten kümmerte das nicht. Ihnen tat jeder

Anblick gut, der ihnen zeigte, sie waren nicht am tiefsten gesunken, sie nicht, es gab Leute, denen es noch dreckiger ging als ihnen.

Schließlich öffnete sich die Gruppe um den Mann, und eine der Schwestern, die eben noch an ihm gezerrt hatte, führte ihn auf den Flur in Richtung Speisesaal, was eine weitere unvermeidliche Reaktion der dort wartenden Gymnastikgruppe auslöste. Seinen Blicken ausweichend, formierten sie sich ohne weitere Aufforderung wieder zu einem Kreis, und taten dasselbe, woran sie die letzten Monate doch selbst so gelitten hatten, wenn ihre ‚Abarten' auf die Konventionen ihrer Mitmenschen gestoßen waren. Sie senkten beschämt, nicht um ihrer selbst, sondern wegen ihm, der wirren Erscheinung, dem Schmutz und seinem gierigen Hungerblick, die Augen und taten, als würden sie das alles nicht sehen, als wäre der Mann, der jetzt seine knisternden Plastiktüten auf einen Stuhl stapelte und sich dann heftig ächzend und zugleich provozierend auf den Nachbarstuhl fallen ließ, nicht da – Luft, etwas, das man besser nicht an sich heranließ.

„Hunger!", brüllte der Mann und gab sich keine Mühe, sich der nur vom dudelnden Rekorder durchbrochenen, schwebenden Atmosphäre anzupassen. Dann schlug er mit beiden Fäusten auf den Tisch, beugte sich heftig nach vorn und glotzte unverhohlen auf die Hinterteile der sich mit den Bällen biegenden und beugenden Frauen, bis endlich die Schwester mit einem Tablett wiederauftauchte, auf dem mit Folie verpackte Teller und Schüsseln standen. Das Mittagessen war bereits seit über einer Stunde vorbei.

In ein ruhigeres Stück mit leisen, aber strengen Anweisungen der Physiotherapeutin hinein hörten nun die auf den Gymnastikbällen bäuchlings rollenden Frauen das gierige Schmatzen des Penners, der nach den ersten Happen seine Kraft zum Reden wiedergefunden hatte und sofort verbal an seiner Situation zu erbrechen schien: „Scheißleben, ein Scheißdreck ist das! Nicht mal zu fressen hat man in diesem Staat. Und ihr Huren? Ich kotze!" Er hob den Kopf, nicht zu den Frauen, nein, sein starrer Blick fiel gläsern in die Luft, eine Ebene unter der Decke, in die kein Frauenkopf reichen konnte. Wäre seine Gabel nicht kurz darauf wieder so geschickt zwischen den einzelnen Schüsseln, dem Teller und seinem umwucherten Mund hin und her getanzt, dann hätte man denken können, seine Augen irrten blind durch die Luft. Seine Pupillen waren wässrig, trugen aber das Licht des Sehenden in sich, nur der Blick selbst wirkte eigenartig starr, als hätte der Mann sie vor langer Zeit geschlossen, um sie nie wieder für ein klares Bild öffnen zu müssen.

„Fickt euch doch trocken, in den Arsch oder sonst wohin! Euch will keiner an die Fotzen greifen, ihr Schlampen." Dann schmatzte er wieder, da die Schwester ihren Kopf zur Tür hereinsteckte und ihn zornig ansah.

Endlich beendete die Physiotherapeutin den Reigen, und einige Frauen verließen fluchtartig den Raum. Julia trabte mit den jüngeren Patienten ins Raucherglashaus und ließ sich dort laut aufstöhnend auf einen Stuhl fallen. Sofort streckte sie ihr rechtes Bein aus und wühlte in der Hosentasche, bis sie die Schachtel mit ihren Zigaretten in der Hand hielt. Sie steckte sich eine an.

„Mein Gott, dieser durchgeknallte Penner", stöhnte Marianna auf, und Andrea, die eben mit einer Selbstgedrehten im Mundwinkel durch die Tür trat, winkte nur ab: „Lasst ihn essen, der ist harmlos, hat nur Hunger."

„Kann ich auch verstehen, so klapprig, wie der aussieht." Julia hatte wie alle anderen keine Lust, darüber nachzudenken, was die Erscheinung im Speisesaal bedeutete. Sie sah zu Andrea auf, die laut den Rauch ihrer Zigarette durch den gespitzten Mund blies und dabei den Kopf in den Nacken reckte, als würde diese Geste die beruhigende Wirkung des Nikotins erhöhen.

Eine Weile hörte Julia nur das heftige, süchtige Atmen durch die Zigaretten ihrer Mitpatientinnen. Der Raum stank, ein Geruch nach abgestandenem, kaltem Qualm, an den man sich selbst nach Minuten nicht gewöhnen konnte. Ein typisches Raucherdomizil, belüftet nur durch ein kleines Kippfenster unter der Decke, das immer offen stand, so dass die Januarluft die beißenden Rückstände der Zigaretten erkalten ließ. Trotzdem saßen einige Männer im Kabuff und droschen Skat, immer eine Kippe im Mundwinkel und ohne groß Worte zu verlieren. Hier hatte man sich nichts zu sagen. Sollte man das Verzweifeln an sich selbst unter Fremden debattieren, sich outen oder Symptome beschreiben? Selbst in Gegenwart von Leidensgefährten hatte keiner Lust, die nur knapp überlebten letzten Monate vor den anderen auferstehen zu lassen.

„Ob der bei der Kälte die letzten Wochen wirklich draußen gewesen ist? Es friert doch seit einem Monat!“, fragte nun Marianna in die Stille hinein; und Julia fügte hinzu: „Er sah aus, als hätte er drei Wochen keine Dusche, keinen warmen Raum und auch kein Essen gesehen.“

Marianna nickte, aber Andrea winkte wieder ab. Von ihr schien das Mitleid völlig abzufließen. „Es gibt doch Obdachlosenheime. Da können sie sich aufwärmen.“

Marianna nickte, und alle bliesen wieder den Rauch durch ihre Münder, als hätten sie stundenlang im Zug gesessen, nikotinbedürftig durch das strikte Rauchverbot, ohne sich irgendwie anders ablenken zu können als durch stundenlanges Dösen in den blauen, sich sanft rüttelnden Sesseln.

Nach zwei Zigaretten floh Julia das giftig-vergilbte Glashaus und trabte in ihr Zimmer, wo sie sich sofort auf ihr Bett warf. Musik würde erst in einer Stunde beginnen. Bis dahin hatte sie Zeit zu dösen, und etwas anderes konnte sie auch nicht tun, denn selbst der Ausgang in den verschneiten Hof war in der geschützten

Abteilung dieses Krankenhauses reglementiert. Sie alle waren körperlich gesund. Und doch, sie sollten heilen, in sich zurückfallen, in ihr eigenes Inneres. Alle kannten Schmerzen, doch zählten hier nicht die körperlichen. Die Seelen waren blau angelaufen von Hämatomen, zugefügt in der Zeit davor. Das unterschied diese Klinik von allen anderen, die man kannte.

Julia dachte an den klapprigen Penner im Speisesaal. Noch vor wenigen Tagen war sie selbst in der Nacht durch den Schnee geirrt, nachdem sich ihre Mutter geweigert hatte, sich um ihre kleine Tochter Lina zu kümmern, damit sie versuchen konnte, zu sich zu finden. Die Auswüchse ihrer Krankheit hatten sie in den letzten Wochen massiv überrollt, sie war in ihrem Zustand zunehmend auf mechanische Arbeiten fokussiert gewesen, während die Konzentration auf Lina sie – im vollen Bewusstsein darüber – zunehmend verließ. Hausarbeiten hatte sie noch gekonnt; aber mit ihrem Kind zu spielen, ihm zuzuhören, mit ihm zu reden war immer unmöglicher geworden. Zu sehr hatten sich ihre Gedanken in ihr eigenes Inneres zurückgezogen, mit aller Kraft hatte sie sich minütlich aufrütteln müssen, um ihre Aufmerksamkeit für einen Moment auf das Kind zu lenken, ehe sie der Sog ihrer Gedanken wieder davongetragen hatte. Ihr Umfeld war ihr zunehmend misstrauisch begegnet, niemand verstand sie mehr, und sie konnte, was in ihrem Inneren vor sich ging, nicht kommunizieren. In ihr selbst schien alles klar, doch sobald sie versucht hatte, ihre Gedanken und Gefühle mitzuteilen, hatten sie sich zu verbalen Gespinsten verwirrt, denen niemand folgen konnte oder wollte. Sie wusste, nach außen musste das absurd gewirkt haben: sie, überfordert von ihren Pflichten, verrückt in ihren Aussagen, neben der Wirklichkeit eben, auf die sich doch jeder so selbstverständlich verlassen konnte, nur sie nicht.

Eine andere Realität war in ihr entstanden und hatte sich

parallel zur irdischen Welt entfaltet, in der die anderen lebten und an die sie sich nur noch erinnerte. Die Realität ihrer Mitmenschen hatte für sie an Überzeugungskraft verloren. Was Wahrheit war, welche der Welten, in der sie lebte, die tatsächliche wiederspiegelte, war für sie ungewiss. ‚Es könnte sein ... oder vielleicht doch nicht. Vielleicht ist es ganz anders, und ich bilde mir das alles nur ein. Vielleicht irre ich mich, vielleicht aber auch die Leute, die völlig blind, wie Roboter, durch ihr Leben laufen?'

Dennoch war sie stets bemüht gewesen, sich an die Realität der anderen anzupassen. Sie begegnete ihren Bekannten, wie sie es in lebenslanger Sozialisation erlernt hatte, doch sie tat es mechanisch – als Schauspielerin, die sie jetzt war, um nicht das Misstrauen und die von ihr so gefürchteten, ungläubigen und erschrockenen, peinlich-berührten Reaktionen ihrer Mitmenschen auszulösen, die seit Wochen Abstand zu ihr hielten. Zum einen taten sie das, weil Julia selbst kaum noch Gespräche führte, zum anderen, weil sie auf die wenigen, denen sie begegnete, immer abwesender und verwirrter wirken musste. Ihre zweite, jetzt vertrautere, innere Welt war zunehmend gewachsen, hatte sie durchwuchert und sich wie eine Amöbe in ihrem Geist ausgebreitet. Vom Moment des Aufwachens, bis sie nach stundenlangem Wachliegen am Morgen der Schlaf endlich fand, durchschlingerte das Tier ihren Kopf, ohne dass sie Einfluss darauf gehabt hätte, wie und wann sie es bewusst einsetzen, zum Beispiel als Phantasie, und wann in den Hintergrund drängen könnte, um sich auf ihr ganz alltägliches Leben zu konzentrieren und am Leben teilzuhaben. Die Amöbe ihrer Gedanken hatte sich allen Versuchen, ihr Grenzen zu setzen, widersetzt und an ihren Kräften gefressen. Und Julia musste unter den Reaktionen, unter den Menschen, die sie mieden und ihr nachblickten, leiden, wenn sie versuchte, die Tage mit ihrer Tochter zu meistern und diesem liebsten Wesen in ihrem Leben trotz allem das zu geben, was es brauchte. Es war Verachtung vor dem Versagen, die sie in den Augen ihrer Mitmenschen las, denn diese wiederum verstanden nicht, was Julia in ihrem Innersten durchlitt. Sie sahen nur ihr Scheitern am Alltag, ihre Kraftlosigkeit, ihre Abwesenheit. Diese Verachtung hatte ihr den Rest gegeben.

Aus Ohnmacht und Verzweiflung über die Auswüchse ihrer Krankheit und das Unverständnis ihres Umfelds für ihr dringendes Bedürfnis, endlich abzuschalten, einmal für sich sein zu können, war sie schließlich mit ihrer Tochter zu ihren Eltern gefahren; und als diese ablehnten, ihr Lina für einige Wochen Tagesklinik abzunehmen, hatte sie ihre Tochter einfach in der Wohnung ihrer Eltern zurückgelassen. Zwei Tage und Nächte war sie durchfroren und mit nassen Schuhen unterwegs gewesen, teils die Wege verlierend und im frischen Schnee Spuren zeichnend, in völliger Einsamkeit, als wäre sie der erste Mensch, der über die weiß bedeckten Weiden lief. Sie hatte lange nicht gewusst, wohin sie gehen sollte, hatte gegen 23 Uhr die Straßenbahn zum Rand der Stadt gewählt und war in einem alternativen Jugendclub gestrandet, wo ihr Jugendliche einen unbeheizten Schlafplatz in einem Raum mit unbezogenen Doppelstockbetten anboten.

Nach der zweiten Nacht, in der sie wegen der Kälte immer wieder aufgeschreckt war und zitternd versucht hatte, in ihrer Jacke irgendwie Wärme zu finden, hatte sie verstanden, dass sie zum Ursprung zurückmusste, um die Wahrheit, die selbstverständliche Tatsächlichkeit der Wirklichkeit wiederzufinden. Sie wollte in ihre Heimatstadt aufbrechen. Das war kein weiter Weg, zumal sie nur zurück in die Stadt musste, um in einen Zug zu steigen, der sie in wenigen Stunden zum Ziel bringen würde. Und der Gedanke hatte neue Kräfte in ihr sprießen lassen, so dass sie das Angebot eines Bewohners des Jugendclubs annehmen und sich in der angeheizten

Waschküche den Kälteschweiß vom Körper waschen konnte, bevor sie die kurze und doch so lange Reise antreten würde.

Julia blickte auf den Wecker neben ihrem Bett. Die Musiktherapie würde in wenigen Minuten beginnen. Sie wollte noch eine rauchen, packte ihre Sachen zusammen und schlenderte zurück zum Glashaus. Andrea stand auch schon wieder da, lang, männlich irgendwie und aufsässig in jeder Geste. Geräuschvoll sog sie den Rauch ein und blies ihn dann durch die breiten Nasenflügel wieder aus.

Andrea war eine der wenigen Patientinnen, die nicht die Demut des Scheiterns in sich trugen. Sie fand ihr Leben ganz in Ordnung, wie es war, war nur auf Entzug von Heroin, verpflichtet dazu durch eine Vorstrafe, und sie verheimlichte nicht, dass sie zu ihren Drogen zurückkehren würde, wenn sie die strafmildernde Pflicht eines Entzugs hinter sich gebracht hatte. Jeden Morgen und jeden Abend bekam sie anstatt Tabletten einen Becher und genoss die Ersatzdroge sichtlich, ja, leckte sogar den Becher aus, als wäre er mit Eierlikör gefüllt.

Plötzlich erstarrte Julia. Ein schriller Schrei hatte die lethargische Stimmung der Station durchschnitten. Noch ein Schrei, länger, und noch intensiver. Dann ein Stimmengewirr, erschrockene Rufe und schließlich schnelle laute Schritte der Schwestern in Richtung des abgelegenen Endes des Flurs.

Julia blickte zwei vorbeieilenden Schwestern hinterher und fühlte die Worte der einen fremd an sich vorbeirauschen: „Der sollte doch nur duschen!" Dann sah sie, wie sich die schlurfenden Patienten nach den weißen Kitteln umdrehten, bemerkte das laute Reden der Mitarbeiter und spürte, wie sie die Hektik traf, die plötzlich die sonst so schläfrige Insel der weltfern Verweilenden in Turbulenzen stürzte. Ein Patient, direkt vor der Tür des Raucherkastens, war völlig verdreht, in halber Bewegung erstarrt, stehengeblieben. Als Salzsäule gaffte er den Flur entlang. Marianna stupste ihn an, so dass er endlich seine Bewegung vollendete. Heftig riss sie die Tür auf: „Der Penner hat sich umgebracht!"

Andrea, die sich bislang nicht gerührt hatte, rannte aus der Tür, und Julia sah, wie sie sich vor dem Patientenzimmer, dessen Eingang von Personal so gut wie verstopft war, einen Platz zur Besichtigung des Unglücks ergatterte, bis sie von einem Arzt zur Seite geschoben wurde und ermahnt, den Ort zu verlassen.

Langsam und mit gewichtiger Miene schlenderte Andrea zu Marianna und Julia zurück, die immer noch die Tür des Glaskastens offenhielten, obwohl das aus Rücksicht auf die nichtrauchenden Patienten streng verboten war. Sichtlich kostete sie mit jedem Schritt ihr Wissen aus. Sie schien zu fühlen, dass alle im Raucherglashaus der Neuigkeit entgegenfieberten, und sie ließ sich Zeit, bis sie an sie herantrat und lapidar mitteilte: „Der liegt nackt unter der laufenden Dusche in seinem eigenen Blut. Pulsadern wahrscheinlich!"

Julia ließ sich auf ihren Stuhl sinken und starrte eine Weile in die Luft. Ja, es ging einigen wirklich noch dreckiger als ihr. Sie selbst lag zwar am Boden, aber sie war noch nicht ganz untergegangen.

2

Es waren nicht nur die knorrigen schwarzen Zweige der Ahorn- und Kastanienbäume, die sich bizarr immer kleiner verwinkelten und wie ausgerenkte Finger im Wind klapperten, so trocken und dürr, als könnten sie augenblicklich und alle auf einmal aus dem blauen Januarhimmel in den Schnee purzeln. Auch die Hauptgebäude der Klinik wirkten düster, plumpe Backsteinbauten vom Beginn des letzten Jahrhunderts, die den alten Park rahmten wie einen verwinkelten Burggarten. Julia durfte auf dem Gelände spazieren, ein Privileg, dass sie sich bei ihrer Aufnahme in der Klinik mit ‚Lebenseinsicht' erworben hatte. Sie hatte seit zweieinhalb Jahren für ein Kind zu sorgen, dem sie unter keinen Umständen antun konnte, sich an ihrem eigenen Leben zu vergreifen. Ihr Kind würde es nicht verkraften, sie zu verlieren, und wer sollte ihm dann auch die Mutterliebe ersetzen? *Ihre* Mutter? Die Großmutter ihres Kindes, die die Fürsorge bereits verweigert hatte, oder der Vater ihrer Tochter, der, von Julias Krankheit völlig überfordert, regelmäßig die Nerven verlor und um sich brüllte, als wäre er selbst das verwundete Tier? Sie war verantwortlich, gleichgültig, wohin sie ihre Welten führen würden, was sie ihr offenbaren würden, ja, selbst in der größten Angst hatte sie die Pflicht zu leben: für ihr Kind. Und das Kind selbst? Wie oft war es ihr in ihrem Wahn bedroht erschienen?

Julia hatte eine Entscheidung getroffen. Sie würde zusammen mit ihrer Tochter kämpfen, um jeden Tag, den sie gemeinsam hatten, gleichgültig, was ihr der Kopf vorgaukelte. Dieses Geständnis hatte die Ärzte überzeugt, ihr mehr Freiraum einzuräumen als vielen ihrer Mitpatientinnen, die sich nur im umzäunten Garten ihrer eigenen Station bewegen durften, abgeschottet vom Rest der Klinik, den offenen Stationen, der auf dem Weg der Genesung Befindlichen.

Doch der uralte Park der Klinik war leer, niemand lief hier, außer ab und an eine Angestellte, die mit ihren eiligen Schritten die winterliche Stimmung mit unangenehmen Schwingungen störte. Selbst die Krähen schreckten auf, wenn eine der Schwestern routiniert vorbeieilte, um sich dann wieder in Julias Gegenwart auf eine der mit Steinen gesäumten Wiesen niederzulassen und im Schnee umherzustolzieren. „Krrrah!", riefen sie dabei, „Krrrah, krrrah!", und Julia schlenderte weiter in Richtung der hölzernen Pergola, die als Raucherinsel hergerichtet war.

Sie musste von dem Bereich der flachen Neubauten, in denen die streng abgeschotteten, geschützten Stationen lagen, in den vorderen Bereich der alten Backsteinhäuser, vorbei an einigen Wirtschaftsgebäuden im Zentrum der Anlage.

Ein runder, etwa fünfzehn Meter hoher Schornstein zog ihre Aufmerksamkeit auf sich. Erschrocken blieb Julia stehen. Die flirrenden Schwarzweißbilder der Leichenberge und der Verbrennungsöfen von Auschwitz, die sie im TV gesehen hatte, flimmerten vor ihr auf; und sie starrte erschrocken das Backsteinhäuschen an, das um den alten Schornstein vor sich hin bröselte. ‚Das muss wohl die Heizanlage gewesen sein', versuchte sie sich zu beruhigen, sich einzureden, das Gebäude mit der Esse wäre das Normalste auf der Welt; und sie dachte an die Schautafel in der Tagesstation, an der die Gebäude mit inneren Organen: Herz, Lunge, Niere, Leber, bezeichnet worden waren.

Julia war hypersensibel, das wusste sie, und diese erhöhte Empfindsamkeit war es auch, die ihr den Ausbruch dieser Krankheit beschert hatte. Nahezu alle Krankheiten, die hier behandelt wurden, basierten auf dem sensiblen Wesen des Patienten. Die Anlage zu einer potentiellen psychischen Erkrankung trugen viele in sich, doch erst wenn sie mit zu viel Empfindsamkeit gepaart wurde, ja, wenn, dann konnte man so gut wie sicher mit einem akuten Schub rechnen, dann trieb sie einen in den Wahnsinn.

Heftig wandte sich Julia von dem Schornstein ab und stieß dabei gegen einen Mann, der zu ihrem Erstaunen und völlig unerwartet mit einem Skizzenblock hinter ihr stand und genau dieses Gebäude zu zeichnen schien. Julia beugte sich zu dem Blatt Papier, und der Mann ließ es lächelnd zu. Er schien einige Übung zu haben, aber die Düsternis, die Julia in der Szenerie sah, fing er nicht ein. Der Schornstein auf dem Gebäude, der zu klein war, um in den Himmel zu ragen, und zu groß, um ihn einfach zu ignorieren, wirkte romantisch auf seinem Bild, wie ein Traum von einer Himmelsleiter, die so mancher Patient in dieser Anlage bereits als letzten Hoffnungsschimmer vor sich gesehen hatte.

Das Schaudern zog ihr noch eine ganze Weile nach, bis sie in den vorderen Hof gelangte und den Pavillon zu den glücklichen Rauchern erblickte. Dort stand sie allein und zündete sich endlich ihre Zigarette an.

Eigentlich war sie es ja gewohnt, sollte routiniert mit ihrer Krankheit umgehen können. Sie war jetzt fünfunddreißig Jahre alt und lebte mit psychotischen Schüben seit ihrem siebenundzwanzigsten Lebensjahr. Kurz rechnete sie nach. Das waren ganze acht Jahre, und dieser Aufenthalt in der Klinik war ihr dritter in einer Psychiatrie. Mit Ende zwanzig hatte sie noch gekämpft, hatte die Welt nicht mehr verstanden, nicht begriffen, was in ihr vor sich ging. Die Krankheit hatte sie überrollt. Sie hatte weder ihre Bezeichnung gekannt noch ihre Symptome, noch irgendwen, der damit je zu tun gehabt hätte. Sie war dem Dopamin in ihrem Gehirn ausgeliefert gewesen, diesem Botenstoff, der die Informationen beim Transport vermehrte und damit zum Kreator der parallelen Welten in ihrem Gehirn wurde, die nur sie wahrnehmen konnte, die sich ihr aber gleichzeitig so aufdrängten, dass Julia den Bezug zur Realität, die sie mit allen teilte, verlor. Ihr gruselte bei dem Gedanken an ihre damalige Hilflosigkeit.

In den letzten acht Jahren hatte sie es immerhin geschafft, die allgemeine Wirklichkeit gegenüber der in ihrem Inneren nicht mehr zu verlieren. Seitdem sie diese Kunst, sich und ihre Wahrnehmung zu teilen, eine Kunst, die sonst niemand in ihrem Umfeld benötigte, erlernt hatte, lebte sie während eines Schubs in mehreren Realitäten und bezog sich, wenn sie Menschen begegnete, auf diejenige, von der sie wusste, dass sie von den anderen verstanden wurde. Sie lächelte still in sich hinein. So sehr der Wahn eine Bereicherung schien, war er es doch nur in Maßen genossen wie alles, das in Unmaßen unverständlich oder ungesund wurde. Denn in Maßen war er überdurchschnittliche Kreativität oder Phantasie, nicht Wahn, aber eben nur so lange, wie sie die Kontrolle darüber behielt. Erlangte die Produktion in ihrem Geist zu viel Dominanz, dann lief sie Gefahr, sich selbst und die Welt der anderen zu verlieren oder aber mindestens sich aufteilen zu müssen zwischen einer von außen akzeptierten Welt, in der sie mechanisch nach dem Vorbild ihrer Mitmenschen lebte, und dem Traum, in dem sie zunehmend versank.

Julia hatte sich abgefunden, und doch, jetzt gerade – wo ihre Tochter von ihr getrennt war, weil sie genesen musste – hätte sie auf diese Besonderheit in ihrem Leben gern verzichtet. Gedankenschwer tastete sie nach ihrem linken Handgelenk – unter der Uhr versteckt, zog sich eine große Narbe längs über ihre Pulsader. Das war ihre erste Begegnung mit den unmenschlichen Ängsten gewesen, dem Horrortrip ihres zweiten Lebens, der zur Realität geworden war. Ein unendlicher Alptraum, aus dem man selbst panisch vor Angst nicht aufwachen konnte, um sich in der Dunkelheit der Nacht zu beruhigen; das war ein psychotischer Schub, und er dauerte Tag und Nacht, Tag und Nacht, ein Alptraum, der einen mit knochigen Fingern am Hals umklammert hielt.

Sie sah die Platanen an der Straße vor sich, die an ihr vorüber- und von ihr wegrauschten, als sie im Krankenwagen gelegen hatte und aus dem hinteren Fenster gestarrt. Sie sah sich selbst dort liegen, die Augen weit aufgerissen, als wäre dieser Anblick der letzte ihres Lebens.

„Todesangst", hatte der Arzt diagnostiziert, mehr hatte er dazu erst einmal nicht gesagt; und der Pfleger hatte sanft auf sie eingeredet, um sie zu beruhigen. Dieser Alptraum bei Tageslicht, der sich in ihrem Hirn wie ein Film abgespielt hatte, ja, sie hätte die Filmrolle rattern hören können, er hatte die Realität ausgeschaltet, den geschützten Raum ihrer Wohnung, in der sie allein den rotierenden Gedankenströmen ausgesetzt gewesen war. Eine Filmrolle, ein Alptraum oder ein Horrortrip und das ganz ohne Drogen, jedenfalls hatte die Realität darin sie Tag für Tag, über Wochen und Monate derart in Angst und Schrecken versetzt, dass sie eines Morgens, nach einer durchwachten Nacht, ins Bad lief, aus Moritz' Einwegrasierer eine Klinge heraushebelte und sich mit zitternden Händen die linke Pulsader aufzuschneiden begann.

Den Schmerz beim Eindringen der Klinge in ihre Haut hatte sie kaum gespürt; und als das erste Blut rot aus ihrem Handgelenk rann, wünschte sie nichts mehr, als dass sie in einem strömenden Rauschen leerlaufen würde. Aus ihr herausfließen sollten die Gedanken und die panischen Ängste, zusammen mit ihrem Leben, immer leerer wollte sie werden und dabei langsam in einen milden, alles von ihr nehmenden, ewigen, schwarzen Schlaf gleiten. Doch das Blut gerann zu schnell, und ihre zitternde Rechte führte die Klinge im Dunkel. Sie konnte nicht sehen, wo sie schnitt, suchte eine Weile noch vergeblich die Ader, gab auf und begann mit ihrer linken Hand nach der Schlagader an ihrem Hals zu tasten. Dort musste sie schneller sein, die Blutbahn durchtrennen, ehe das Blut den Blick verwehrte. Zeigefinger und Mittelfinger zeigten ihr die pochende Bahn, und sie schnitt tief dazwischen, als Moritz plötzlich an die Tür hämmerte.

Es war Freitag, fiel Julia plötzlich ein, er war von der Arbeit gekommen, es musste später Nachmittag sein, nicht morgens. Sie hatte also doch ein wenig geschlafen. Der Gedanke an Moritz vor der Tür ließ sie würgen, dann dachte sie daran, wie schön es wäre, wenn das Blut, ihr Blut, bereits in Strömen laufen würde, wenn sie fast leer wäre und er nur noch ihren Kopf auf seinen Schoß betten würde, um an den letzten Sekunden teilzuhaben. Ein Sturm von Tränen brach plötzlich aus ihr heraus, sie strömten, wolkenbruchartig, so heftig aus ihren Augen und aus ihrer Seele, dass sie kaum den heftigen Schlag bemerkte, mit dem der Türhaken aus dem Rahmen gerissen wurde.

„Julia!", rief Moritz und sprang auf sie zu: „Julia!" Dann nahm er sie mit all dem Blut an ihrem Nachthemd in die Arme: „Was machst du denn?"

Heftig, so dass er sich fast schnitt, drehte er ihr die Klinge aus den Fingern und warf sie in den hinteren Teil des Raums. Moritz! Er war ja auch noch da, sie hatte es ganz vergessen. Es gab einen Menschen, der sie liebte. Und mit den Tränen, von denen sie geschüttelt wurde, hatte sich ihr innigster Wunsch erfüllt, endlich auszulaufen; und kurz war sie in der Realität, in Moritz' Realität, in der Realität aller anderen Menschen. Sie hatte plötzlich die Sonne wahrgenommen, die zum Badfenster hereinfiel, sie hatte die Wärme seines Körpers gespürt, den Schrank, das Waschbecken und den Spiegel gesehen, als wäre das alles vorher nicht da gewesen, als wäre aus dem Horror, in dem sie lebte, endlich ein lichter Tag geworden.

Kurz war es klar gewesen in ihrem Kopf, kurz hatte sie die Welt gesehen, so nüchtern, wie sie alle sahen. Dann war sie wieder in sich zurückgesunken, und als sie im Krankenwagen lag und die Platanen an ihr vorbei- und von ihr wegrauschten, da war ihr, als würden sie ihr Leben mit sich davontragen, als warte irgendwo an einem Ziel die endgültige Ruhe.

Julia rieb noch einmal mit dem Daumen über die längliche Narbe auf der Pulsader, dann tastete sie mit der rechten Hand kurz nach ihrem Hals. Die Zeichen ihrer Krankheit hoben sich hell von ihrer Haut ab. Doch sie waren trotzdem kaum zu sehen. Wer nichts wusste und nicht genau hinsah, würde sie nicht entdecken. Sie aber würde sie bis zu ihrem Tod tragen. Irgendwann würde ihre Tochter sie fragen, warum sie diese Narben hätte. Bis dahin musste sie eine Antwort gefunden haben, eine Antwort, die sie sich selbst bislang nicht geben konnte. Warum geschah das Ganze und warum mit ihr?

Verträumt, im richtigen Maße ab- und anwesend, ruhig und genussvoll, schloss sie die Augen und streckte ihr Gesicht in die Januarsonne, so dass sie die Wellen der Strahlen über ihr Gesicht gleiten spürte. Auch wenn sie hier war, in diesem Ensemble mit seiner nicht zu ignorierenden Funktion, es war schön, zu leben. Und ihre Tochter würde sie begleiten, noch lange nachdem sie kleine Enkel auf dem Schoß schaukelte. Ihre kleine Tochter hatte hoffentlich Julias Krankheit nicht geerbt, jetzt musste sie aufpassen auf deren psychische Gesundheit und sorgsam umgehen mit der an sie vererbten Sensibilität. Ihre Tochter sollte die seelischen Schmerzen, die so oft in Julia pulsierten, nie kennenlernen.

3

Die Ruhe tat gut, das Gefühl des Untätigseins machte sie aber auch nervös. Schließlich hatte sie sich in dieser dritten Runde ihrer Erkrankung kaum fallen lassen können. Nachdem der Vater ihrer Tochter die Wohnung verlassen hatte, hatte sie allein für Lina gesorgt, die mit ihren zweieinhalb Jahren wie ein Kreisel um sie herumgetanzt und kaum zu bändigen gewesen war. Einmal war Julia so erschöpft gewesen, dass sie die *Biene Maja* in den DVD-Player gesteckt hatte. Julia hatte eine Folge der Zeichentrickserie Zeit gehabt, in dumpfen, betäubenden Schlaf zu sinken, dann musste sie die nächste aufrufen, und das hatte sie fast drei Stunden lang getan, bis ein Quäntchen ihrer Kraft in sie zurückgekehrt war und sie aufstehen konnte, um ihrer Tochter etwas zu essen zu machen.

Genauso wie sie sich damals überlastet gefühlt hatte, so fühlte sie sich jetzt unterlastet, sichergestellt und erst einmal zur Beruhigung ihrer Mitmenschen weggeschlossen. Sie befand sich in einer Glasglocke und spürte einen Vorwurf darin, eine Aufforderung, sich über sich selbst Gedanken zu machen. Darin hatte die Klinik Ähnlichkeit mit einem Gefängnis.

Unwillig schüttelte Julia diese Gedanken von sich ab. Zum Glück hatte sie gleich einen Termin. Ergotherapie, das war Malen oder Körbeflechten oder – was die Männer lieber taten – ein Vogelhäuschen bauen. Es tat ihr gut, sich beeilen zu müssen, um rechtzeitig an der Tür der Station zu erscheinen, beinahe ein wenig Lebenswirklichkeit. Dort angekommen, sackte beim Anblick der aufgereihten Patienten ihr bisschen Mut wieder in sich zusammen.

„Es fehlt nur noch, dass wir Händchen halten müssen, während wir zur Ergo geführt werden", sagte sie zu Marianna, doch die sah stumpf vor sich hin; und Julia erriet den Sumpf ihrer Gefühle, in denen sie gerade stecken musste. Sie war depressiv.

Gemeinsam lief die Gruppe zwei Häuser weiter zu einem kleinen Klinkerbau, in dem die Ergotherapie untergebracht war, drei Räume mit Werkstätten für Holz, Korb und Keramik, dazu ein kleinerer Raum für Bastel- und Näharbeiten. In- und auswendig kannte Julia das alles. Entnervt ging sie in den Keramikraum, und während sie sich eine Schürze umband und dann etwas frischen Ton aus einem Eimer klaubte, fühlte sie kaum mehr die Lust an der Kreativität, die sie bei ihrem ersten Klinikaufenthalt gespürt hatte. Damals hatte die Arbeit in der Korbflechterei Turbulenzen optimistischer Gefühle in ihr ausgelöst. Sie hatte einen Korb nach dem anderen geflochten und dabei ein überschäumendes Glück gefühlt, als wäre sie neu zum Leben erwacht. Und Julia hatte ihre Art, aus dem Innersten wahrzunehmen, erst als Erkrankung empfunden, als sie langsam aus ihr aufgedämmert war, körbeflechtenderweise.

Medikamente hatten ihre Aufmerksamkeit in die Welt der anderen zurückgeholt und den Strom ihrer inneren Tragödien langsam ausgedünnt und letztendlich versiegen lassen. Erst als sie diesen Veränderungen in ihrer Gedankenwelt Tag für Tag folgen konnte, und spürte, wie die Filme in ihrem Kopf verblassten, das Rattern der Filmrollen leiser wurde und die Realitäten, denen sie gefolgt war, von ihr wegrückten; als sie dabei die Welt um sich herum immer heller und lichter, klarer und realistischer wahrgenommen hatte, da hatte sie auch endgültig begriffen, dass sich der Horror ihrer Geisteswelt aus Wahn speiste und dass diese Welt, in der sie Monate zuvor gelebt hatte, eine Fiktion gewesen war.

Mit siebenundzwanzig Jahren war sie das erste Mal erkrankt und hatte Wochen und Monate im Dämmer ihrer Vorstellungen gelebt, immer wieder durchbrochen von klaren Momenten, in denen Moritz und sie in dicken Büchern nach den Symptomen ihrer Krankheit geforscht hatten. Und Moritz war es gewesen, der ihr das erste Mal die richtige Diagnose gestellt hatte: *Paranoide Psychose*. Julia hatte die Liste der Symptome durchgelesen, nochmal und nochmal, und sie hatte sich darin wiedergefunden. Nein, Stimmen hatte sie nie gehört, aber in ihrem Inneren erzeugten sich neue Lebenswelten, die Erinnerungen an ihre Vergangenheit verspannen sich zu spannenden, mal rührenden, mal lustigen und später auch grauenerweckenden Geschichten, die Macht über ihr Handeln und Verhalten gewannen, die zu Leitfäden für ihr Denken und Fühlen wurden; und sie hatten sich ihr aufgedrängt, sie immer mehr eingenommen, bis sie sich gezwungen sah, ihnen zu folgen, bis sie den Anschluss an die Realität ihres Umfeldes verlor.

In einem dieser klaren Momente hatten Moritz und sie Psychiater abtelefoniert und um Termine gebeten, aber stets nur den Verweis auf Listen und mehrmonatige Wartezeiten bekommen. Julia hatte keine Chance, in Behandlung zu kommen, und war wieder in ihren Vorstellungen verschwunden, unbelehrbar, nicht ansprechbar und immer öfter vor Angst zitternd.

Erst als sie zum letzten Mittel gegriffen hatte, um den Horror in ihrem Innersten zu beenden, als ihr Blut bereits vergossen war, war sie in einer Klinik aufgenommen worden; und ein Dopamin-Rezeptor-Antagonist hatte nach und nach den Wahn verschwinden lassen, nicht aber die Gedanken über die sozialen Begleiterscheinungen ihrer Krankheit.

Julia erinnerte sich an die Stille um sich herum, als sie langsam aufgedämmert war. Diese Stille hatten all ihre Kontakte ausgestrahlt. Moritz war von Julias Erkrankung so erschöpft gewesen, dass er sie eine Zeit lang nicht mehr sehen wollte und sich völlig von ihr zurückgezogen hatte. Janosh suchte schon seit Wochen kaum noch Kontakt zu ihr. An der Kunsthochschule, an der Julia studierte, hatte man einige ihrer verrückten Ansichten wahrgenommen; und peinlich berührt schwiegen die Kommilitonen und die Lehrkräfte. Ihre Familie begriff erst jetzt die Gründe von Julias Rückzug in den letzten Monaten. Schockiert über die Diagnose, boten sie ihr Besuche an, die Julia aber nur sehr dosiert zuließ. Und Julia selbst hatte alle Kontakte zu anderen, außer zu ihren zwei engsten Freunden, abgebrochen.

Julia – wieder da, in der klaren, manchmal kalten, manchmal warmen Welt der Rationalität – war allein und hatte allen Grund, sich zu fürchten, nämlich vor den Folgen des äußeren Abbilds ihrer Krankheit. Das manchmal peinliche, manchmal abweisende Schweigen um Julia herum ließ einen neuen Schmerz in ihr aufsteigen. Julia versank in Scham, immer, wenn sie sich daran erinnerte. Ihr Umfeld hielt sie für verrückt. Und das Schlimmste war, es hatte Recht. Sie *war* wahnsinnig!

Ohnmacht bohrte in ihr, und sie kam nicht umhin, die Menschen zu verstehen, wenn sie sich von ihr fern hielten. Eine postpsychotische Depression folgte ihrem Erwachen und war unlösbar mit ihrer Genesung verbunden. An der Realität gab es nichts mehr zu rütteln, keine Erscheinungen verschleierten mehr ihren Blick, sie war angekommen und sah sich, wie sie in den letzten Monaten von einem Fettnapf in den anderen getreten war. Sie sah sich von außen – wie sie ihre Mitmenschen mit unwillkürlichem Gekicher, absurden Behauptungen, Angst, Unterstellungen und Bedrohungen konfrontiert hatte – dieser nüchterne Blick auf die Außenwirkung löste einen unwillkürlichen Fluchtinstinkt in ihr aus. Sie war froh, abgeschottet in einer Klinik zu sitzen, in dem geschützten Raum, in dem sie niemandem begegnen musste, der sie die letzten Monate erlebt oder auch nur von Ferne gesehen hatte. Angst vor der Rückkehr zu diesen Menschen stieg in ihr auf, Angst vor der Verachtung, vor den Blicken von oben herab, vor dem Mitleid und vor allem vor der Unterschätzung, die nun folgen würden; und der Wunsch, ihre Wahlheimat zu verlassen und irgendwo ganz neu anzufangen.

Diese Ohnmacht spürte sie auch jetzt, während sie acht Jahre später versonnen an dem Becher aus warmem, samtweichem Ton formte. Kurz glitt ihr Blick zu ihren Mitpatienten, die sich unterhielten und leise scherzten. Dann sah sie die Papierbögen vor sich, die ihr damals ihre Ärztin in die Hand gegeben hatte, als sie Julias Verzweiflung bemerkt hatte.

Anderthalb Stunden hatte sie allein im Zimmer der Ärztin gesessen und Aufgaben gelöst, Mathematik, Logik, Texterfassung. Am Anfang war es ihr schwergefallen, sich zu konzentrieren. Immer wieder waren ihre Gedanken abgedriftet, hatten sich ihren eigenen Weg gesucht. Doch jedes Mal, wenn sich Julia beim Träumen ertappt hatte, lenkte sie ihre Blicke auf die Einrichtung des Zimmers, das mit nüchternen Medizinbänden spärlich gefüllte, weiße Bücherregal, den sterilen hellen Schreibtisch, die trüben Glasscheiben der Fenster, die klare Frühjahrssonne jenes April.

Ihre Konzentration reichte immer nur für eine Aufgabe am Stück. Sie war nur langsam vorangekommen. Schließlich hatte sie die Bögen mit ihren Antworten gefüllt, als endlich die Ärztin das Zimmer betrat. Sie werteten den Test gemeinsam aus, und die Ergebnisse hatten Julia verblüfft. Bei aller Scham über den Wahnsinn, den Julia ihren Mitmenschen gegenüber spüren lassen hatte, wurde ihr eine überdurchschnittliche Intelligenz bescheinigt. „Von Ihrem kreativen Potential ganz zu schweigen", fügte Julias Ärztin lächelnd hinzu und legte Julia tröstend die Hand auf den Arm.

Julia lächelte in sich hinein und betrachtete zufrieden ihren Tonbecher, den sie eben geformt hatte, als wäre der ein Ausdruck ihrer Leistungsfähigkeit. Dann seufzte sie. Besser wäre es, bald ihre Masterarbeit zu schreiben, als hier die Zeit abzusitzen. Ja, da war noch etwas, das ihr Selbstbewusstsein geben könnte. Ihr Studium an der Kunsthochschule. Finanziers förderten sie und, nicht zu vergessen, Lina, ihr kleines Mädchen, die sie so sehr brauchte. Sie hatte Aufgaben in dieser Welt. Sie musste einmal mehr gesund werden.

4

Als die Tür ihres Zimmers aufkrachte, lag Julia auf ihrem Bett und las ein Buch, dass sie als primitiv empfand. Sie ärgerte sich bei jedem Wort, und doch hatte sie kein anderes zur Hand.

Auch zum Denken hatte sie keine Lust. Die Traurigkeit der Mitpatienten wollte sie nicht sehen, und im Rauchhaus war sie heute schon zu oft gewesen. Dennoch das professionelle Gehabe der Schwester, die zwar geklopft, aber Julias „Herein!“ nicht abgewartet hatte, die in ihre Stille eingebrochen war, empfand sie als Zumutung, als Herrschaftsanspruch über die Station, in der die Patienten eben nur Gäste waren.

Erschrocken richtete Julia sich auf und bemerkte, wie die Schwester einer älteren Frau die Tür aufhielt. Die Frau trat jedoch nicht ein, sondern schob ein etwa fünfzehnjähriges, völlig überschminktes Mädchen durch die Tür, ehe sie selbst den Raum betrat. Julias Blick schien von niemandem wahrgenommen zu werden.

„Hier ist eine neue Mitpatientin.“ Mit einem routinierten Lächeln tat die Schwester die Umstände ab, um sofort auf Schrank und Bett zu verweisen, die leer standen, als könne man das nicht von selbst sehen. Ebenso routiniert legte sie kurz die Hand auf die Schulter des Mädchens und eilte aus dem Zimmer.

Die beiden mussten Mutter und Tochter sein. Jedenfalls redete die Ältere auf die Jüngere ein, wie das eben nur überengagierte Mütter tun: „Das muss sein! Du wirst jetzt einige Tage hier bleiben, und dann kriegen wir das mit der Anzeige hin. Du bist traumatisiert, vergiss das nicht! Du brauchst Ruhe und Behandlung durch einen Arzt, vielleicht sogar Medikamente. Der Typ wird sich wundern, wenn er angeklagt wird, der wird sich umdrehen. Noch einmal wagt er das nicht. Nie im Leben.“

Während die Frau auf ihre Tochter einredete, packte sie eine große Tasche aus, aus der sie rosa Kleidung, eine rosa Decke, mehrere rosa Kissen und Plüschtiere und sogar ein rosa Buch hervorzauberte. Ihre Tochter saß inzwischen peinlich berührt auf der Bettkante und sah ihr gehorsam zu, und Julia ahnte, dass dieses

Mädchen, mitten in der Pubertät, sonst nicht so brav folgte. Das tat sie in diesem Moment wohl nur aus Überforderung, ausgelöst durch die Aussicht, einige Tage in der Psychiatrie verbringen zu müssen.

Die Mutter forderte sie auf, sich zu erheben und breitete die rosa Decke auf dem gestreiften Krankenhausbett aus, dann sortierte sie die Kissen und Plüschtiere in die Ecken und an die Bettkante zur Wand. Die Kleidung hatte sie schnell im Schrank verstaut, es blieb eine rosa Waschtasche, mit der sie ins Badezimmer lief und dort erfreut aufschrie: „Das Bad ist super, Sandra, das musst du dir mal ansehen!" Doch Sandra hatte sich schon wieder auf das Bett gesetzt und rührte sich nicht.

„Später kannst du dich frisch machen. Das Bad ist in Ordnung. Ich habe dir alles hingelegt. Jetzt ruh dich erstmal aus", redete die Mutter weiter, als sie wieder ins Zimmer trat, bückte sich ächzend und hob eine mit rosa Applikationen verzierte Lederhandtasche zu ihrer Tochter aufs Bett, die sofort ihre Hände hineinsteckte und einen MP3-Player mit weißen Kopfhörern hervorzog, dann aber in der unbewusst anmutenden Bewegung verharrte und mit besorgter Miene fragte: „Mama, findest du das nicht etwas übertrieben? Das war doch nur eine Ohrfeige!"

„Er hat dich geschlagen!", brauste die Mutter sofort auf: „Das soll er bereuen, ein für alle Mal. Ich will ihn aus unserem Leben haben. Der wird sich nicht mehr bei uns blicken lassen! Der wird nie wieder froh!"

Die Mutter lächelte böse, und kurz traf sich ihr Blick mit Julias Augen, die sofort ihre Lider senkte.

Die Mutter wandte sich wieder ab und nahm ihre Tochter tröstend in die Arme. „Na, lass mal. Das wird schon. Jetzt musst du erstmal zu dir kommen. Und hier bist du gut aufgehoben, dir kann nichts passieren. Niemand kommt an dich ran, auch er nicht."

Sie setzte sich neben ihre Tochter aufs Bett und hielt nun einige Minuten schweigend deren Hände. Julia wagte kaum zu atmen. Wie ein rosa Hurrikan waren die beiden über sie gekommen, in ihr Zimmer eingebrochen und hatten Abscheu in Julia ausgelöst. Sie verkniff sich das entnervte Stöhnen, das in ihr aufwärtsdrängte, lehnte sich stattdessen in ihr Kissen zurück und tat, als würde sie sich wieder in ihr Buch vertiefen. Das gab's doch nicht. Wenn jemand von diesen Weibern in die Psychiatrie gehörte, dann doch wohl die Mutter!

Zum Glück erschien die Schwester wieder und forderte Sandra und deren Mutter auf, noch Papierkram für die Aufnahme zu erledigen und dann zu einem ersten Gespräch bei der Ärztin zu erscheinen. Mutter und Tochter hinterließen ein rosa Plüschbett und die Note eines billigen Parfüms. Julia riss das Fenster auf.

Auf das Buch, in dem sie lustlos gelesen hatte, konnte sie sich nicht mehr konzentrieren. Das Beziehungsversagen dieser beiden Frauen beschäftigte sie mehr, drängte ihr Gedanken an die langjährige Liebe auf, die vor Linas Geburt zu Ende gegangen war. Ihre Beziehung war Harmonie gewesen; Streit hatte es wenig geben, und doch waren sie gescheitert. Sie hätten nicht scheitern müssen, denn Moritz hatte das Wunder vollbracht, sie trotz ihrer Krankheit und sogar noch in den sieben Jahren zu lieben, in denen Julia neben ihm noch eine weitere Beziehung mit einem anderen Mann hatte. Sie waren wie zwei Verwandte gewesen, nur leider hatte genau ihre Prädestination, ihr außergewöhnlicher Geisteszustand und ihr Konflikt darüber, ob sie eine Familie gründen sollten, letztlich zu der Entscheidung geführt, sich zu trennen. Er hatte die Jahre ihrer Erkrankung nicht ganz erfahrungslos durchstanden. Moritz litt selbst von Zeit zu Zeit an schweren Depressionen; und als Julia ihn zum letzten Mal nach dreizehn Jahren gefragt hatte, ob er mit ihr ein Kind wolle, hatte er schnippisch geantwortet: „Dann kannst du dir aussuchen, ob es depressiv oder psychotisch wird. Vielleicht hat es Glück und wird beides!"

Das war sein endgültiges ‚Nein!' gewesen. Er wollte in ihrer bisherigen Beziehung verharren, wollte vielleicht auch einfach jung bleiben, wollte nicht wie sein eigener Vater sein, der ihn und seine sechs Jahre jüngere Schwester gezeugt und den weder er noch seine Schwester kennengelernt hatten. Er hatte die Illusion einer glücklichen Familie früh in seiner Kindheit aufgegeben – als er begreifen musste, dass er und seine Schwester nur zwei von insgesamt sechs Kindern jenes unbekannten Mannes waren, der beachtlicherweise dreimal geheiratet und sich wieder scheiden lassen hatte.

Moritz hatte zum letzten Mal „Nein!" gesagt, und Julia war ausgezogen, heulend, verzweifelt und doch entschlossen. Sie hatte ein Kind gewollt, und dieses Leben, das sie schenken wollte, durfte nicht untergehen in den schleichenden Kreisläufen ihres Alltags, der sie nichts weiter als altern ließ oder zerbrechen an einer Künstlerkarriere, die das Leben ihres Kindes niemals aufwiegen konnte. Sie wollte beides, Selbstverwirklichung und Kinder, wie sie es bei allen Generationen vor sich gesehen hatte, angefangen bei ihren Urgroßeltern, die in ihrem eigenen Kolonialwarenladen gearbeitet und zwei Söhnen das Leben geschenkt hatten.

Dass Julia selbst so leichtsinnig mit ihrer Beziehung zu Moritz umgegangen war, hatte mit Sicherheit seinen Entschluss zementiert, auf ein Familienleben mit ihr zu verzichten. Und doch, wenn sie es recht bedachte, was hatte sie für eine Wahl gehabt? Dopamin und zwar zu viel davon, viel zu viel, war der Botenstoff, der ihr Leben durcheinanderbrachte. Und dieser Botenstoff war auch auf geheimnisvolle Weise mit ihren Emotionen verbunden.

‚Darauf ruht sich wohl jeder Vergewaltiger aus', dachte Julia, und schob sofort den Gedanken beiseite. Fakt war doch, sie hatte sich damals, als sie mit Moritz gerade sechs Jahre glücklich zusammen war, unsterblich verliebt. Sie hatte getobt vor Leidenschaft für diesen Mann, sie hatte sich verloren und verirrt in den Kreisläufen ihrer Gedanken und Sehnsüchte, und dabei war er doch neunundzwanzig Jahre älter als sie gewesen, ihr Chef, verheiratet und der Vater zweier Kinder.

Mit aufregenden erotischen Gedichten hatte sie sich ihm angenähert, und zum Schrecken ihres gesamten Umfelds war er auf ihr Werben eingegangen. Er, der Di-Do-Professor, der nur an Wochenenden seine Familie sah, hatte fortan jede Woche mindestens einen Nachmittag und Abend mit ihr verbracht, sieben ganze Jahre lang. Und Julia hatte sich und ihr eigenes Leben sklavisch seinen Bedürfnissen untergeordnet. Immer dienstags wollte er sie sehen. Sie trafen sich bei ihm, vergnügten sich im Bett, und erst nach Stunden standen sie wieder auf, um gemeinsam essen zu gehen. Selten übernachtete sie bei ihm. Dann öffnete er eine seiner obligatorischen Literflaschen mit Weißwein, von dem er täglich einen halben Liter trank, und sie saßen nackt in der Küche und knabberten Salzstangen dazu, während er sie in die Geheimnisse der Hochschulstrukturen einweihte. Auf diese Weise erfuhr sie Interna wie sonst kaum ein Mitarbeiter von ihm, aber sie hatte zu schweigen.

Ihr Leben an der Hochschule hatte sich mit dieser Affäre und je länger sie dauerte, radikal verändert. Angst vor der Enthüllung ihrer selbst, ihrer Leidenschaft und der Geheimnisse, die er ihr anvertraute, bestimmten fortan den Umgang mit ihren Mitmenschen. Gefahr lauerte, wo sie und ihr Doppelleben aufgedeckt werden könnten. Diese Offenbarung würde Mauern um sie und ihre Karriere emporschießen lassen. Sie wäre erledigt gewesen.

Die Angst hatte sie zunehmend zerfressen, wenn sie Kommilitonen oder seinen Kollegen begegnete. Und oft musste sie ihre

Gedanken ordnen: Wer konnte was wissen und was nicht? Was war ausgesprochen, was hüllte sich in den Mantel des Schweigens? Es brachte sie durcheinander, stresste sie und schuf gleichzeitig Ordnung in ihrem Dopamin-Haushalt. Denn der verhängnisvolle Botenstoff wurde durch die reale Aufspaltung ihrer Persönlichkeit in eine brave Studentin auf der einen Seite und in die leidenschaftliche Geliebte ihres Professors auf der anderen Seite aufgebraucht, so dass die Turbulenzen ihre Gesundheit stabilisierten und wahnhafte Schizophrenie nicht mehr aufkam.

Sie hatten es sieben Jahre lang geschafft, ihre Beziehung geheimzuhalten. Manchmal kamen Gerüchte auf, aber Beweise gab es nie, weshalb sie wieder versiegten. Dabei hatten sie doch in den Sommernächten leichtsinnig die Seen vor der Stadt aufgesucht, um darin zu baden, waren gemeinsam auf Kongresse und zu Vorträgen gefahren und hatten jeden Sommer eine Wanderung gemacht, ohne Zelt, nur unter einer Plane im Wald übernachtend. Oder sie hatten kurzentschlossen eine Nacht in einem der Parks geschlafen. Die Sommerabende, die sie mit Rotwein und zwei kleinen Gläsern auf einem Geschirrtuch an einem See oder Fluss saßen, Gewässer, die vom Quaken der Frösche und Kröten wiederhallten, waren wohl die schönsten Stunden in Julias damaligen Leben gewesen. Und deshalb sagte sie sich nun, es hatte sich gelohnt, auch wenn es zu Ende gegangen war, weil so etwas immer zu Ende geht.

Moritz hatte diese Abende allein zu Hause verbracht und, wohl wissend, wo und mit wem sie war, auf sie gewartet. Wenn sie endlich nach Hause kam, dann öffneten sie stets noch eine Flasche Wein; und sie sprudelte die Interna heraus, die sie an diesem Abend erfahren hatte. Dieses Ritual war erst dann abgebrochen, als sie die Hochschule gewechselt hatte. Vor sechs Jahren war sie umgezogen, und die Dienstage und das Interesse daran verflogen, bis nichts mehr davon übrigblieb.

Moritz, Julias Gefühle zu Moritz waren dagegen nicht verflossen. Er war für sie wie ihr Schatten gewesen, der zu ihr gehörte und ohne den sie sich ihr Leben nicht hätte vorstellen können. Hätte Moritz ihr gedroht, sie zu verlassen, wenn sie ihre Liebschaft nicht aufgab, dann hätte sie sich für ihn entschieden. Warum nur hatte er ihr Doppelleben ertragen? Was war es, das sie beide in dieser Zeit verbunden hatte? Und obwohl Moritz zu ihr gestanden hatte, war es zu einem endgültigen Bruch zwischen ihnen gekommen. Nur wenige Monate, nachdem sie wieder in klaren Verhältnissen lebten, hatte sich Moritz nach einem Streit zum x-ten Mal geweigert, mit Julia eine Familie zu gründen. Und Julia war ausgezogen, hatte sich in einer WG niedergelassen, wo sie mit dem erstbesten Mann, der ihr begegnete, ein Kind zeugte. Und dieses Kind war nun das Zentrum ihres Lebens.

5

Bald würde es Abendbrot geben. Julia lag immer noch auf dem Bett und hielt das Buch in der Hand, dessen Alternativlosigkeit sie zwang, es zu lesen. Gerade wollte sie sich umdrehen, um noch kurz die Augen zu schließen, als die Badtür klappte. Sandra erschien und hatte sich einen rosa Plüschhausanzug angezogen. Julia seufzte und dachte an deren Mutter, die augenscheinlich mit ihrem und ihrer Tochter dramatischen Auftritt in der Psychiatrie einen Mann fertigmachen wollte. War es ihr eigener oder war es ein Freund ihrer Tochter?

Julia spürte Übelkeit aufsteigen. Sie sah sich wieder als elfjähriges Mädchen in einem der roten Hartschalensitze der Straßenbahn sitzen, die sie – noch lange vor dem Ende der DDR – vom Schwimmtraining nach Hause brachte. Julias Familie wohnte damals genau zwischen zwei Haltestellen, und meist war sie beim früheren Halt noch zu träge gewesen, um auszusteigen. Deshalb fuhr sie oft eine Haltestelle weiter zum Pappelhain. Draußen war es dunkel gewesen, nur die Straßenlaternen spiegelten sich in den Scheiben der laut auf den Gleisen quietschenden Tatra-Bahn.

Erst als der Waggon mit einem ruckartigen Stoß stoppte, stemmte sich Julia aus ihrem Sitz, lief zur Tür und betätigte den Türöffner. Hinter ihr war noch jemand aufgesprungen. Die Geräusche vibrierten an ihrer Jacke und der Tasche mit den nassen Schwimmsachen, die sie über die rechte Schulter geworfen hatte. Ein Räuspern streifte sie.

Lässig stieg sie aus der Bahn, raffte die Träger ihrer Tasche noch einmal über die Schulter, zog ihre Schalmütze zurecht, die sie über dem nassen Haar trug, und spürte das Frösteln, dass ein Luftzug Novemberwind auf ihre Gesichtshaut legte. Sie war vielleicht sieben Meter gelaufen, als das verklingende Quietschen der Straßenbahn ihr signalisierte, dass sie nun allein war.

Pappelhain war eine Oase mitten im Neubaugebiet, angelegt zwischen den Sportplätzen und Gärten zweier Schulen, ein kleines Waldstück aus Pappeln, das nur von den Gleisen der Bahn durchtrennt wurde. Dahinter Garagen und erst nach vierhundert Metern stand der nächste Zehngeschosser, der ihr hinter den schlanken Bäumen seine Rückseite zeigte.

Julia lief zwischen den Pappeln und dem Zaun ihres Schulgartens hindurch und beobachtete ihren Schatten. Hatte sie eine Laterne passiert, dann lag ihr Schatten deutlich vor ihr hingestreckt, je weiter sie sich von dem zurückgelassenen Licht entfernte, umso blasser und kleiner wurde er. Dann zauberte die nächste Laterne vor ihr, zusammen mit dem bereits passierten Licht, einen Kreuzschatten auf den Asphalt. Nun befand sie sich genau zwischen zwei Laternen. Der Schatten vor ihr wurde schwächer, der hinter ihr deutlicher, und schließlich, neben der neuen Laterne, holte ihr Schatten Schwung und umkreiste Julia einmal von hinten nach vorn, um sich dann wieder lang vor ihr auszudehnen.

Als die Geräusche der Straßenbahn verklungen waren, hörte sie plötzlich leise Tritte. Sie lauschte. Die Schritte schienen von hinten an ihr vorbeieilen zu wollen. Kurz zuckte sie zusammen. Dann erblickte sie vor sich, neben ihrem eigenen noch den Kopf eines weiteren Schattens, der zusehends an Größe gewann und ihren eigenen Schattenkopf einzuholen schien.

Julia überlegte. Wenn er an ihr vorbeieilen wollte, dann dürften sich ihre beiden Schatten nicht berühren, dann müsste sein Schatten neben ihrem schwanken und doch trafen sie sich immer wieder, bis sie sich ganz deckten, als sie plötzlich zwei harte Männerarme ergriffen und heftig an einen riesigen, fremden Körper zerrten.

Ruckartig riss der eine Arm sie zurück, und eine große Hand legte sich auf ihre Augen. Julia erstarrte für Sekunden, und auch der fremde Männerkörper schien erstarrt zu sein. ‚Wieso die Augen?‘, dachte Julia, und ihr fiel ein, dass sie unter der Schalmütze die langen Haare aufgesteckt hatte, weshalb ihr Kopf von hinten wohl höher wirken musste, als er war. Die Hand auf ihren Augen presste ihren Kopf so fest an die harte Brust, dass sie ihrer spontanen Bewegung, den Kopf zu befreien, nicht folgen konnte. In ihrem Inneren schüttelte sie sich los, aber ihr Körper war zu einer Salzsäule erstarrt. Sie konnte nichts sehen und stand. Auch er stand und hielt sie umklammert. Beide hielten den Atem an.

Dann schien er sich zu besinnen und hatte wohl entdeckt, dass er ihren Mund nicht verschlossen hielt. Julia hörte ein heftiges Keuchen, und plötzlich spürte sie, wie sich die Männerhand langsam nach unten zu ihrem Mund bewegen wollte.

In diesem Augenblick schoss ihr durch den Kopf, warum man den Mund des Opfers zuhielt. Sie holte tief Luft und brüllte aus voller Kehle in die Nacht: „Hilfe! Hilfe!"

Der Mann schien sich aufzubäumen, sein Griff wurde fester, doch dann lockerte sich seine Umklammerung. Wieder packte er fester zu, erwischte ihren Mund, doch Julia drehte den Kopf ruckartig zur Seite und schrie weiter. Jetzt löste sich kurz der andere Arm, der sie um die Brust umklammert hielt. Julia erinnerte sich an ihre Beine und Füße, dachte: ‚Rennen! Schreien! Fort!', bekam ihr rechtes Bein frei, schwang den Fuß nach vorn, trat mit aller Kraft die Ferse nach hinten und hörte ein dumpfes Gurgeln. Dann gaben seine Arme nach.

Julia wand sich frei; doch rennen konnte sie nicht. Sie spürte nur, wie der Mann einen Schritt nach hinten torkelte und sich nach unten beugte, wohl um nach seinem Schienbein zu tasten. Julia stand immer noch mit dem Rücken zu ihm und wagte nicht, sich zu rühren. Doch plötzlich kam Bewegung in die Szenerie; in das Nachtbild vor ihr rannte von links ein schlanker Mann hinein, direkt hinter den Garagen sprang er in weißen Hosen auf den Weg und rannte – noch etwa dreihundert Meter von ihr entfernt – auf sie zu. Julia blieb weiter wie erstarrt stehen und spürte plötzlich die Luft hinter ihr kühler werden. Sie fühlte in ihrem Rücken, wie der Mann, der sie eben noch umklammert hatte, sich umdrehte, hörte an den Schritten, die sich eilig von ihr entfernten, dass er heftig humpelnd das Weite suchte, in die entgegengesetzte Richtung, aus der der junge Mann in den weißen Hosen auf sie zukam.

Der – als er sie erreicht hatte – blieb kurz und heftig atmend vor ihr stehen. „Ist alles in Ordnung?", fragte er. Sie nickte, immer noch gelähmt vor Schreck. Die weißen Hosen setzten sich wieder in Bewegung, um dem Flüchtenden hinterherzueilen.

Da fand auch Julia ihre Kräfte wieder, erinnerte sich an ihren Körper und lief langsam, als wäre nichts geschehen, nach Hause.

„Ist etwas mit dir?“, fragte ihre Mutter.

„Nein, bin nur müde, will ins Bett.“

„Und Abendbrot?“

„Nein, danke!“

Ihre Eltern hatten nie davon erfahren, und den Mann mit den weißen Hosen, der nachts noch manchmal durch ihre Träume rannte, ihr Retter – ihn hatte sie nie wiedergesehen, geschweige denn kennengelernt. Jahrelang hatte sie ihr Gewissen geplagt, ob er jemals wieder ein junges Mädchen retten würde. Sie hatte sich nicht einmal bei ihm bedankt. Er war nur kurz durch ihr Leben gerannt und hatte ihr die Zukunft als Mensch, als Frau bewahrt. Wie viel sie ihm zu verdanken hatte, dass wollte sie nicht wissen. Denn dazu müsste sie sich ausmalen, was sie damals noch nicht wusste, woran sie mit elf Jahren kaum jemals gedacht hatte.

Julia wälzte sich zur Seite und sah auf die pinke Fünfzehnjährige. Dann stand sie auf. Sie wollte noch in den gläsernen Raucherraum, bevor es Abendbrot gab.

6

Ihre Zimmergenossin war in den Aufenthaltsraum gegangen, spielte wohl Karten, und Julia hatte Papier und Stifte hervorgekramt. In deren Gegenwart würde sie nicht tun, wonach sie sich sehnte. Sie breitete einige Zeichnungen auf dem Bett vor sich aus. Wie früher versank sie, ein konzentrierter Zustand, den sie bei keiner anderen Tätigkeit fühlte, ganz bei und mit sich selbst. Andere fanden es im Yoga, beim Lesen, im Handwerk, Julia in der Bewegung ihrer Stifte auf weißem Papier.

Seit diesem Morgen skizzierte sie aus der Erinnerung die Gesichter ihrer Mitpatienten, immer wenn ihre Bettnachbarin nicht im Zimmer war. Sie sah die Mimik der anderen vor ihrem inneren Auge. Nicht jede Skizze gelang. Manchmal war es nur ein Spiel um den Mund, ein Blinzeln in den Augen, mit dem sie einen Leidensgefährten fixierte. Spiegelbilder waren nicht ihr Ding, es ging um die Züge, die den Menschen einzigartig machten, eingeschliffene Mienen, woran sie Individuen erkannte.

Wie oft hatte sie Freunde auf Ähnlichkeiten zwischen Menschen hingewiesen, Muster in der Mimik, die sie weltweit fand. Ein Afrikaner konnte einem Briten ähneln, ein Asiate einem deutschen Bekannten. Doch ihre Gesprächspartner reagierten mit einem Kopfschütteln, denn sie sahen die andere Haarfarbe, die größere Nase, das spitzere Kinn, die breitere Statur. Julia hingegen hatte die Ähnlichkeit in den Zügen gefunden, allein da, und außer ihr konnte sie niemand sehen.

Sie brauchte die konzentrierte Anspannung, denn wenn sie sich nicht ablenkte, dann brachte die Sorge um Lina sie fast um. Ihre Tochter hatte Angst vor Rudolph, und sie war immer ein Mama-Kind gewesen. Sie klebte an ihrer Mutter und war selbst für kurze Zeit, wenn Julia einkaufen gehen wollte, nicht bereit gewesen, mit ihrem Vater zurückzubleiben. Und als Julia sich die letzten Wochen so stark in ihr Inneres zurückgezogen hatte, war der Hang zur Mutter nur noch stärker geworden. Lina mit ihren zweieinhalb Jahren war zu klein, um zu verstehen, was vorging. Und sie hatte sich mit der physischen Nähe von Julia begnügt, als Julia kaum noch ansprechbar war. Jeden Vormittag, wenn Julia wie im Traum die Wohnung geputzt hatte, war sie spielend dabei gewesen; und sie hatte gespürt, dass Lina ihr mit ihren Sinnen stets folgte, ihren Bewegungen nachspürte und sich so absicherte, dass ihre Mutter bei ihr war. Was nur hatte dieses Kind zu leiden, was konnte Julia tun? Sie musste schnell gesund werden, schnell, für Lina! Denn ihre Tochter verstand nicht, warum ihre Mutter weg war, wo sie war und was sie von ihr trennte.

*

Zehn Uhr am Abend wurde es still auf der Station. Die Lichter in den Zimmern sollten gelöscht werden, der Raucherglaskasten wurde abgeschlossen. Nur die Schwestern und Pfleger streiften noch durch die Flure, räumten auf und setzten sich an liegengelassene Schreibereien. Sie hatten über jeden Patienten täglich Protokoll zu führen, sein Verhalten, seine Ausstrahlung, sein Umgang mit dem Personal und den anderen Patienten akribisch zu dokumentieren. Einige Räume waren videoüberwacht, und an den Bildschirmen saß immer eine Schwester. Die Protokolle dienten den Ärzten als Informationen, so reichte ein Arztbesuch pro Woche aus.

Julia hatte ihr ungutes Gefühl darüber abgeschaltet, den Klappschalter auf ‚Aus' gestellt. Manchmal spürte sie seine Existenz, wenn sich ein letzter Funke Stolz in ihr aufbäumte, aber nie fühlte sie Lust, ihn zu betätigen. „Ansonsten wäre es hier auch nicht auszuhalten", hatte Marianna dazu gesagt. „Man darf nicht daran denken, dass man hier wie ein gemeiner Verbrecher in der Forensischen sitzt!" – „Wir sind ja auch die tatsächlichen Psychopathen, schlag nach: ‚Seelenkranke' heißt das auf Deutsch. Verrückte, die jeder auf der Straße oder in den Medien mit obszönen Gewalttaten in Verbindung bringen darf!" – „Ganz schön mittelalterlich!" – „Ja, das ganze Bild von psychisch Kranken in unserer Gesellschaft ist mittelalterlich, nach wie vor!"

Andrea hatte sich in Zorn geredet, und Julia dachte an das Fernsehen, ob Nachrichten oder Krimis, die Täter wurden mit psychischen Erkrankungen in Verbindung gebracht, ein negatives Stereotyp, das sich in der Gesellschaft festgesetzt hatte.

Dann dachte Julia an den Arzt. „Wer gerade zu uns gekommen ist und gegen die Überwachung rebelliert, der ist krank. Wer aber erst nach einiger Zeit beginnt, sich darüber zu beschweren, ist auf dem besten Wege zur Genesung", hatte der erklärt.

Könnte man sie und ihre Probleme doch durchleuchten, dann wäre sie sicher nicht in dem Schlamassel, das sie hier aussaß.

Vom rosa Nachbarbett hörte sie das Rauschen des MP3-Players. Sein kleines metallisches Licht strahlte einen kalten Kreis auf den gestreiften Bettbezug. Julia drehte sich zur Wand. Wenn es doch jemanden gäbe, der in ihr Gehirn sehen könnte, den Fehler in der Elektronik aufspüren, so wie sie mit ihrem Großvater ein Radiogerät repariert hatte. Damals war nur ein Kabel locker, und es war ein Leichtes gewesen, es wieder anzulöten.

Aber niemand sah die Höllen, durch die sie ging. Mit jedem sichtbar Kranken, jedem Verletzten litten die Menschen mit, wünschten ihm gute Besserung und taten für ihn, was sie konnten. Doch dem Wahnsinn in ihr begegnete man mit Angst, Verachtung und Abscheu. Damals, als Rudolph, völlig überfordert von Julias Rückzug in sich selbst, täglich durch die Wohnung getobt war und sie und ihre Tochter angeschrien hatte, und davor, als sie die ersten Symptome ihrer Krankheit an sich wiederentdeckt hatte und im Bett in Tränen ausgebrochen war, hatte er verlangt, sie solle sich zusammenreißen. Doch bereits eine Woche später hatte Rudolph die Nerven darüber verloren, dass Julia nur noch malte. Denn etwas anderes konnte sie nicht mehr. Sie malte und malte in derselben Geschwindigkeit, in der ihr Innerstes die fiebrigen Bilder und Geschichten schuf. Sie malte den Schmerz, die Angst, den Horror aus sich heraus. Sie hätte vor Ohnmacht und Verzweiflung auch schreien und strampeln können, tagelang durch den Park rennen oder Dinge zerschlagen, doch ihr war die Malerei gegeben, zum Glück. Eigentlich sollte Rudolph doch froh sein, dass sich der Wahnsinn bei ihr so leise Bahn brach, dass sie ihn noch kanalisieren konnte.

Sie hätte auch erwartet, dass Rudolph zu Hause übernehmen würde, während sie den existenziellsten Kampf ihres Lebens zum wiederholten Male ausfocht. Doch Rudolph kannte nur seine treusorgende Mutter, die als Hausfrau und Gattin aus der Familie eines ehemaligen Kolonialbeamten einst nur für die fünf Kinder dagewesen war, unterstützt von afrikanischen Haus- und Kindermädchen. Eine Kindheit wie im Märchen, in Südwestafrika. Und dass sein Vater General war, machte Rudolphs Jähzorn nicht besser. Jedenfalls war er außerstande, Julias Rückzug zu begreifen, und wenn er mit seinen Forderungen an ihren glasigen Augen abprallte, dann explodierte er, ohne Rücksicht auf die Gegenwart ihres Töchterchens.

Wie damals, als sich Julia eine Freundin zur Unterstützung nach Hause geholt hatte und nach einer schlaflosen Nacht in sein Infanteriefeuer geraten war, so laut, dass sie sich die Ohren zuhalten musste, um ihren Kopf am Explodieren zu hindern. Ein ohrenbetäubendes Gewitter, ein Moment, in dem jede Nervenfaser von ihr nur eines wollte: dass der Lärm aufhöre. Und als Rudolph laut brüllend ins Schlafzimmer trampelte, hatte sie kurz entschlossen die Tür hinter ihm abgeschlossen, war ins Wohnzimmer gelaufen und hatte ihre Tochter angesehen, die sich an ihre Freundin klammerte.

Plötzlich hörte Julia wieder das Klirren des Glases der Schlafzimmertür in sich und die dumpfen Schläge eines Holzgegenstandes, mit dem Rudolph gegen die Tür hämmerte, und sie krümmte sich im Bett der Klinik. Die Musik des MP3-Players rauschte.

Julia hatte die Polizei gerufen, und Rudolph war für fünf Wochen der Wohnung verwiesen worden. In dieser Zeit hatte sie begriffen, dass es so nicht weitergehen konnte. Sie hatte Rudolphs Sachen in Kisten gepackt, unter der Kellertreppe deponiert und das Schloss ausgewechselt. Doch damit war ihr Problem nicht gelöst. Ihre Freundin fuhr nach einigen Tagen wieder, Julia war mit Lina allein; und Lina forderte ihre ganze Aufmerksamkeit, wertvolle Ressourcen, die sie nicht hatte. Julia hörte auf zu malen, die geistige Konzentration war ihr komplett abhandengekommen. Stattdessen putzte sie täglich die Wohnung, eine mechanische Verrichtung, die Konzentration nicht erforderte, sie in Bewegung hielt und bei der sie in der Nähe ihrer Tochter sein konnte. Mit der Ärztin hatte sie die Dosis ihrer Medikamente inzwischen auf das Dreifache erhöht, und täglich sah sie den traurigen und fragenden Blick von Lina.

Sie musste in eine Klinik, um gesund zu werden. Allein würde sie es nicht schaffen. Aber Lina konnte sie unmöglich zu ihrem cholerischen Vater geben. Er würde sie zerbrechen. Ihre Familie schien der Ausweg zu sein, doch wie sich herausstellte, hatte Rudolph inzwischen Kontakt zu ihrer Mutter aufgenommen und eine eigene Version der Geschichte erzählt.

Inzwischen tobte der Horror weiter in Julias Kopf, die Ängste bekamen Geschichten, die Geschichten Gesichter, ein logischer roter Faden durchzog das Gewirr an Wahrnehmungen ... morgens Frühstück, dann putzen, mittags kochen, nachmittags ein kleiner Spaziergang, abends ins Bett, ohne Schlaf. Angst vor Verfolgern, Horrorszenarien der Bedrohung für sie und ihre Tochter. Täglich hatte sie dem Tod ins Auge gesehen. Sie musste überleben, denn wer sollte sonst ihr Kind beschützen? Verschlossene Fenster und Türen und ein kleines Kind, das auf sie wartete.

Die Verzweiflung ließ Julia schließlich doch packen, und sie war mit Lina zu ihren Eltern gefahren, um sie zu bitten, ihre Tochter aufzunehmen, wenn sie selbst in die Klinik ging. Doch ihre Mutter wehrte ab, Furcht um den Job, wenn sie ungeplant und unbezahlt Urlaub nehmen würde. Ein scheinbar vernünftiger Grund. Doch heute begriff Julia, es war eine andere Sorge, die ihre Mutter umtrieb; die bloße Angst, wegen dieser Krankheit, die sie nicht kannte, nicht verstand, die sie nicht sehen konnten, die aber da war, die einfach alles bedrohte, was ihre Welt zusammenhielt. Niemand vertraute Julia, sie machten zu, sie wollten die Normalität erzwingen, eine Normalität mit einer normalen Julia und einem normalen Rudolph und einem glücklichen Enkelkind, auf das man stolz sein konnte. Doch Julia lag in Trümmern. Ohnmacht, wie sie sie damals gefühlt hatte, konnte einen von innen zerquetschen, und sie hatte keinen anderen Ausweg gewusst als wegzulaufen, weit weg und doch zurück, zurück zu ihrem Ursprung. Lina hatte sie bei ihrer Mutter gelassen. Und während sie in ihrer Geburtsstadt nach der Wirklichkeit suchte, hatte sie schließlich einen Anruf erhalten, vom Jugendamt. Ihre Mutter hatte die Behörde informiert.

„Kommen Sie sofort zurück in Ihre Wohnung, sonst müssen wir Ihre Tochter in ein Kinderheim geben. Der Kindesvater hat kein Sorgerecht."

Sofort war sie in den nächsten Zug gesprungen.

7

Im Aufenthaltsraum war auf zwei Rollwagen das Abendbrot aufgebaut, ein bemühtes Krankenhausbuffet mit billiger Wurst und sauer eingelegtem Gemüse. Vor dem Fenster wirbelte der

Schnee. Wie gern hätte sie mit Lina in den dichten Flocken getobt. Doch ihre Tochter hatte Julia seit Tagen nicht gesehen.

Nachdem sie ihren Teller belegt hatte, wandte sich Julia wieder dem Raum zu. Die Jugendlichen saßen wie stets laut klappernd und schwatzend zusammen. Auch ihre rosa Nachbarin war dabei. Die Patienten im mittleren Alter dagegen aßen still und achteten nicht darauf, mit wem sie zusammensaßen. Etwas abseits sah Julia die hochschwangere Jeannette, wie stets völlig in Gedanken verloren.

Täglich saß sie dort, allein an dem Tisch. Julia hatte sich bislang kaum Gedanken über sie gemacht. Am Tage sah man sie nicht in den Aufenthaltsräumen. Sie rauchte nicht, lief nicht durch die Flure und war auch von einigen Therapien befreit. Julia gab sich einen Ruck, trat an Jeannettes Tisch und fragte, ob sie sich dazusetzen dürfe.

„Gern", nickte sie. Die Ruhe dieser jungen Frau tat Julia gut. Sie schnitt ihr Brötchen auf und bestrich es mit Gemüsecreme.

„Wie lange bist du schon hier?", fragte sie dann, und Jeannette erwiderte ihre Frage mit einem glasigen Blick. Sie zögerte, schien wohl zu überlegen, ob sie antworten solle, doch dann sagte sie:

„Seit sechs Monaten."

Julia starrte sie an und wusste nichts zu sagen. Wie konnte man monatelang diese Klinik ertragen? Und dann noch in diesem Zustand?

„Ich bleibe die ganze Schwangerschaft hier", fügte Jeannette hinzu. „Betreute Schwangerschaft eben."

„Und was hast du?", wollte Julia wissen.

„Schizophrenie."

„Was?" Das war auch Julias Diagnose, aus dem Griechischen entlehnt; und plötzlich wurde Julia klar, was mit dieser Frau los war. Jeannettes Weg in der Psychiatrie hätte ihr eigener sein können, und sie erschrak heftig über deren Schicksal, dem sie selbst entronnen war.

Als Julia Moritz verlassen hatte, weil er sich vehement weigerte, mit ihr eine Familie zu gründen, war sie in ein Zimmerchen gezogen. Julia war sich damals so sicher wie noch nie. Sie musste ihr Leben auf eine stabile Grundlage stellen, und das konnte nur eine Familie sein. Sie konnte nicht weiter die ewig Jugendliche spielen, die selbstvergessen durch ihr Leben trudelte, Tage und Nächte verbrannte, als gäbe es kein Morgen. Sie war inzwischen dreißig Jahre alt und hatte nur für die Kunst gelebt. Und sie hatte gefühlt, wie sie begann zu schlittern. Sie war an einem Wendepunkt angekommen, einem entscheidenden Moment in ihrem Leben, der ihre Zukunft bestimmen sollte, genaugenommen, ob und welche Zukunft sie haben würde.

Entschlossen hatte sie eine neue Psychiaterin gesucht, kein leichtes Unterfangen, denn wie überall in Deutschland mangelte es an diesen Fachärzten, und die wenigen, die es gab, nahmen keine Patienten mehr auf. Als sie gerade mit den Schwestern der dritten Praxis über ihre Aufnahme diskutierte, hatte sich eine Frau dazugesellt und Julia eine Weile von der Seite beobachtet. Julia hatte sofort begriffen, sie musste die Ärztin sein, und sie hatte die Frau direkt angesprochen. Sie sei umgezogen, benötige Medikamente, beanspruche nur selten einen Termin und könne ansonsten selbstständig mit ihrer Krankheit umgehen. Die Ärztin hatte sie gefragt, was sie nehme, und Julia hatte ihre Medikamente mit Dosis, Einnahmezeitraum und Wirkungsfeld aufgezählt. Dann hatte die Ärztin sie angelächelt und endlich die Anweisung gegeben, Julia eine Patientenakte anzulegen.

Doch Julia hatte nicht nur die Notwendigkeit der Medikamenteneinnahme zu einer neuen Ärztin getrieben, sie hatte vor allem ein Problem. Der Dopamin-Rezeptor-Antagonist, den sie seit Jahren einnahm, machte sie komplett unfruchtbar. Gleichzeitig wirkte kein anderes ihr bekanntes Neuroleptikum. Genau darüber wollte sie mit einer Ärztin reden, nicht mit ihrem ehemaligen Arzt, der seiner Patienten komplett überdrüssig schien. In dieser Medizinerin hatte sie die richtige Ansprechpartnerin gesehen, und tatsächlich fanden sie, was sie suchte. Bereits nach zwei Monaten kehrte ihr Zyklus zurück, und sie war endlich wieder eine vollständige Frau.

Rudolph, einen Journalisten, hatte sie auf einer Party kennengelernt, und nach den Jahren der weiblichen Dürre hatte Julia nicht so schnell mit einer Schwangerschaft gerechnet. Doch die kam prompt. Wieder war Rat nötig – konnten ihre Psychopharmaka dem Fötus schaden? Dr. Specht schickte sie in die Klinik für Psychiatrie, um sich über alternative und sichere Medikamente beraten zu lassen. Dort wurde sie von einer Assistenzärztin empfangen, die nichts Genaues zu sagen wusste. Nachdem Julia ihr das Problem auseinandergesetzt hatte, ließ die junge Ärztin sie eine halbe Stunde allein und verschwand zum Chefarzt.

Mit einer kompromisslosen Botschaft kehrte sie zurück: „Setzen Sie bitte alle Medikamente nach und nach ab und kommen Sie regelmäßig in unsere Ergotherapie. So können wir Sie und Ihre Schwangerschaft überwachen."

Als Julia die Entscheidung des Chefarztes hörte, flogen die Gedanken in einer Schnelligkeit durch ihren Kopf, wie sie es sonst nur von akuten Schüben kannte. Sie sah sich in die Hölle des Wahnsinns abgleiten, eine Schwangerschaft in Panik und Todesangst, eingesperrt in eine Psychiatrie und pausenlos überwacht. Ihr Bauch wuchs vor ihrem inneren Auge, und ihr Kind würde die unerträglichen Gefühle miterleben, aufnehmen, als seien sie das Normalste auf der Welt. Ihr Kind würde nach dieser Phase emotional völlig zerstört sein, traumatisiert von einer Schwangerschaft des Horrors.

Und die Ärzte würden in den Monaten des überwachten Wahnsinns komplett das Vertrauen in ihre Erziehungsfähigkeit verlieren. Man würde Behörden einschalten, im schlimmsten Fall würde sie ihr Kind niemals aufziehen dürfen. Fluchtartig hatte sie die Klinik verlassen und war auf direktem Wege zu Frau Dr. Specht gerannt.

„Nimmst du Medikamente?“, fragte Julia Jeannette, die still an ihrem Brot kaute.

„Nur etwas zur Beruhigung, damit ich nicht durchdrehe.“ Dann beugte sie sich über den Tisch und flüsterte: „So lange ich hier bin, sind wir sicher“, und strich sich zärtlich über den Bauch. „Doch dann, was wird dann?“, und Julia sah Tränen in Jeannettes Augen, deren angstvollen Blick zum Pfleger und die plötzliche Krümmung ihres Rückens über dem Teller. Jeannette musste an Verfolgungswahn leiden, begriff Julia, seit Monaten.

Zum Glück hatte Dr. Specht sich damals für sie eingesetzt. An mehreren Abenden der folgenden Woche hatte sie Bücher und Arztberichte im Internet gewälzt und sich von Kollegen beraten lassen, um für Julia ein Medikament zu finden, das relativ sicher war.

„Frau Glückauf“, hatte sie gesagt, „Ich bewundere Ihren Mut, mit dem sie an dieser Schwangerschaft festhalten, und ich möchte Ihnen gern helfen.“ Dann hatte sie Julias Optimismus etwas gedämpft: „Ich muss Ihnen aber sagen, prinzipiell sollte man tatsächlich keine Psychopharmaka während der Schwangerschaft nehmen, einfach deshalb, weil nicht bekannt ist, wie diese Mittel auf einen Fötus wirken. Experimente an Schwangeren sind in Deutschland verboten, das wissen Sie ja, deshalb gibt es auch keine sicheren Erkenntnisse zu diesem Problemfeld. Aber ...“, sagte sie dann, und Julia hatte wieder Mut geschöpft, „... es gibt Medikamente, die so alt sind, dass man über die Jahre Erfahrungen bei ihrer Einnahme in der Schwangerschaft sammeln konnte. Das ist der Ausweg!“ Frau Specht hatte auf eine Medikamentenschachtel gezeigt: „Das zum Beispiel ist seit den achtziger Jahren in Gebrauch. Und natürlich gab es Schwangere, die es genommen haben. Dennoch ist in diesen seltenen Fällen nichts über negative Langzeitwirkungen bekannt. Frau Glückauf ...“, hatte die Ärztin geseufzt: „... wir gehen hier ein großes Risiko ein. Ich überlasse die Entscheidung Ihnen, entweder, Sie gehen in die Klinik und verzichten ganz auf Medikamente. Dann haben Sie und Ihr Kind das Problem mit Ihren Emotionen. Oder Sie nehmen ein altes Medikament, über das es keine konkreten Anzeigen über Folgeschäden nach der Schwangerschaft gibt.“

Frau Dr. Specht hatte Julia Zeit für ihre Entscheidung gegeben, und nun saß Julia Jeannette gegenüber. Hätte sie sich ebenso entschieden, wenn sie die Wahl gehabt hätte?

„Hast du manchmal Angst?“, fragte Julia und griff sanft nach deren Arm.

Doch Jeannette entzog ihn heftig und stöhnte: „Darüber red’ ich nicht.“

*

Seit diesem Abendbrot nahm Julia ihre schwangere Mitpatientin deutlicher wahr. Sie beobachtete sie nicht, dafür war sie zu selten da, aber sie kannte deren Geschichte. Noch nachträglich fieberte in Julia die Angst darüber, dass Julia, genau wie sie, hier hätte enden können. Eine Schwangerschaft in der Psychiatrie. Diese für jede Frau so wichtige Phase in ihrem Leben, eingetaucht in Wahn und Verzweiflung, weggesperrt und überwacht. Eine Schwangerschaft, verbracht in einem Alptraum, aus dem man erst nach der Geburt wieder aufwachen durfte.

Doch auch für Julia war der Medikamenten-Marathon mit der Schwangerschaft nicht beendet gewesen. In den neun Monaten, in denen Lina in ihr gedieh, war vor allem eine Nebenwirkung, besonders der älteren Psychopharmaka, an ihr ausgeufert, Gewichtszunahme. Julia hatte sich im Umfang verdoppelt. Nach der Geburt suchte Julia erneut ihre Ärztin auf, und wieder stellte sie die Frage nach einem neuen Medikament. Sie wollte nicht unfruchtbar sein, brauchte eine wirksame Lösung, und Fettleibigkeit wollte sie schon gar nicht ertragen. Doch diesmal wusste ihre Ärztin keinen Rat, und Julia entschied sich für den Dopamin-Rezeptor-Antagonisten, mit dem sie schwanger geworden war, wohl wissend, dass dessen Wirkung zu wünschen übrigließ. Zwei Jahre hatte sie so durchgehalten, dann zeigte die Wahl Wirkung. Die Psychose kehrte zurück.

8

Julia klingelte am Eingang der Station. Dass sie nicht frei war, die Räume zu betreten und zu verlassen, wie sie wollte, daran würde sie sich nie gewöhnen. Auch der Pfleger, der ihr die Tür von innen öffnete, schien missmutig über diesen zusätzlichen Gang. Da waren die anderen Patienten schon pflegleichter, die sich nur im hinteren Hof aufhalten durften. Höflich bedankte sich Julia, und als sie an der Glasfront des Personalraums vorbeilief, wo sich zwei Schwestern schwatzend auf Bürostühlen drehten, hörte sie plötzlich ihren Namen. Sie drehte sich um. Hinter ihr eilte eine weitere Schwester auf sie zu und hielt einen gelben Brief in der Hand, den sie ihr entgegenstreckte. Erstaunt fasste Julia nach dem

Umschlag. Die Schwestern auf den Bürostühlen hatten ihr Gespräch unterbrochen und warfen ihr und sich Blicke zu. Unverhohlene Neugier glänzte in den Augen, und Julia bemerkte, dass diese Augen keine Empathie ausstrahlten, es war eher die lüsterne Neugier der spannenden Meute um ein Unfallopfer.

„Der ist gelb", sagte die Schwester, als könne Julia das nicht selber sehen, „den sollten Sie in ihrem Zimmer lesen und gut aufheben." Dann nickte sie Julia noch einmal zu und eilte davon.

Der Brief in Julias Hand schien sich zu bewegen, und Julia spürte den Drang, ihn schnell aus der Hand fallen zu lassen, als wäre er ein ekliges Tier. Noch nie hatte sie einen gelben Brief erhalten. Sie betrachtete die Adresse und erkannte zu ihrem Erstaunen tatsächlich ihren Namen. ‚Julia Glückauf', las sie Wort für Wort, „Klinik und Poliklinik für Psychiatrie." Wer schrieb ihr hier in die Klinik und dann noch in einem gelben Briefumschlag? Es schien ein Behördenbrief zu sein. Welche Behörde wusste, dass sie hier war? Das wussten doch nur ihre Eltern, ihre Schwester, Rudolph und Moritz.

Julia saß auf ihrem Bett. Der gelbe Brief löste Hilflosigkeit aus. Schnell öffnete sie ihn und erstarrte. „Amtsgericht", las sie. Eine ihr unbekannte Richterin hatte sie zu einer Anhörung in Sachen Sorgerecht für ihre Tochter Lina vorgeladen. Dabei Dokumente, die sie über die Inobhutnahme ihrer Tochter bei Rudolph informierten. „Die Inobhutnahme ist wegen dringender Gefahr für das Wohl des Kindes erforderlich." Sie nahm ein weiteres Papier zur Hand: „Auf Grund des Zustandes von Frau Glückauf konnten die Daten zur Familiensituation nicht von der Kindesmutter eingeholt werden. Die Daten sind ein Exzerpt aus den Gesprächen mit den Eltern der Kindesmutter und dem Kindesvater." Dann las sie von einer hoch konfliktbeladenen Beziehung, die mit starken Aggressionen und Schlägen der Kindesmutter gegenüber dem Kindesvater einherging, von krankheitsbedingten Feindseligkeiten, davon, dass sie nicht in der Lage sei, zu beschreiben, worin ihr Problem liege, dass sie ihre Medikamente verweigere, in eine Psychiatrie eingewiesen worden sei und schließlich, dass das Jugendamt vorschlage, ihr das Sorgerecht zu entziehen und ihre Tochter dauerhaft beim Vater unterzubringen.

Julia fühlte nichts. Erstarrt saß sie auf dem Bett und sah, wie sie selbst vor einer Woche in ihrer Wohnung angekommen war. Als sie die Tür geöffnet hatte, war ihr Lina schreiend entgegengestürzt und hatte ihre Ärmchen um Julias Beine geschlungen, so kräftig, dass sie kaum ins Wohnzimmer kam. Ihre Mutter stand dort und neben ihr eine fremde Frau und ein fremder Herr. Kurz hatte sie überlegt, wie sie in ihre Wohnung gekommen waren, doch dann erinnerte sie sich, dass sie ihre Schlüssel bei ihrer Mutter liegenlassen hatte, als sie in ihren Geburtsort gefahren war. Die Frau hatte sich als Mitarbeiterin des Jugendamtes vorgestellt, der Herr als Mitarbeiter des Psychosozialen Dienstes. Kurz hatten sie ihr verkündet, dass Lina an Rudolph übergeben werden sollte, dann hatte ein weiterer Schlüssel im Schloss geklirrt, und er hatte die Wohnung betreten. Die Mitarbeiterin vom Jugendamt ließ Julia etwas unterschreiben, dann hörte sie das verzweifelte Schreien ihres Kindes zwischen der Frau vom Jugendamt und Rudolph, erst an der Tür, dann im Haus und zuletzt nur noch auf der Straße. Ihre Mutter hielt plötzlich eine Tasche in der Hand, und der Herr nahm sie am Arm. So hatten sie sie zum Auto gebracht und waren in die Psychiatrie gefahren.

Langsam stieg der Schrecken in ihr auf. Sie wusste nichts, weder, wo das Gericht war, noch ob sie einen Anwalt brauchte, noch wie sie die absurden Urteile über sich aufklären konnte. Sie hatten mit Rudolph und ihrer Mutter geredet. Beide hatten ihr so oft gezeigt, dass sie nichts von Julias Krankheit begriffen. Und die

Frau vom Jugendamt hatte nicht ein einziges Mal vor ihrer Entscheidung mit Julia gesprochen, ihr nicht ein einziges Mal die Gelegenheit gegeben, sich selbst zu äußern. Sie griff noch einmal zu der Empfehlung des Jugendamts und las: „Persönlichkeitsstörung, Scheinwelt, Realität entrückt, paranoide Psychose mit manifesten Wahnvorstellungen." Waren diese Leute Psychiater, die aus der Ferne Diagnosen stellen konnten, ohne mit ihr auch nur ein einziges Gespräch zu führen? Frau Specht hatte Julia jedenfalls nicht von der Schweigepflicht entbunden. Doch Rudolph kannte die Diagnose, ihre Mutter auch. Den Rest konnten sie sich aus Aufklärungsbüchern zusammensuchen. Denn was Julia erlebte, darüber hatte sie nie reden können.

Dann las sie, was das Jugendamt bei ihr anhand der Angaben von Rudolph und ihrer Mutter festgestellt hatte: „unbestimmte Ängste, Gereiztheit, Misstrauen, unwillkürliche Aggressionen und Gewaltbereitschaft." Das konnte doch nicht sein! Das war einfach nicht wahr! Selbst wenn es stimmen würde und sie sich aggressiv verhalten hätte, war es doch ein Blick von außen, der in nichts versuchte, den Ursachen solcher emotionalen Auswüchse auf den Grund zu gehen. Eher ähnelte es einem Exzerpt aus *Wikipedia* als der gründlichen Diagnose einer Patientin vor einem möglichen Entzug des Kindes. Und sagten diese Worte irgendetwas über ihr Innerstes aus, über ihr Leiden, ihren Schmerz, über die Flut der Bilder und Geschichten in ihrem Kopf, über die Todesängste, die sie hatten nächtelang zittern lassen? Sie waren eine kalte Verurteilung, sie schoben sie in die Schublade der nicht nachvollziehbaren, gefährlichen Psychopathen, die unkontrolliert und unkontrollierbar eine Gefahr für ihre Mitmenschen, eine tickende Bombe in der Gesellschaft darstellten. Und auf dieser Grundlage sollte sie nun – direkt aus der Klinik – vor Gericht, um sich das Sorgerecht entziehen zu lassen?

Doch die Worte schwarz auf weiß standen fest! Julia betrachtete noch einmal die Papiere. Plötzlich begriff sie, dass diese Urteile von dritter Seite ihr Leben massiv beeinflussen konnten, einfach nur, weil sie aufgeschrieben waren; und sie waren nicht nur aufgeschrieben, sie waren vom Jugendamt aufgeschrieben. Im Zweifelsfall, wem würde man glauben, Julia, der Psychotikerin, oder dem Jugendamt?

„Eine Gefahr für Lina", flüsterte sie leise vor sich hin. Das konnte doch nicht sein! Doch wer sollte ihr noch zuhören und Glauben schenken, wenn Rudolph und ihre Mutter hinter diesem Schreiben standen und das Jugendamt sie nicht einmal befragen musste, um ein so weitreichendes, abschließendes Urteil über sie zu fällen? Wer?

Rudolph, der, seine cholerischen Anfälle verschweigend, Julias Familie im Rücken und vermutlich ihre Trennung nicht akzeptierend, diese Symptome an ihr gesehen haben wollte, jedenfalls nicht. Ihre Familie, die ihre konkreten Probleme mit Rudolph nicht kannte, wohl auch nicht. Mit Freunden hatte sie seit Monaten nicht gesprochen. Sie war allein. Völlig allein!

Julia musste versuchen, die Frau vom Jugendamt zu erreichen, um ihr ihre Version von der Geschichte zu erzählen. Wie hieß sie noch? Sie kramte in ihren Papieren. Ach ja, Frau Clemens hieß die Dame; und Herr Wenzel hatte wohl die Diagnose erstellt, auf der die Empfehlung des Jugendamtes gründete. Und die Telefonnummer des Jugendamts stand auch dabei. Gleich morgen würde sie anrufen.

9

Ihr Handy hatte Julia bei der Aufnahme in der Klinik abgeben müssen wie alle Patienten. Es stand nur ein Kartentelefon zur Verfügung, genau zwischen Raucherglashaus und Schwesternzimmer. Die Schwestern konnten also die Gespräche mithören, und die Raucher konnten den Anrufer sehen. Julia hasste den Platz am Telefon. Der Anruf, den sie tätigen musste, war schon Hölle genug. Dennoch versuchte sie seit sieben Uhr morgens Frau Clemens vom Jugendamt zu erreichen. Nach dem Schreiben des Gerichts von gestern hatte sie die ganze Nacht durchwacht; Panik geschoben, ihre Tochter zu verlieren; Angst gehabt, sie nicht mehr ernähren, erziehen, begleiten, schützen, für sie da sein zu dürfen. Rudolph würde sie zerbrechen, würde tiefe Kerben in ihr Kindergemüt schlagen, das so sensibel war wie ihr eigenes. Rudolph hatte keine Ahnung von psychischen Ausnahmezuständen, von Ängsten, von Depressionen, von Krankheiten, die man nicht sehen konnte. Er würde ihr nicht beistehen können; er würde noch von einem Beinlosen fordern, aufzuspringen und loszurennen, wie er es von Julia eingefordert hatte, als sie krank war.

Lina war seit fast einer Woche ohne ihre Mutter; was erlebte sie, wie verarbeitete sie, dass Julia nicht bei ihr war? Wie konnte ein so kleines Kind begreifen, dass die Mutter fort war? Was fühlte ein Wesen, das sich in existentieller Abhängigkeit von einem Erwachsenen fühlte, wenn dieser plötzlich aus seinem Blickfeld verschwand? Und was würde Lina später von ihr halten, wenn sie begann zu begreifen, Antworten zu suchen und Fragen zu stellen? Was würde Lina denken, wenn sie erfuhr, dass ihre Mutter eine Psychotikerin war und man sie deshalb vor ihr, vor Julia, hatte in Sicherheit bringen müssen? Julia wusste nicht, welcher Konsequenz sie ohnmächtiger gegenüberstand – dem möglichen Verbot, als Mutter ihr Kind zu begleiten und zu unterstützen, oder dem Unverständnis und allen negativen Begleitgefühlen, die ihr ihre Tochter später entgegenbringen würde.

Ihre Familie, Rudolph und das Jugendamt standen in stillem Einverständnis gegen sie. Und immer noch verzweifelte sie daran, dass niemand hatte mit ihr reden wollen. Sie hatte doch nichts verbrochen! Sie war doch keine Straftäterin! Ihr Kind, um das sie sich einige Wochen komplett allein gekümmert hatte, war gesundheitlich und in seiner Entwicklung völlig altersgemäß, hatte in dem Gutachten gestanden. Warum stellte sich niemand die Frage, woran das lag – doch an ihr, der Mutter, die das Kind umsorgt hatte! Das mussten sie doch einsehen!

Gegen acht erreichte sie eine Frau im Jugendamt, nicht Frau Clemens, sie würde erst gegen neun Uhr eintreffen. Julia bat um Rückruf, aber der kam nicht. Nach zehn versuchte sie es erneut, erreichte wieder die Frau und bat um Rückruf. Erst nach weiteren Versuchen, am Nachmittag, rief sie eine Schwester zum Telefon. Frau Clemens meldete sich mit den Worten: „Ich kann jetzt nicht mit Ihnen reden. Ich bearbeite mehrere Fälle. Aber ich habe Sie hiermit zurückgerufen!"

Julia reagierte, bevor die Frau auflegen konnte: „Frau Clemens, Sie können sich doch nicht allein auf die Aussagen von Linas Vater und meiner Familie verlassen, ohne mit mir zu sprechen!", rief sie verzweifelt ins Telefon.

„Wer sollte Sie genauer kennen?", fragte Frau Clemens zurück.

„Nur ich kann für mich sprechen! Niemand kennt meine Krankheit so gut wie ich!"

„Ich habe mit mehreren Menschen in Ihrem Umfeld gesprochen. Alle sehen deutlich, in welchem Zustand Sie sind!"

„Und mit wem?"

„Auch die Erzieherinnen in der Kita, in die Sie Lina seit einiger Zeit nicht mehr bringen, sind der Meinung, dass Lina besser bei ihrem Vater aufgehoben ist. Ich habe jetzt zu tun. Gute Besserung!“

Frau Clemens hatte aufgelegt, und Julia sank auf dem Stuhl an der Wand. Doch schnell sprang sie wieder auf, denn die Blicke aus dem Schwesternzimmer stachen sie.

„Geht es Ihnen gut?“, fragte eine Schwester. Julia nickte nur und lief weiter, rannte fast in das Raucherglashaus und zündete sich eine Zigarette an. Dann endlich atmete sie tief durch.

Drei Jungs klopften hinten mit der unvermeidlichen Kippe im Mund Skat. Frauen waren nicht da, zum Glück. Julia wendete sich von den anderen ab und fand langsam wieder in ihre Gedanken. Die Kita-Erzieherinnen, das hätte sie wissen sollen.

Julia hatte irgendwann nicht mehr begreifen können, wie die Bilder, abstrusen Erinnerungen und gefahrverheißenden Zusammenhänge in ihren Kopf kamen. Aus ihren letzten Schüben vor einigen Jahren hatte sie eines gelernt, nämlich, was ihr Kopf ihr zu denken vorgab, nicht unbedingt als Realität zu nehmen. ‚Es könnte sein, dass es so ist, wie ich es denke, aber es könnte auch Wahn sein!‘, hatte sie sich immer wieder gesagt. Damit war sie im Krankheitsumgang weit gekommen, versicherte ihr stets Frau Dr. Specht, aber diese Einsicht barg eine Folgegefahr!

‚Wenn es Wahn ist, wie kommt der Wahn in meinen Kopf? Kommt er wirklich von selbst, aus meinem Haushalt an Botenstoffen, oder hilft da jemand nach, jemand ganz Reales?‘, dachte sie. ‚Wie kommt Wahn, wie kommen Halluzinationen in den Kopf, und wer sollte so etwas tun?‘ Drogen schienen der erste Schlüssel zu sein und ein Mensch, der andere überzeugen konnte und an Drogen herankam. Psychogene Drogen lösten Psychosen aus, das wusste Julia schon lange, weshalb sie sich nie an Drogen vergriffen hatte und auch ihre Tochter davor warnen musste. Und ein Unbekannter, der Julias Nahrung regelmäßig damit verseuchte? So könnte Wahn entstehen, vielleicht auch chronisch?

Dieser Verdacht drängte in ihr, und er war nicht mehr weit entfernt von der Angst um ihre Tochter. Was, wenn man auch Linas Nahrung verseuchte? Wenn man damit in Lina dieselbe Krankheit auszulösen versuchte, wie Julia sie nun hatte? Für Außenstehende sähe das normal aus, denn psychische Krankheiten, zumindest die Anlagen dazu, gelten als erblich. Und wo könnte man Linas Nahrung verseuchen? Panisch hatte Julia an einem Abend die Polizei angerufen und Anzeige gegen die Kita ihrer Tochter erstattet. Etwas, was ein Außenstehender niemals verstehen und niemals vergessen würde. Sie hatte das Bild einer völlig Wahnsinnigen abgegeben.

Als Julia in die Klinik gegangen war, hing sie immer noch diesem Verdacht nach. Sie hatte sich sofort einem Drogentest unterzogen. Das Ergebnis war negativ. Seither wusste Julia sicher, dass sie mit ihrer Vermutung falschgelegen hatte. Aber die Folgen hatte sie bis jetzt zu spüren. Wahnsinn war nicht verstehbar, nicht nachvollziehbar und das damit verbundene Leid vor allem nicht sichtbar. Vor einer Wahnsinnigen brachte man die Kinder lieber in Sicherheit.

10

Wie groß die Angst von Julias Mutter vor ihrer Krankheit war, hatte Julia erst richtig begriffen, als sie bereits mit Lina schwanger war. Die Jahre davor, während der ersten Schübe, hatte sich ihre Mutter stets zurückgehalten. Überhaupt hatte sich Julia in ihrer Jugend sehr weit von ihren Eltern entfernt, kaum Kontakt gehalten. Umso erschütternder muss es für Ihre Eltern gewesen sein, als sie völlig unvorbereitet mit dem Selbstmordversuch ihrer Tochter konfrontiert worden waren. Julia wollte kein Mitleid, wusste, dass sie sich nicht erklären konnte, erst recht nicht vor ihren Eltern. Was sollte sie auch über ihre inneren Welten erzählen? Sie war weiterhin auf Distanz geblieben, und hatte gekämpft, ihre Krankheit erst einmal selbst kennen- und verstehen zu lernen. Dafür hatte sie Jahre gebraucht, über acht Jahre des Schweigens.

Keiner in ihrer Familie, den sie und ihre Verwandten persönlich erlebt hatten, hatte jemals an paranoider Psychose gelitten, niemand auch nur an einer ähnlichen Krankheit. Ja, überhaupt waren psychische Erkrankungen allen fremd. Von niemandem hätte Julia sich auch nur irgendetwas erklären lassen können, mit keinem über sich und das, was in ihr vorging, reden.

Schon deshalb hatte sie kein Interesse, sich in der Verwandtschaft zu outen. Das Außenbild, das psychisch Kranke hinterließen, und die Reaktionen der Scheu oder sogar Abscheu davor, war Julia dagegen schnell aufgegangen. Man würde sie für schwach halten, das war noch das geringste Übel; nicht für zurechnungsfähig, ja, für verrückt! Es gab wohl kaum eine negativere Charakterbeschreibung in ihrer Gesellschaft, als jemanden für wahnsinnig zu erklären. Ihr, Julia, war diese Diagnose mit siebenundzwanzig Jahren medizinisch attestiert worden, schwarz auf weiß, mit Stempel und Unterschrift! Wollte sie das öffentlich machen? Nie und nimmer! Also hatte sie geschwiegen.

Moritz war jemand, dem gegenüber sie rudimentäre Schilderungen dazu finden konnte, was sie durchlitt, denn er kannte Depressionen. Und noch eine Kommilitonin, hatte sie herausgefunden, litt an derselben Krankheit. Mit ihr hatte sie einmal die Symptome verglichen, und sie hatten sich dabei krummgelacht. Doch dann hatten sich ihre Wege wieder getrennt. Später hatte sie eine Kollegin gefunden, die an bipolaren Störungen litt, und mit der sie sich regelmäßiger und über einen längeren Zeitraum ausgetauscht hatte, bis diese ihrer Arbeit hinterher in ein anderes Bundesland gezogen war. Die Kontakte waren gekommen und verflogen. Geblieben war nur Moritz. Und neue Kontakte zu finden, Menschen, mit denen sie hätte auf der Basis eigener Erfahrungen reden können, war so gut wie unmöglich. Denn wer die Erfahrungen hatte, schwieg darüber, aus denselben Gründen, wie Julia es tat.

Während Julia in sich hineingehört hatte, um an sich selbst zu lernen, schien auch ihr persönliches Umfeld versucht zu haben, irgendetwas zu begreifen. Jedenfalls hatte ihre Mutter am Tag von Julias Aufnahme in der Klinik gestanden, dass sie seit einigen Monaten in einer Selbsthilfegruppe für Angehörige psychisch kranker Menschen war. Julia hatte die Nachricht schockiert! Ihr war, als kümmerte sich ihr Umfeld nur um das eigene Seelenheil, sah nur sein eigenes Leid mit ihr, mit Julia, das Leid, an dem Julias Krankheit und damit Julia selbst schuld waren. Verzweifelt war sie an diesem Gedanken! Dabei wusste sie doch, dass ihre nichtsahnenden Familienangehörigen wirklich nichts tun konnten. Und dennoch Wege suchten, ihr, Julia, zu helfen, indem sie selbst nicht verzweifelten. Doch der Gedanke war ihr erst in den darauffolgenden Tagen gekommen. Heute sah sie sogar, dass die Entscheidung der Mutter, in die Selbsthilfegruppe zu gehen, richtig war, und dass es gut gewesen wäre, wenn sie genau das eher getan hätte, vielleicht damals schon, als Julia ihr erstmals von ihrer Schwangerschaft erzählt hatte.

Ihre Mutter hatte weder gratuliert noch sonst ein positives Wort für Julias Zustand gefunden. Sie müsse die Nachricht erst verarbeiten. Dann hatte sie aufgelegt. Julia, noch den Telefonhörer in der Hand, hatte mit den Schultern gezuckt und Rudolph angesehen. Der lachte nur. „Sie wird sich schon gewöhnen, dass sie Oma wird." Doch keine fünf Minuten später hatte das Telefon wieder geklingelt, und ihre Mutter hatte wüst über Julias Verantwortungslosigkeit geschimpft: „Wie kannst du mit so einer Krankheit ein Kind zeugen? Weißt du nicht, dass deine Psychose vererbbar ist?"

Julia, weitab von jeder Antwort, hatte nur mit starren Augen durchs Zimmer gesehen, Schränke, Wände, Stühle, Tische, die Lampe an der Decke. Das alles hatte sie studiert, während die Reaktion ihrer Mutter auf sie herunterprasselte; und sie war kaum in der Lage gewesen, den Worten der Mutter zu folgen. Denn sie hatte an alles andere gedacht als an ihre Krankheit. Julia hatte ihr Glück vor Augen und hörte die Schwärze der Angst aus dem Telefonhörer.

„Ich werde mich nicht um das Kind kümmern, wenn du wieder mal verrückt wirst! Ich habe selbst ein Leben, und ich arbeite! Denke nicht, dass du dein Kind an mich abschieben kannst!"

Das war die Reaktion ihrer Mutter auf Julias Schwangerschaft. Und Julia begriff nun, über drei Jahre später, sie war die Folge ihres Schweigens und ihres Rückzugs. Ihre Eltern, die nicht wissen konnten, wie Julia in den letzten sechs Jahren gekämpft hatte, waren entsetzt. Sie konnten nicht ahnen, was sie gelernt hatte, wie sie mit der Krankheit lebte, wie die Psychose ein Teil ihres Alltags geworden war, wie sie mit ihren Visionen umging und dennoch ein normales Leben mit Träumen und Wünschen führte wie jeder andere auch, nur eben doppelt! Und wieder einmal ballte sich alles in ihr zusammen. Was verlangte da das Leben von ihr? Was alles noch? Bis heute tat es ihr weh. Jede Tochter, die der Mutter erzählte, dass sie schwanger war, bekam Freude! Ein neues Menschlein würde in die Familie geboren, würde das Leben aller bereichern und allein durch seine Gegenwart mit Glück auffüllen.

Doch Julia dachte nun an diesen Moment mit Schmerz, und sie begriff endgültig, sie musste beginnen, über sich und ihr Leben zu reden. Jedes Viertel- oder Halbwissen war gefährlicher für sie als Nichtwissen oder totale Einsicht. Ganz oder gar nicht, aber bloß nicht teilweise! Aber wie das Unaussprechliche erklären?

Julia sah Erik und Susanne Jäger vor sich, die Eltern von Linas liebster Freundin in der Kita. Die Kleine hieß Nadja, und seit Lina die Kita besuchte, hatten Julia oder Rudolph die beiden Freundinnen auf Spielplätze begleitet, wie es auch Nadjas Eltern taten. Auch im Winter waren die beiden Mädchen zusammen, bei Julia oder bei Nadjas Eltern in der Wohnung. Das hatte immer geklappt, bis Julia wieder erkrankte und plötzlich einen Sinneswandel bei Nadjas Eltern feststellen musste. Erst hatte sie es kaum wahrgenommen, doch nach und nach bekam sie das Gefühl, dass man ihr Nadja nicht mehr anvertrauen wollte. Erik und Susanne fragten stets nach Rudolph, wenn Nadja mit Lina spielen wollte. Rudolph war da, kein Problem. Er war ja immer da. Aber an einem Nachmittag – auf einem Spielplatz, inmitten tobender Kinder – stellte sich eine andere Mutter als Psychologin vor und fragte sie ohne Umstände nach ihrer psychischen Gesundheit. Erschrocken hatte Julia reagiert. Die Mutter erklärte ihr gerade, dass sie Nadjas Eltern beruhigt hätte. „Mit Medikamenten leben psychisch Kranke genauso gut wie jeder Gesunde!", hätte sie ihnen mitgeteilt, und Julia musste begreifen. Wie auch immer die Information über ihre Krankheit unter die Eltern gekommen war, durch die Erzieherinnen, durch Rudolph oder versehentlich durch sie selbst; sie hatten die Runde gemacht, und hatten gleichzeitig die Menschen Julia gegenüber vorsichtig werden lassen, gelinde ausgedrückt! Julia würde den Rest von Linas Kita-Zeit stigmatisiert sein, und einen Ausweg aus der verfahrenen Situation hatte sie nicht! Redete sie öffentlich darüber, dann konnte sich die Situation noch verschlimmern, denn sie konnte den Eltern ja kein Psychologiestudium am Eingangstor der Kita aufzwingen. Auch wenn sie weiterhin schwieg, würde die Angst vor ihr im Raum bleiben. Das Halbwissen, die Stigmata der Gesellschaft, Urteile und Vorurteile, all das wehte ihr nun entgegen. Wenn die Eltern ihr gegenüber auch nicht unfreundlicher wurden, ihr, Julia, ein Kind anvertrauen, das würde wohl der eine oder andere nun überdenken. Und sie fühlte seither ein Warnschild auf ihrer Stirn kleben. ‚Mit der stimmt was nicht!', las sie in den Augen, schwieg und verzweifelte daran. Einige würden sie nicht mehr wahrnehmen, wie sie sich gab, sie würden das Warnsignal sehen, und es würde alles überstrahlen. Denn vor nichts hatte man mehr Angst als vor einem Menschen, der nicht gewöhnlich war.

11

Wenzel saß ihr gegenüber und sortierte seine Unterlagen. Ab und an warf er einen kurzen Blick auf Julia, seine Miene eine Mischung aus professioneller Höflichkeit, Vorsicht und Gleichgültigkeit. Zwei Assistenzärztinnen und eine Sozialpädagogin hatten darum gebeten, an dem Gespräch teilnehmen zu dürfen. Sie saßen eng gedrängt, wie Studentinnen, an der anderen Stirnseite des Konferenztisches. Neugier und bemühte Distanz sah Julia in deren Augen gleichermaßen. Sie war vor wenigen Minuten direkt aus ihrem Zimmer gerufen worden. Was die vier Personen vorab besprochen hatten, wusste sie nicht, doch lag etwas in der Luft, zum Greifen spürbar.

Endlich zog Wenzel ein Formular aus seinen Kopien, fragte Julia nach Geburtsdatum und -ort, dann nach ihrer Postleitzahl und legte schließlich das Blatt und einen Wohlfahrts-Kuli vor sie hin. „Ein Beleg, dass ich mit Ihnen gesprochen habe“, sagte er dazu. Julia unterzeichnete.

„Sie haben Fragen zum Verfahren?“

Julia sog heftig die Luft ein. Fragen? Zum Verfahren? Das Gerichtsverfahren glich eher einem komplexen, völlig verwirrenden Gebilde, von dem sie bislang nicht den Ansatz einer Ahnung hatte.

„Sie können sich einen Anwalt nehmen“, erklärte nun Wenzel, als wolle er ihr Mut zusprechen. „Ein Anwalt kann Ihnen alles besser erklären als ich.“

„Wie soll sie hier einen Anwalt finden?“, mischte sich eine der Assistenzärztinnen ein. „Sie ist in der geschützten Abteilung, und Ausgang über mehrere Stunden ist derzeit medizinisch nicht angezeigt.“

Julia stöhnte leise, dann sah sie in die grauen teilnahmslosen Augen des kleinwüchsigen Mannes, der seine Haare kurzgeschoren hatte. Er zuckte mit den Schultern und schien sich dann zu beeilen, seine Papiere wieder zusammenzupacken.

Julia spürte eine undefinierte Schuld, die der Mann ihr zuschob.

Was für eine Schuld sollte das sein?

„Als Ärzte tragen wir für unsere Patientin die Verantwortung. Und wir sind der Meinung, dass eine Gerichtverhandlung ihrem Zustand derzeit nicht zuträglich ist. Ich denke, wir können medizinisch begründen, dass die Verhandlung mindestens um vierzehn Tage verschoben werden sollte.“

Wenzels Augen wurden kalt. „Und ich trage als Verfahrensbeistand die Verantwortung für Lina Glückauf, und für dieses Kind ist es nicht förderlich, wenn es weiterhin in ungewissen Verhältnissen lebt. Ich sehe es als eine Notwendigkeit, dass dem Kindesvater ohne Verzögerung das Sorgerecht zugesprochen wird.“

„Habe *ich* nicht die Verantwortung für Lina?", mischte sich Julia endlich ein. Doch Wenzel schüttelte nur den Kopf. „Wie Sie schriftlich mitgeteilt bekommen haben, wurde Ihre Tochter in Obhut gegeben. Es wird nun Zeit, dass der Kindsvater Entscheidungsbefugnisse erhält, die ihm ermöglichen, auch juristisch für Lina Verantwortung zu tragen. Wieso haben Sie ihm das Sorgerecht nicht früher eingeräumt?"

„Weil er viel im Ausland ist, dann nicht unterzeichnen kann, und Lina außerdem dauerhaft bei mir lebt. Ich habe aber immer alle Entscheidungen mit ihm abgesprochen."

„Tja, das war ein Fehler! Nun sieht es so aus, als würde der Kindesvater das alleinige Sorgerecht bekommen."

„Was?", rief Julia entsetzt. „Sie können mir doch nicht das Sorgerecht entziehen!"

„So, wie es aussieht, wird es dazu kommen."

„Aber wieso? Es muss doch Gründe dafür geben!"

„Darüber müssen Sie sich mit dem Kindsvater unterhalten, nicht mit mir."

Das Wort „Sorgerecht" hatte ausgereicht, um Julia aufschnellen zu lassen. Wie ein gespannter Bogen saß sie plötzlich da, spürte, wie ihre Augen kalt wurden, als Wenzel sie fixierte. ‚Jetzt nur nicht weich werden', wehrte sie sich gegen den Drang, ihrer endlosen Erschöpfung nachzugeben. Es zerdrückte sie, und sie hielt mit letzter Kraft dagegen.

Auf der einen Seite musste sie schnell gesund werden, um Lina die Mutter zurückgeben zu können, die sie brauchte. Auf der anderen Seite musste sie nun mit den letzten Reserven plötzlich einen Kampf ausfechten, der sie gesundheitlich gänzlich ruinieren konnte. Um aber, zum Dritten, einen solchen Kampf überhaupt bestehen, sogar gewinnen zu können, müsste sie eigentlich über all die Kräfte verfügen, die sie gerade nicht hatte. Alles, was sie vor sich sah, widerstrebte einander. Man verlangte von ihr, schnell gesund zu werden, ja, gesund zu sein, und stürzte sie gleichzeitig in eine ausweglose Situation, die jede Mutter krank machen würde.

Oder war es Rudolph, der ihr das Sorgerecht entziehen wollte? Rudolph? Der lebte doch nur in seinem Journalismus, war zwar stolzer Vater, aber die Arbeit mit Lina hatte er zumeist ihr überlassen. Rudolph war der Letzte, der sich zwischen seiner Arbeit und Lina zerreißen wollte oder konnte.

„Könnten Sie mir die Gründe nennen, weshalb man mir das Sorgerecht entziehen will?", fragte sie deshalb.

„Das wird sich vor Gericht schon klären", antwortete Wenzel und sah sie nun an, als erwarte er irgendetwas von ihr.

„Und wer möchte mir das Sorgerecht entziehen?"

„Das müssen sie doch in Ihrer Vorladung gelesen haben."

„Da stand nichts!" Julia stemmte sich gegen die Mauer des Schweigens, doch Wenzel blieb undurchdringlich. Sie musste fragen, fragen, fragen, wenn sie irgendwas erfahren wollte. Keinesfalls durfte sie ihn gehen lassen, bevor Klarheit herrschte.

„Was kann ich denn tun, um den Sorgerechtsentzug zu verhindern?"

Wenzel schien sie nachdenklich zu mustern. Sein Blick war etwas milder geworden und offenbarte doch eine sensible Seele. Kurz sah er zu den Ärztinnen hinüber, um dann zu erklären: „Die einzige Chance, die Sie haben, ist, dem Vater freiwillig das gemeinsame Sorgerecht einzuräumen, und zwar sofort. Andernfalls werden Sie kaum etwas tun können."

„Ja, und mein Sorgerecht?"

„Gemeinsames Sorgerecht heißt das Zauberwort! Das Gericht entscheidet sich für die sicherste Variante. Wenn zwei die Verantwortung tragen, ist die Situation des Kindes optimal. In diesem Fall ist ein Sorgerechtsentzug eher unwahrscheinlich. Mit

Ihrer Krankheit können Sie nicht allein für ein Kind sorgen, das jedenfalls ist sicher."

„Und was, wenn Rudolph mit Lina zurück nach Südafrika geht? Er hat Verwandtschaft und ein weites Netzwerk dort, und ich bin mir sicher, wenn er frei wäre zu entscheiden, könnte er Deutschland verlassen."

„Tja", zuckte Wenzel wieder mit den Schultern. „Wenn Sie sich über solche Entscheidungen nicht einigen können, dann muss auch das vor Gericht ausgehandelt werden! Über einen kurzen Zeitraum könnte ihm das gestattet werden, aber ob er dazu auch die Einwilligung über mehrere Monate oder sogar Jahre bekommt, das weiß ich nicht."

Erneut stöhnte Julia leise. Sie strich über ihre Stirn und schüttelte den Kopf, der sich zusehends mit Nebel gefüllt hatte. Diesen zu klären, dafür bräuchte sie eine gute Beratung; doch sie kannte weder Anwälte noch hatte sie die Möglichkeit, solche zu erreichen. Da stand ein Termin für ihren Sorgerechtsentzug, und es schien, als beabsichtige das Jugendamt bewusst, diesen durchzuziehen, solange sich Julia nicht wehren konnte, solange sie feststeckte in dieser Klinik.

„Prinzipiell ist es schon zu spät", erklärte Wenzel. „Das Sorgerecht hätten Sie dem Kindsvater schon lange zusprechen müssen." Er schien kurz nachzudenken, sah ihr direkt in die Augen, und als wolle er noch Öl ins Feuer gießen, sagte er: „Jetzt geht es um *Ihr* Sorgerecht!"

„Wie kann ich mich denn verteidigen?", fragte Julia nach kurzem Zögern. „Wie läuft der Prozess ab? Wie kann ich mich vorbereiten? Was würde für mich und was gegen mich sprechen?"

Wenzel lehnte sich zurück, sah kurz in die Luft, als überlege er, ob Julia ein Recht auf eine Antwort hatte oder ob ihre Schuld so groß sei, dass ihr nicht einmal mehr Hilfe zustehe. Dann schüttelte er den Kopf. „Das werden Sie alles sehen. Suchen Sie sich einen Anwalt. Es sieht nicht gut aus."

Er zögerte, dann plötzlich öffnete er ein zweites Mal den Mund und überschüttete Julia mit einem Schwall an Informationen zum Familienrecht. Julia starrte ihn mit weit aufgerissenen Augen an, der Wortschwall überforderte sie, irritiert blickte sie von Wenzel zu den Ärztinnen; und als Wenzel resümierte, dass Julia sich kooperativ zeigen solle, da griff sie schnell zu ihrem Zeichenblock, nahm einen Bleistift in die Hand und bat Wenzel höflich, noch einmal langsam zu wiederholen, was er ihr eben gesagt hatte. Doch Wenzel schüttelte nur den Kopf. „Ich muss zu meinem nächsten Termin", erklärte er. „Sie hätten schon zuhören müssen."

„Haben *Sie* verstanden, worum es ging?", wendete sich Julia sofort den Ärztinnen zu. Doch die antworteten ihr nicht. Sie sahen zu Wenzel. Und plötzlich erhob sich eine der jungen Assistentinnen und stützte sich lächelnd auf den Tisch.

„Sie sehen doch: Da ist keine Aggressivität!"

„Aggressivität?", rief Julia. „Was unterstellt man mir? Kann nicht endlich irgendwer mich ernst nehmen und mit mir reden wie mit einem normalen Menschen?" Wieder wanderte ihr diesmal verzweifelter Blick von den Ärztinnen zu Wenzel und zurück.

„Das sollten Sie tun", nickte die junge Ärztin Wenzel zu. „Sie sollten mit Frau Glückauf sprechen."

„Wenn Frau Glückauf wieder gesund ist, dann rede ich gern mit ihr."

„Dann warten Sie doch mit dem Verfahren, bis ich wieder gesund bin!", rief nun Julia.

„Darauf habe ich keinen Einfluss. Ich bin nur der Verfahrensbeistand Ihrer Tochter. Für das Verfahren sind andere verantwortlich."

„Wenn Sie meiner Tochter Beistand leisten wollen, dann

können Sie das nicht gegen die Mutter tun! Es kann für ein Kind nie förderlich sein, wenn man seine Mutter bekämpft."

„Ich bekämpfe Sie nicht. Achten Sie auf Ihre Gesundheit." Wenzel zuckte mit den Schultern und packte seine Papiere in die Tasche. Er strich doch tatsächlich mit der rechten Hand über das Dokument, auf dem Julia ihm ihr Gespräch bestätigt hatte. Julia fieberte.

Als sie den Raum verlassen wollte, hielt eine der Ärztinnen sie zurück. Ihr tröstender Blick ließ Julia die Tränen in die Augen schießen, schnell wendete sie ihr Gesicht zur Seite. Doch als sie sich wegdrehen wollte, fasste die Ärztin nach ihrem Arm.

„Wir wünschen Ihnen viel Glück! Leider können wir nichts für Sie tun, aber wenn Sie wollen, sorgen wir dafür, dass die Verhandlung um vierzehn Tage verschoben wird." Julia nickte. „Dann könnte ich wenigstens einen Anwalt suchen."

12

„Ich habe nur zehn Minuten Zeit", trat ihm Frau Clemens entgegen und reichte ihm ungeduldig die Hand. Energisch griff Wilhelm Wenzel zu und drängte sich an ihr vorbei ins Zimmer. Dort zog er einen Stuhl am Besprechungstisch zurecht, so leicht ließ er sich nicht abweisen. Frau Clemens zögerte, ehe auch sie Platz nahm; dann stand sie nochmals auf und griff nach einigen Akten auf ihrem Schreibtisch.

„Es geht um Lina Glückauf, habe ich Recht?"

„Ja!" Wenzel nickte.

„Die Diagnose haben *Sie* doch erstellt! Das Clearingverfahren ist damit abgeschlossen, und nun entscheidet das Jugendamt! Das wissen Sie doch?"

„Natürlich weiß ich das. Aber es gibt da noch einiges zu bedenken. Jedenfalls war ich gestern bei der Kindesmutter in der Psychiatrie; und ich bin überzeugt, dass der ganze Prozess etwas zu hastig vonstatten geht. Wir sollten auf die medizinischen Prognosen der Kindesmutter warten ..."

„Sie wissen aber auch", fiel ihm Frau Clemens ins Wort, „dass es im Falle von akuten Kindeswohlgefährdungen nicht darum geht, *warum* ein Sorgeberechtigter nicht in der Lage ist, vollumfänglich für das Wohl des Kindes zu sorgen; sondern nur darum, dass die Interessen und Bedürfnisse des Kindes jederzeit gewahrt sein müssen."

Heftig schüttelte sie ihren braunen Schopf, um sich dann auf den Schreibtisch zu stützen. „Das Gericht hat nach meiner Empfehlung gehandelt und die Verlängerung der Inobhutnahme bestätigt!", ergänzte sie dann. „Das ist das normale Prozedere; und nun wird das Sorgerechtsverfahren eingeleitet!"

„Eben", fiel ihr Wilhelm Wenzel ins Wort. „Das eben geht mir zu schnell und ist zu faktisch. Schließlich würde ich als Verfahrensbeistand für die Interessen des Kindes einberufen werden; und für Lina ist die beste Lösung sicher das gemeinsame Sorgerecht beider Eltern und nicht der Entzug des Sorgerechts der Mutter."

„Ich habe anhand *Ihrer* Diagnose geurteilt! Außerdem habe ich gerade in diesem Fall noch einige Erkundigungen eingeholt; im direkten Umfeld des Kindes, bei den Eltern der Mutter, dem Kindsvater und den Erzieherinnen der Kita, die Lina jetzt wieder regelmäßig besucht. Alle waren sich darin einig, dass von der Kindesmutter potentiell Gefahr für das Kind ausgeht und dass sie nicht in der Lage ist, in diesem Zustand für das Kind zu sorgen. Der Kindesvater hat sogar von ‚unkontrollierten aggressiven Ausfällen' gesprochen!"

Sie sah ihm direkt in die Augen, und ihre Stimme wurde härter. „Ich muss zügig und vorausschauend handeln, das wissen Sie, schließlich werde ich persönlich haftbar gemacht, wenn Lina etwas zustößt. Sie wissen, solche Krankheiten sind unberechenbar, zumindest die Erkrankten selbst."

Nachdenklich neigte sich Wilhelm Wenzel nach vorn, was Charlotta Clemens zum Anlass nahm, sich doch noch zu setzen. Natürlich kannte er die Ängste im direkten Umfeld von Julia Glückauf. Er selbst hatte dieser jungen Frau zugehört, als sie versucht hatte, ihm zu erklären, warum sie die Kita ihrer Tochter wegen Drogenmissbrauchs bei der Polizei angezeigt hatte. Er war erschüttert über die scheinbar logischen Zusammenhänge gewesen, die die junge Frau vor ihm ausgebreitet hatte, kurz nachdem sie über ihr Studium und die anstehende Masterarbeit gesprochen hatten und er zu der Überzeugung gelangt war, eine durch und durch vernünftige und intelligente Frau vor sich zu haben. Die Krankheit fraß in ihrem Gehirn und schien in Abständen wie ein Feuerwerk der Phantastereien aus ihr herauszubrechen.

Wilhelm Wenzel hatte damals sofort das Thema gewechselt, denn er hatte begriffen, dass Julia Glückauf über dieses Thema auf Vernunftebene nicht erreichbar war. Betreten hatten sie kurz dem Spiel des Kindes zugesehen, bis Julia – wie von selbst – wieder zur Besinnung gekommen war und völlig vernünftig die Bedürfnisse ihrer Tochter und ihre Krankheit angesprochen hatte. Während des gesamten Gesprächs war er das Gefühl nicht losgeworden, dass sich in Julias Kopf ein Kippschalter umlegte, der sie von Normalität in Wahn und wieder zurück springen ließ. Doch insgesamt war er sich sicher gewesen, ohne diese Krankheit wäre Julia Glückauf eine vorbildliche Mutter. Nur musste es irgendjemanden geben, der die Kontrolle über sie und ihre Erkrankung behielt … und das konnte doch vielleicht der Kindesvater sein?

„Sie könnten die Eltern davon überzeugen, sich auf das gemeinsame Sorgerecht zu einigen", erklärte er deshalb, „und dann das Wechselmodell einführen. Damit wäre die Situation schon aus der Gefahrenzone und das Wohl des Kindes stabil unter Kontrolle des Kindesvaters. Ein Sorgerechtsentzug ist meines Erachtens nicht notwendig. Die Mutter kann, nach meiner Einschätzung, ihren Sorgepflichten voll nachkommen, wenn sie gesund ist."

Doch Frau Clemens schüttelte den Kopf. „Ich will den sicheren Weg!", sagte sie, und Wilhelm Wenzel sah die strengen Züge um ihre Mundwinkel spielen. Energisch beugte sie sich ihm entgegen. „Wenn das Jugendamt erst einmal involviert ist, dann sind wir auch verantwortlich. Sie wissen, dass eine Kindeswohlgefährdung nicht nur arbeitsrechtliche Folgen für mich hat. Ich bin für die Sicherheit von Lina Glückauf persönlich haftbar! Ein solches Risiko gehe ich nicht ein! Denn dann müsste ich die Kindesmutter langfristig überwachen, vielleicht für immer; und das wird zu teuer. Selbst wenn sie jetzt gesund wird, kann die Krankheit jederzeit erneut ausbrechen, und wieder wäre das Kind gefährdet. Allein die Gefahr eines erneuten Krankheitsschubs in Zukunft ist Grund genug, präventiv Fakten zu schaffen, und dem Vater die alleinige Sorge zu überantworten. Nur dann kann ich den Fall als abgeschlossen betrachten; und Sie wissen, ich habe derzeit circa 45 Fälle auf dem Tisch. Ich muss schnell und sauber entscheiden!"

Wilhelm Wenzel begriff, was Frau Clemens sagen wollte, schließlich lag die Definition einer Kindeswohlgefährdung auf der Hand: „eine gegenwärtige, in einem solchen Maße vorhandene Gefahr, dass sich bei der weiteren Entwicklung eine erhebliche Schädigung mit ziemlicher Sicherheit voraussehen lässt."

Frau Clemens ging vom Schlimmsten aus! Die schlimmste Möglichkeit war für sie die Grundlage ihrer Entscheidung! Keiner im Jugendamt wollte, dass sich die Fehler von Bremen 2006 wiederholten und sie vor der Situation stünden, ein misshandeltes Kind tot aus dem Kühlschrank zu holen. Oder der Fall in Leipzig, in dem ein Junge neben seiner an einem Drogencocktail verstorbenen Mutter verdurstet und verhungert war.

Aber war die schlimmste Eventualität wirklich die Lösung für den Fall Lina Glückauf? Bei einer gemeinsamen elterlichen Sorge wäre die Betreuung durch den Kindesvater zwar nicht immer optimal, aber die Situation war dann eben auch nicht mehr kindeswohlgefährdend. Denn wenn die Mutter krank wurde, konnte der Vater die Sorge übernehmen. Außerdem, sagte sich Wilhelm Wenzel, muss immer das mildere Mittel angewandt werden. Für den Fall eines gemeinsamen Sorgerechts muss dieses nicht entzogen werden, um die Sicherheit so weit wie möglich zu gewährleisten.

Doch Frau Clemens hatte sich inzwischen wieder ihren Akten zugewandt, und Wilhelm Wenzel begriff, dass er vorerst nichts tun konnte. Deshalb schob er den Stuhl zurück und stand auf. Doch eines musste er noch hinzufügen: „Als Verfahrensbeistand des Kindes bin ich verantwortlich, die Interessen von Lina Glückauf zu wahren. Deshalb sage ich Ihnen gleich, einem Sorgerechtsentzug werde ich nicht zustimmen. Er würde dem Wohl des Kindes zuwiderlaufen." Dann reichte er Charlotta Clemens die Hand und wandte sich zur Tür.

13

Der Termin war seit einer Woche angekündigt, Rudolph sollte Lina in die Klinik bringen, damit Julia für eine Stunde mit ihr spielen konnte. Sie wollte nicht im separaten Nebenraum warten, wollte sich nicht nervös die Hände reiben und wollte die Aufregung nicht aufkommen lassen, die sie unbedingt überwältigen würde, wenn sie den Raum vor der Zeit betrat. Eine der Schwestern hatte sie eben angesprochen, ob sie sich nicht vorbereiten wolle. „Vorbereiten? Was soll ich vorbereiten?“ Julia hatte sich schroff abgewendet. Die Ansprache der Schwestern, die wieder alles und viel mehr zu wissen schienen, verstörte und verletzte sie. Julia umhüllte ein Mantel wissenden Schweigens, wenn es um ihre Tochter ging. Die Einzige, die nicht wusste, was da kursierte, war sie selbst. Wissende Blicke peinigten sie, und sie erkannte, dass ihre Symptome Realität geworden waren. Während sie sich noch vor einigen Wochen irrtümlich wissenden Blicken ausgesetzt gesehen hatte, waren diese nun real. Die Schwestern wussten vom Besuch ihrer Tochter; und dieser Besuch schien über ein normales Maß hinaus Bedeutung zu haben, während Julia diesen Besuch nur einmal angesprochen hatte, um den Raum zu reservieren. Denn auf die Station durften keine Kinder.

Sich vorbereiten? Tee stand auf dem Flur, Tassen auch. Da hier niemand ansteckende Krankheiten hatte, würde ihre Tochter wohl diesen Tee trinken können. Und sie selbst wollte sich ablenken, bis es so weit war, nahm sich einen Kaffee vom Nachmittag, blickte noch einmal nach dem Klinikgebäck und dem Joghurt, die sie für Lina aufgehoben hatte. Dann verschwand sie im Raucherglashaus.

*

Sie hatte noch ein paar Stifte aus ihrem Sortiment zusammengepackt. Aus ihrem Block entfernte sie die Patientenzeichnungen. Die Gesichter sollten das Kindergemüt nicht verletzen. Sie ließ sich den separaten Besucherraum aufschließen, durfte Spielzeug aus einem Schrank nehmen, stellte den Tee und die Kekse auf den Tisch, da kam schon die Sozialpädagogin und informierte sie, dass ihr Besuch da sei. Von außen wurde ein Glaszugang aufgeschlossen. Lina und Rudolph wurden zum Raum geführt. Eine Situation wie im Gefängnis, dachte Julia, offizieller Besuch, selbst Schließer gab es; und die Sozialpädagogin setzte sich auf einen Stuhl neben die Spielecke.

Als Julia sie deswegen etwas pikiert ansah, fühlte sich die Mitarbeiterin bemüßigt, eine Erklärung abzugeben. „Ich habe gerade Zeit und möchte ein wenig dabei sein." Doch ihre Erklärung ließ Julia zweifeln.

Dann stand Lina in der Tür. Ihr Kind rannte nicht schreiend vor Glück auf Julia zu, um sie zu umklammern, wie sie es sonst tat. Sie ließ sich scheinbar willenlos von Rudolph die Jacke ausziehen. Lina wirkte auf sie, als sei irgendetwas in dem zarten Kinderherzchen zerbrochen. Schnell drückte Julia den aufsteigenden Schrecken weg, vermied Rudolphs Augen und blickte stattdessen liebevoll nach Linas braven Bewegungen. Dann ging sie langsam auf sie zu, bückte sich und nahm sie in die Arme. Lina erwiderte die Berührung leise.

„Meine Süße", flüsterte ihr Julia ins Ohr. Nahm sie an die Hand, stand auf und begrüßte Rudolph. Dann wendete sie sich ab, um ihre Tochter zur Spielecke zu führen.

Wie es Julia kannte, setzte sich ihre Tochter sofort neben sie und nahm die Spielsachen in die Hände, um sie zu betrachten.

„Wie lange haben Sie sich nicht gesehen?", fragte plötzlich die Sozialpädagogin. Julia schreckte auf und starrte sie an. Sie hatte die Anwesenheit der Frau völlig vergessen, schüttelte kurz den Kopf, als müsse sie zu sich kommen, und überlegte.

„Sicher zwei Wochen", antwortete sie dann. „Oder?" Kurz sah sie zu Rudolph, der nun am Tisch saß und sich gerade Tee einschenkte.

„Ja, zwei Wochen und zwei Tage wohnt sie jetzt bei mir."

„Das ist aber eine lange Zeit, die wir uns nicht gesehen haben", flüsterte Julia ihrer Tochter zu. Lina reagierte nicht und griff nach einer Trommel. Julia suchte die beiden Stäbe aus dem Schrank und legte sie Lina in die Hände. Doch sie trommelte nur zögerlich.

„Berühren Sie ihre Tochter mal", fiel ihr erneut die Sozialpädagogin in die Gedanken. Wieder starrte Julia sie an. Dann hob sie ihre linke Hand, und plötzlich bekam sie Angst. Was, wenn Lina jetzt zusammenzucken würde, von ihr abrücken, sie abwehren? Das hatte ihre Tochter bislang nur im Trotz getan. Doch plötzlich befiel sie die Ahnung, dass dieser Besuch nicht nur sie und Lina zusammenbringen sollte, und auch die Gegenwart der Sozialpädagogin kein Zufall war. Was, wenn dieser Besuch und die Überwachung durch eine Mitarbeiterin dazu dienten, Julia zu prüfen, ob ihr Kind Angst vor ihr hatte, ob sie, die Mutter, ihrem Kind etwas angetan hatte? Julia erstarrte, blickte von Lina zur Sozialpädagogin, dann zu Rudolph, der auch gespannt und aufrecht auf seinem Platz saß.

Da verstand Julia, was in diesen Leuten vor sich ging. Julia hatte die letzten Wochen, bevor sie Lina zu ihrer Mutter gebracht hatte, allein mit ihrer Tochter gelebt. Es konnte also niemand wissen, was in dieser Zeit geschehen war. Und Lina, erschrak nun Julia, hatte bei der Begrüßung nicht die tosende Freude gezeigt wie sonst, wenn Julia nach Hause gekommen war. Was, wenn sie schon Linas Zurückhaltung unter Verdacht stellte? Was wusste denn Julia, was für eine Sozialpädagogin oder Psychologin verdächtig war?

Julia war elend zumute, und sie ließ ihre Hand, mit der sie gerade über Linas Kopf hatte streichen wollen, wieder sinken. Stattdessen betrachtete sie ihre Tochter, die vor sich hinmurmelnd ein Auto anschob. Doch plötzlich überwältigten sie die Gefühle, ihre rechte Hand griff wie automatisch nach Linas Kopf und strich ihr über die Haare. Lina reagierte sofort, stand auf, umklammerte Julias Hals und setzte sich auf ihr linkes Bein, um sich an Julias Bauch anzuschmiegen. „Mama", flüsterte sie endlich.

Rudolph schien die Luft angehalten zu haben, sein heftiges Ausatmen ließ Julia vor Scham und Demütigung erröten. Auch die Sozialpädagogin hatte sich nach vorn gebeugt und ließ sich langsam rückwärts auf ihren Stuhl sinken. Wenn Lina eine solche Reaktion nicht erschreckt hätte, wäre Julia am liebsten aufgesprungen, um vor diesen beiden Menschen davonzulaufen. Doch Lina hielt sich fest an ihren Bauch geschmiegt. Es ging um Lina, und für sie musste Julia all das Misstrauen, die Verdächtigungen und Demütigungen ertragen. Sie gab ihr einen leichten Kuss auf die Schläfe. Dann lachte sie: „Na, willst du Kekse?" Lina nickte.

14

Julia mochte es nicht, wenn sie Schwestern begegnete. Deren professionelles Gehabe, wie sie es stets nannte, demütigte sie. Klar brauchte eine Psychiatrie Personal, klar taten die Schwestern auch nur ihr Bestes in ihrem Job, klar war Julia gerade jetzt darauf angewiesen, von ihnen betreut zu werden. Doch jede routinierte Geste einer Schwester oder eines Arztes offenbarte Julia nur noch mehr den eigenen Abgrund in der Gesellschaft. Die Schwestern arbeiteten in diesem Umfeld, sie waren gesund, hatten einen Job, ein Gehalt, gingen abends nach Hause und lebten ein normales Leben. Der Umgang mit den Patienten war Teil ihrer Arbeit, nicht aber ihrer Neigungen. Sie, die Patienten, waren der Gegenstand ihrer Arbeit. Ihre professionelle Höflichkeit hatte nichts mit persönlicher Sympathie oder Empathie zu tun, schon gar nichts mit

Gefühlen für oder gegen einen Patienten, ein Teil der Professionalität des Personals. Julia wusste, alles, was sie daran verletzte, musste sein. So stand es in den Lehrbüchern, so verhielt sich das Personal richtig. Doch Julia wünschte sich Unterstützung und Empathie, Sympathie und aufrechte Gefühle ihr selbst gegenüber und aus persönlichen Gründen des Helfers heraus. Nur das konnte Balsam auf ihrer wunden Seele sein. Sie wusste gleichzeitig, sie würde es hier nicht finden. Vielleicht unter den Patienten? Doch auch hier reichten Julias persönliche Neigungen nur für Smalltalk.

Die Professionalität der Schwestern hatte sie erst vor einigen Tagen schockiert, und das, obwohl ihr diese junge Schwester nur helfen wollte. Sie hatte Julia die Visitenkarte eines Anwalts in die Hand gedrückt, den sie kenne, und gesagt: „Sie können sich doch zur Zeit niemanden suchen. Vielleicht kann der Ihnen weiterhelfen."

Diese gutgemeinte Geste hatte sie mit sachlich vernünftigem Zuspruch untermalt. Doch Julia hatte den Schwestern von ihren Problemen nichts erzählt. Die Schwestern wussten, und Julia wusste, die Schwestern redeten, aber nicht mit ihr. Die Wand des wissenden Schweigens hatte sich nach Wenzels und Linas Besuchen ausgedehnt, und Julia fühlte sich unmündig, sich selbst und ihr Familienleben zu klären. Das war der Punkt.

Natürlich konnte Julia sich keinen Anwalt suchen, wie auch, ohne eigenes Telefon, ohne Internet, ohne Ausgang aus dem Klinikgelände. Und sie war auch nicht in der Verfassung, sich auf die Suche nach einem Anwalt zu machen und vor einem völlig Fremden ihr Leben, ihre Krankheit und ihre Beziehungsprobleme auszubreiten, so weit, dass ein in Gesetzestexten verharrender Professioneller ihr tatsächlich hätte helfen können. Würde der sie nicht gleichsam verachten? Und dazu kam – konnte er sie, als psychisch Kranke, und das, was sie erzählte, überhaupt ernst nehmen? Oder misstraute er ihr und allem, was sie sagte, von vornherein, genau wie Frau Clemens vom Jugendamt, Herr Wenzel als Verfahrensbeistand und die Schwestern, die so viel von ihr wussten?

Ahnungen darüber, was man in sie hineininterpretierte, machten sie unglaublich schwer und lähmten sie zugleich. Sie fand keine Kraft, den Anwalt anzurufen, dessen Karte seither auf ihrem Nachttisch lag. Denn die Schwester mit der Visitenkarte hatte Julia offenbart, dass sie selbst schon mit ihm über Julias Fall gesprochen hätte. Anstatt zu brüllen; die Schwester wisse doch gar nichts; war Julia nur erstickt, so dass eine Schwester auf sie zugetreten war, ihre Hand auf Julias Rücken gelegt und sie gefragt hatte, ob es ihr gut gehe.

Wie oft war Julia schon an Frauen gescheitert, die Julias Direktheit zwar an Männern leidlich akzeptierten, aber eben nicht an Frauen, gleich gar nicht an jüngeren und erst recht nicht an solchen, die ihnen hierarchisch unterstanden. Julia konnte mit der weiblichen Hintergründigkeit nicht umgehen, das hatte sie noch nie gekonnt. In einer Wissenssendung im Kinderfernsehen hatte sie mit ihrer Tochter darüber einen Bericht gesehen. Danach gingen Männer im Streitfall offensiv und direkt miteinander um, während Mädchen sich still Verbündete suchten und aus dem Hintergrund agierten, ohne großen Lärm zu machen, dafür aber sehr wirksam. Demnach war Julia ein Mann, und sie hatte sich gefragt, ob das vielleicht mit ihrer Erkrankung zusammenhing.

Julia dachte an ihre Affäre. Ja, sie hatte sieben Jahre gedauert, und beide hatten sie es geheimgehalten. Doch dass Gerüchte aufkamen, hatten sie nicht verhindern können. Es waren Frauen gewesen, die die Gerüchte verbreiteten und stetig an einer Falle für Julia strickten. Julia hatte still gelitten. Sie wusste, jede Gegenwehr hätte sie outen können, also hatte sie die Ahnungslose gespielt und zusehends Kontakte gemieden.

Geradezu Angst hatte Julia vor einer Professorin für Textildesign entwickelt, die dem Mann an Julias Seite seit Jahrzehnten nahestand; ja, Julia vermutete mehr als kollegiale oder freundschaftliche Gefühle. Und in der Nähe dieser Frau waren Julias Nerven stets zum Zerreißen gespannt gewesen. Bis die Professorin eines Tages auf sie zutrat und Julia zum Essen einlud. Julia hatte sich geziert, aber entziehen konnte sie sich nicht. Auch nicht, als Liselotte Schubert nur eine Pizza beim Italiener bestellte und diese vertraulich mit ihr teilen wollte. Julia saß gespannt wie ein Flitzebogen und redete sich Ruhe zu, und es dauerte nicht lang, da hatte sie begriffen, worum es dieser Frau ging. Sie tastete sich um Beziehungsgeschichten herum, während sie Julia so nahe rückte, dass sie sich fast berührten. Julia hing im Netz dieser schwatzhaften Frau, die öffentlich damit prahlte, dass sie alles herausfinden würde und jeden bereden könne. Ihre Emotionalität im Gespräch war auf Julias innerstes Zentrum gerichtet. Julia fühlte sich wie von medizinischen Instrumenten seziert. Jede Geschichte, die Liselotte Schubert von sich gab, schnitt tiefer, und Julia fühlte, wie die Messer um ihre Leber kreisten.

Doch Julia hatte in den Jahren ihrer Krankheit auch etwas dazugelernt. Wenn sie, innerlich wahnhaft, für die Außenwelt ein normales Bild abgeben musste, dann hatte sie sich auf diese fokussiert, und genauso fokussierte sie in der Nähe der Professorin auf das Leben einer gewöhnlichen Studentin, die sie vor ihrer Beziehung gewesen war. Sie beantwortete alle Fragen aus dieser Perspektive und verdrängte ihr Beziehungsleben, wie es tatsächlich war. Sie versuchte alle gedanklichen Zusammenhänge, die durch ihre langjährige Beziehung entstanden waren, auszublenden, nicht zuzulassen, damit sie ihre Worte nicht beeinflussen konnten, und gab dabei ganz erfolgreich die Unwissende.

Julia hatte am Ende des Gesprächs Liselotte Schuberts Hass

gespürt, und sie hatte den Triumph nicht zugelassen; eine letzte Klippe, die sie umschiffen musste, um sich nicht zu verraten. Und seit Liselotte Schubert behauptete, sie hätte alles herausgefunden, wolle nur nicht darüber reden, war die Beziehung zwischen der Professorin für Textildesign und Julia nachhaltig gestört.

Doch nicht immer war es ihr gelungen, sich zu entziehen. Im Gegenteil, sie neigte eher zu ungeschickter Direktheit, ein Zug, den sie nur selten beherrschen konnte und der ihr vor allem eins, die Rache hierarchisch übergeordneter Frauen, eintrug. Wenn Julia etwas nicht passte, wählte sie nicht den Weg der Diplomatie, sondern den Angriff direkter Konfrontation! Julias Groll war meist nach wenigen Minuten verflogen, doch der Groll der schweigenden Frauen war über Tage, Wochen, Monate gewachsen, bis sich schließlich an Julia der Schaden einstellte, sorgsam über Wochen und Monate gestrickt durch schlanke Frauenhände.

Und die Ärztinnen in der Klinik? Auch sie waren Teil der wissenden, schweigenden Mauer. Sie schwiegen nicht nur über Julias Sorgerechtsproblem, sie fragten auch nicht. Niemand fragte, als sei es verabredet. Da Julia einem Rechtsanwalt kaum erklären konnte, was mit ihr los sei, hatte sie die Ärztinnen als ihren einzigen Ausweg gesehen. Sie hatten medizinisches Wissen, hatten Julias Krankheit studiert, waren die Einzigen, die fundiert erklären konnten und denen man als Spezialistinnen Glauben schenken würde. Würden sie Julia auch vor Gericht beistehen? Würden sie ihr helfen?

Julia hatte sich nach Linas Besuch an ihre Ärztin gewandt und um Hilfe gebeten. Doch die Ärztin hatte sich nicht als zuständig befunden, an der Gerichtsverhandlung teilzunehmen. Ob sie ihr wenigstens ein Schreiben aufsetzen könne, dass Julias Krankheit kein hinreichender Beweis für die Feststellung einer Kindeswohlgefährdung wäre, und ob sie hineinschreiben könne, wie sie selbst Julias Charakter und Verantwortungsbewusstsein einschätze. Aber die Ärztin hatte nur den Kopf geschüttelt. Ersteres wüsste jeder, und letzteres könne sie nicht einschätzen, sie hätte einzig und allein Einblick in ihren Gesundheitszustand, nicht in ihre Mutter-Kind-Beziehung und erst recht nicht in das, was vor ihrer Aufnahme in der Klinik geschehen sei. Da war es wieder: ‚ein Geschehen, dass vor ihrer Aufnahme in die Klinik passiert sei!'

Julia betrachtete die Visitenkarte auf ihrem Nachttischchen. Fakt war doch, irgendwie kam sie mit den Menschen nicht zurecht. Es verließ sie der Mut, den Anwalt anzurufen. Morgen vielleicht, vielleicht hätte sie morgen mehr Kraft dazu.

„Lina!", flüsterte sie.

15

Der graue, mit Teppich ausgelegte Flur hatte etwas von einer Behörde, mit Türen, hinter denen sich Beamte in karierten Hemden verstecken könnten. Doch es sollten Gerichtsäle sein, die sich hinter den Türen verbargen. Das Einzige, was eindeutig darauf hinwies, war die Security am Eingang, die Julias Gepäck durchleuchtet und sie selbst mit Metalldetektoren durchsucht hatte.

Bislang hatten sie die beruhigenden Worte ihrer Begleiterin nur aufgestört, doch jetzt stieg tatsächlich Angst in ihr auf. Die Sozialpädagogin, von der sie nicht wusste, ob sie ihr zum eigenen Schutz oder dem der anderen mitgegeben worden war, und Julia waren die Einzigen im Flur. Zur Sicherheit überprüften sie die Terminliste der Verhandlungen an der Tür; und tatsächlich, beim Anblick des Eintrags „Sorgerecht 1020" wurde Julia schlecht. Das Aktenzeichen ihrer zweieinhalbjährigen Tochter an einem Gerichtssaal war unfassbar und unerträglich zugleich. Julias Innerstes dehnte sich schmerzhaft und krampfte sich wieder zusammen. Die Sozialpädagogin bemerkte es und fasste beruhigend nach Julias Arm. Doch den erhofften Satz: „Alles wird gut, Frau Glückauf!", sagte sie nicht. Kein aufmunterndes Wort kam über ihre Lippen, nur schien sie wachsam, wich keinen Meter von Julias Seite, als müsse sie befürchten, dass Julia fliehen könne.

Zwanzig Minuten später saß sie in dem klassenzimmergroßen Raum Rudolph und seiner Anwältin gegenüber. Rechts von ihnen, auf dem stirnseitigen Platz der Lehrerin, ordnete die Familienrichterin ihre Unterlagen. Der smarte Anwalt neben Julia hatte ihr nur kurz die Hand gegeben. Seine Gestalt und Erscheinung fühlten sich fremd an. Nicht der Typ Mensch, dem sie sich anvertrauen würde. Links gegenüber der Richterin waren zwei Reihen Zuschauerstühle aufgestellt. Frau Clemens hatte sich einen Platz in der Nähe von Rudolphs Bank gesucht, während Herr Wenzel schräg hinter Julia saß. In der Mitte – alles überblickend – saß aufrecht die Sozialarbeiterin, die Julia vorab noch zu ihrer Bank begleitet hatte. „Übernehmen Sie nun die Verantwortung?", klang es noch in Julias Ohren. – „Machen Sie sich keine Sorgen", hatte der Anwalt sie beruhigt.

Den gut gekleideten Mann neben sich hatte Julia noch kaum betrachtet. Er saß zu nahe, als dass sie ihren Kopf hätte zu ihm wenden wollen. Ihre Nasen hätten sich berührt, sagten untrüglich ihre Sinne. Julia spürte das panikartige Gefühl, das stets in ihr aufstieg, wenn ihr jemand zu nahe trat, wenn sie inmitten von Menschenmassen stehen oder gehen musste, ob in der Schlange beim Einkauf, oder in Konzertsälen. Fluchtartig versuchte sie, sobald sie konnte, sich aus der Menge zu befreien. Karten kaufte sie stets nur für Außenplätze, abseits fühlte sie sich wohl. Sie hasste zufällige Berührungen von Armen, Jacken oder Taschen, setzte sich nie neben jemanden, sondern immer ihm gegenüber; und sie wusste, das war ein Symptom ihrer Erkrankung.

„Gut, wenn niemand etwas sagen will …", hörte Julia die Familienrichterin. „… dann fangen wir mit den Gutachten an. Hier steht …" Die Richterin stockte und blickte von ihren Papieren auf.

Julia betrachtete die etwa fünfzigjährige, blonde Frau und folgte deren Blicken durch den Raum. Die selbstbewussten Gesichtszüge, die intelligenten, wachen Augen, der Kontrast der äußerlich weichen, doch innerlich harten Mimik flößten Julia Respekt ein. Was hatte sie von dieser Frau zu erwarten? Julia wusste es nicht. Hatte die Richterin Kinder? Konnte sie sich vorstellen, was in einer Mutter wie Julia vorging? Oder hatte die Richterin ihrer Karriere Vorrang gegeben? Wenn das der Fall war, dann stand es schlecht. Doch warum sollte eine Frau ohne Familie und ohne Kinder gerade Familienrichterin werden? Der Gedanke ließ Julia hoffen.

„‚Die Beziehung ging mit starken Aggressionen und Schlägen der Kindsmutter gegenüber dem Kindsvater einher' – Wer hat das herausgefunden?"

Mit offenem Mund, erstarrt, saß Julia da. Selbst wenn sie gewollt hätte, sie hätte kein Wort herausgebracht. Stattdessen registrierte sie aus den Augenwinkeln, wie Frau Clemens leger und scheinbar gleichgültig auf Herrn Wenzel zu ihrer Rechten wies. Sie konnte kaum ihren Kopf zu den Publikumsplätzen links hinter sich wenden, um in Wenzels Gesicht nach einer Bestätigung des eben Gehörten zu suchen. Da spürte sie die Hand des Anwalts auf dem Arm. Sie wiederstand dem Reflex, die Berührung abzuschütteln, und endlich konnte sie den steckengebliebenen Luftzug zu Ende atmen.

„Sie ist ja puterrot!", hörte sie die Stimme der Richterin aus der Ferne und bemerkte erst jetzt, dass sie keuchte. Verwirrt blickte sie um sich, und registrierte Mundbewegungen von Frau Clemens.

„Sie ist krank!“, hallte es durch den Raum; und Julia fand ihre Fassung wieder.

Schnelle, laute Antwort? Nein! Das könnte wirken wie Verteidigung und zum Gegenteil führen. Abwarten und Herrn Wenzel betrachten? Er war jetzt am Zuge, dröhnte es durch ihren Kopf; und sie sah Herrn Wenzel an wie eine Erscheinung. Der, auf den sich nun alle Blicke richteten, schien ernst. Julia spürte ihre aufgerissenen Augen. Das konnte doch nicht sein! Bei allem, was sie diesen Leuten vorzuwerfen hatte, was sie ihr antaten. Es konnte doch nicht sein, dass dieser Mann so etwas Abscheuliches von ihr behauptete? Er kannte sie doch gar nicht, hatte nie mit ihr gesprochen, hatte nur einmal fünf Minuten auf ihrem Sofa gesessen, während sie Lina zum Mittagsschlaf fertig gemacht hatte. Wie konnte das, was sie gehört hatte, aus seiner Feder stammen?

„Nun reden Sie schon!“ Die Richterin schien ungeduldig zu werden; und Wenzel, dieser Mann, den Julia bislang als empathisch und engagiert für das Wohl der Kinder eingeschätzt hatte, räusperte sich; doch die Richterin kam ihm zuvor: „Konnten Sie Aggressivität von Seiten der Mutter feststellen?“

„Nein, ich habe nur mit dem Kindesvater und den Eltern der Kindesmutter gesprochen.“

Julia atmete auf, als hätte das ihr Vorgeworfene nachträglich doch noch wahr werden können. Denn sie war nun nahe daran, komplett an ihrer Erinnerung zu verzweifeln und dem Verdacht zu folgen, dass sie sich selbst an ihr Handeln und Tun nicht erinnern könne; ja, dass sie in geistiger Umnachtung Dinge tat, die ihr danach nicht mehr bewusst waren. Doch da traf Julia der nächste Hieb, die Stimme von Frau Clemens: „Sie *hat* ihn geschlagen, nicht auszudenken, was sie mit dem Kind getan hat, als sie allein waren.“

„Geschlagen? Was?", endlich hatte Julia ihre Sprache wiedergefunden. „Geschlagen? Wie, bitteschön, kommst du darauf, so etwas zu behaupten? Und wieso sollten meine Eltern so etwas erzählen?" Julia hatte Rudolph im Visier, doch Rudolph saß da, mit gesenktem Kopf, wie ein Schuljunge, der von seinem Lehrer ausgeschimpft wurde. Er sagte nichts.

„Können *Sie* mir vielleicht erklären", wendete sich Julia flehend an die Runde, „wie ich so einen großen Mann schlagen soll, noch dazu so, dass es weh tut?" Hilflos hielt sie beide Hände empor. Die sekundenlange Stille im Raum hielt sie aus. Auch als sie ihre Hände langsam wieder sinken ließ, sprach niemand ein Wort.

Als Erste raffte sich die Richterin auf: „Vielleicht mit einem Gegenstand? Hat sie Sie mit einem Gegenstand geschlagen?"

Diesmal legte der Anwalt gleich seine Hand auf Julias Arm, damit sie nicht wieder in Atemnot geriet. Die Geste tat ihr gut, und sie blickte Rudolph an, als könne er ihr Neuigkeiten verraten. Doch Rudolph schüttelte nur langsam den gesenkten Kopf, der fast seine verschränkten Arme auf dem Tisch berührte.

„Nein?", fragte nun die Richterin. „Überlegen Sie sich gut, was Sie sagen. *Jetzt* haben Sie die Gelegenheit, sich zu wehren." Rudolph schwieg.

„Sie hat Sie also nicht geschlagen – oder nicht mit einem Gegenstand?"

„Nicht mit einem Gegenstand", antwortete der leise.

„Wie dann?"

„Nur so."

„Nur so?"

Wieder entstand eine Pause, doch die Richterin ließ die Pause nicht zu. „Bitte erklären Sie uns, wie Frau Glückauf Sie geschlagen hat, damit wir es uns vorstellen können."

Rudolph brummte vor sich hin: „Es gab da so ein Gerangel."

„Ein Gerangel?", echote die Richterin.

„Frau Glückauf, erklären Sie uns, was er meint."

Aus dem Chaos ihrer Gefühle heraus verzog sich Julias Mund. Es war so lächerlich. Natürlich hatte es ein Gerangel zwischen Julia und Rudolph gegeben. Sie war mit ihrer Ohnmacht am Ende gewesen und tatsächlich, sie hatten gerangelt. Ein Knopf war Rudolph vom Hemd gesprungen, als sie an seinen Ärmeln gezerrt hatte, und er hatte ihr das doch tatsächlich als brutale Gewalt gegen sich vorgeworfen. Damals war es auch wirklich Julia gewesen, die ihre Nerven verloren hatte, als ihre Welt, seit Tagen in Horror versunken, sie zwang, ihre Gefühle kreativ zu kanalisieren, um ein Bisschen des explosiven Gemischs der Verzweiflung aus sich herauszulassen. Sie hatte wie besessen gemalt und Gedichte geschrieben, und Rudolph hatte ihr in der Manier eines Generals zur gleichen Zeit Vorhaltungen gemacht, sie vernachlässige den Haushalt und das Kind. Er hatte sie angebrüllt, mit Schimpfworten belegt, und sie hatte nicht mehr gewusst, wie sie sich ihm entziehen sollte. Aber geschlagen, erst recht mit einem Gegenstand, hatte sie ihn nicht, hatte sie noch niemanden in ihrem Leben.

Verzweifelt versuchte sie, Worte zu finden, die sie nicht als eine bagatellisierende Gewalttäterin dastehen ließen, doch vergeblich. Sie beherrschte ihre Mimik nicht mehr, und mit einem breiten Grinsen gestand sie das Gerangel. Die Augen der Richterin waren scharf geworden und blitzten sie an.

„Was für ein Gerangel?"

Und Julia erzählte kurz, in ungeschickten Worten, von der Situation und vergaß auch nicht, den Knopf zu erwähnen.

Die Richterin sah Rudolph an. „Ist sie auch ihren Eltern gegenüber gewalttätig geworden?", fragte sie, und Julia hörte Misstrauen in ihrer Stimme.

„Nein." Rudolph und Herr Wenzel schüttelten gleichzeitig den Kopf.

Doch die Richterin schien mit deren Reaktion nicht zufrieden. Ohne Umstände senkte sie ihre Augen wieder auf das Protokoll. „Hier steht etwas, was ich gar nicht verstehe: Frau Glückauf begreife nicht, dass sie unter den Folgen ihrer eigenen Probleme leide, ohne zu verstehen, dass sie diese Probleme selbst hervorrufe."

Heftig holte Julia Luft. Jetzt musste sie eingreifen ... Doch wie? Sie schüttelte sich, ihr kam kein Wort in den Sinn. Was sollte sie auch erwidern, wenn ihr komplett der Verstand und die Selbstkontrolle, erst recht die Selbstreflexion abgesprochen wurden? Dann riss sie sich zusammen und lenkte ihre Konzentration in ihr Inneres. Worte der Verteidigung schossen ihr durch den Sinn, doch jede Verteidigung schien sie weiter in die Schuld zu schieben, sie drehte und wendete sich. Auffliegen musste, wer das behauptete, und schließlich fand sie eine Reaktion, die ihr vertrauenswürdig erschien. Mit ruhiger Stimme erklärte sie: „Diese Aussage möchte ich gern noch einmal in anderen Worten und anhand von Beispielen erklärt bekommen."

Dann sah ihr die Richterin direkt in die Augen: „Von wem?"

„Von dem oder derjenigen, die das über mich behaupten."

‚Jetzt halt aus!', schoss es Julia durch den Kopf, als sie die betretene Stille im Raum bemerkte, und sie verfolgte die Blicke der Richterin, die von einem Anwesenden zum anderen wanderten.

„Warum?", beendete nach einigen Sekunden die Richterin das Schweigen, „Warum wollen Sie diese Aussage noch einmal hören?"

Julia hatte sich die Worte schon zurechtgelegt, sie sprudelten frei aus ihr heraus: „Weil ich befürchte, dass hier jemand einen Satz aus einem anderen Gutachten abgeschrieben und einfach nur auf mich formuliert hat. Klingt intelligent, was da steht, spricht mir jede Form der Selbstreflexion und Selbstkontrolle ab, aber nur wenn der Autor den Satz auch begründen kann, hat er ihn tatsächlich über mich und anhand seiner eigenen Beobachtungen in meiner Familie geschrieben! Dazu kommt", Julia atmete heftig ein, „dass es ein negatives Argument über einen Menschen ist, gegen dass sich der so Angezählte nicht einmal wehren kann!"

„Und wieso kann er das nicht?"

„Jemand, der nicht versteht, was er tut, und die Folgen nicht abschätzen kann? Das lässt einfach keine Verteidigung zu!"

„Das müssen Sie mir erklären." Die Richterin schien Julia Mut zusprechen zu wollen. „Versuchen Sie es!"

Wieder dachte Julia nach. Ein Kerker ohne Ausweg. Doch dann besann sie sich auf die Argumente, die ihr zuerst eingefallen waren und ihr sinnloses Aufbäumen über eine vorgefertigte ... „Vorgefertigt! Es enthält ein alles vorwegnehmendes Urteil über mich! Mir wird komplett der Verstand abgesprochen. So kann ich auch nicht mehr mein Handeln begründen." Immer noch blickten die Augen der Richterin sie an. Sie schien auf etwas zu warten; und Julia beschloss, weiterzureden.

„Es wird mir schlicht abgesprochen, in der Lage zu sein, mein Verhalten und mein Handeln soweit zu kontrollieren, dass ich kausale Zusammenhänge zwischen Ursache und Wirkung begreifen kann. – Natürlich resultieren fast alle Probleme in letzter Zeit aus meiner Krankheit! Aber die Krankheit bin nicht *ich*. Nicht *ich* verursache Probleme, sondern die Symptome meiner Erkrankung verursachen Probleme. Die Ursache der Probleme ist also eine Erkrankung, ein Dopamin-Überschuss in meinem Gehirn, und nicht ich! Genauso wie die Ursache für Schnupfen und Husten nicht der Erkältete ist, sondern die Viren, mit denen er sich infiziert hat!"

Julia stoppte ihre Rede. Das war nur ein Aspekt, den sie wütend hervorgestoßen hatte. Es gab noch mehr; und als sie gewahrte, dass die Richterin neugierig geworden war, hob sie sofort an, fortzufahren: „Gleichzeitig vermittelt dieses Urteil, dass ich von vornherein und letztendlich schuld bin und zwar ganz allein schuld, schon deshalb, weil ja ich die Erkrankte bin, auch wenn die Erkrankung allein die Ursache der Probleme ist! Doch die Symptome der Erkrankung, auch wenn ich sie trage, verursachen nicht nur Missverständnisse, Missverhalten und Misshandeln bei mir; auch mein Umfeld hat riesige Probleme, damit umzugehen! Da steht eine Erkrankung im Zentrum unseres Kreises, und wir alle, ich als Erkrankte und die Menschen in meinem Umfeld, sind unvorbereitet und können nicht mit ihr umgehen. Ein Handlungsnetz, gespeist aus Unwissenheit und Unfähigkeit! Die Ursache der Probleme sind also nicht nur ich und die Symptome, sondern auch mein Umfeld, das nicht mit der Erkrankung umgehen kann. Das ist der zweite Aspekt!"

Wieder sah Julia die Richterin an. „Und der dritte?", fragte die.

„Wenn man mir von vornherein die Fähigkeit abspricht, zu begreifen, dass ich unter Problemen leide, die ich selbst verursache, dann belässt man die Ursache aller Probleme und damit die Schuld daran allein bei mir. Ich werde von vornherein schuldig gesprochen, egal, wer sich wie verhält, und egal, wer welche Fehler begeht, und egal, was der eigentliche Auslöser der Probleme ist – nämlich eine Krankheit, mit der niemand in unserer Gesellschaft, einschließlich der professionellen Spezialisten, scheint umgehen zu können! Niemand, ich nicht, Rudolph nicht, Herr Wenzel nicht und Frau Clemens nicht, auch nicht meine Eltern. Das ist ein gesamtgesellschaftliches Problem! Allen fehlt die Erfahrung im Umgang mit Schizophrenie, alle reagieren wegen ihres fehlenden

Wissens unvollkommen bis falsch, nur können die nicht Erkrankten alle Schuld auf mich schieben, schließlich bin ich ja die Kranke! Aber woran liegt das? Unsere Gesellschaft verbietet geradezu einen Diskurs über Menschen, die an psychischen Erkrankungen leiden! Denn wer sich outet, muss mit empfindlichen Strafen, mit Vorurteilen, mit Stigmatisierungen, mit Diskriminierung und mit sozialer Ächtung rechnen. Weil deshalb niemand solche Probleme kommuniziert, haben wir alle keine Erfahrungen mit ihnen, weder ich noch mein Umfeld. Und so kommt es zu dem Problem, dass auf der einen Seite durch eine Erkrankung entstanden ist, noch der unzulängliche Umgang mit der Erkrankung hinzu und wird massiv verschärft! Auf der einen Seite eine Krankheit, die problematische Symptome auslöst, und auf der anderen Seite eine Gesellschaft, die völlig unvorbereitet damit konfrontiert wird und völlig unvollkommen darauf reagiert!"

So! Julia hatte es ausgesprochen! Und sie erkannte zu ihrer Verwunderung Achtung in den Augen der Richterin, die kurz zögerte, ehe sie vorschlug: „Soll ich nach diesen Erläuterungen *Ihren*", sie wies auf Frau Clemens und Herrn Wenzel, „Satz aus dem Gutachten noch einmal vorlesen? Vielleicht in Bezug auf das Vermögen von Frau Glückauf, sich selbst, ihre Krankheit und die Probleme, die sie erzeugt, zu beurteilen?"

Doch Julia schüttelte den Kopf, noch ein Gedanke war ihr in den Sinn gekommen. Heftig erwiderte sie: „So, wie das Jugendamt diesen Satz formuliert hat, setzen Frau Clemens und Herr Wenzel meine Schizophrenie mit schlechtem Charakter gleich, mit *meinem* schlechten Charakter! Das", protestierte sie, und wenn ihr Anwalt nicht erneut nach ihrem Arm gegriffen hätte, wäre sie aufgesprungen, „das kann und muss ich nicht akzeptieren! Denn es handelt sich um ein Stoffwechselproblem, eine Unregelmäßigkeit in der Produktion und Verarbeitung von Botenstoffen im Gehirn, behandelbar mit Medikamenten. Damit sollte man mir dieselben Rechte zusprechen wie jedem Zuckerkranken!“

Sie fiel in ihren Stuhl zurück, und unwillkürlich spürte sie ein Lächeln in sich aufsteigen. Am liebsten wäre sie aufgestanden und hätte die Verhandlung an diesem Punkt für beendet erklärt, doch die Stimme der Richterin traf sie erneut.

„Fassen Sie das bitte nochmal zusammen, Frau Glückauf, damit wir es alle verstehen.“

Julia zögerte nicht. „Die Krankheit ist die Ursache der Probleme, nicht der Erkrankte, wie die Viren die Ursache einer Erkältung sind und nicht der Erkältete.“ Julia nickte, als könne sie so ihrer Aussage mehr Kraft verleihen. „Weder ich noch mein Umfeld können mit ihr umgehen. Deshalb verursachen wir alle weitere, zusätzliche Probleme.“ Wieder machte Julia eine kurze Pause. „Und warum können wir nicht mit der Krankheit umgehen? Weil alle Angst vor ihr haben, die Kranken, sich zu outen, und die Mitmenschen, weil sie die Krankheit nicht erfahren und ihre Folgen nicht abschätzen können. Außerdem“, sie seufzte, „handelt es sich um eine Krankheit, ein Stoffwechselproblem, und nicht um meinen angeblich schlechten Charakter, die hier zur Diskussion gestellt werden sollte. Mit Medikamenten bin ich nahezu gesund und auch eine sehr gute Mutter.“

Julia sah kurz die Richterin an, die begonnen hatte, Julias Antworten an ihren Fingern abzuzählen. Sie musste lächeln und fuhr fort: „Es kommt immer wieder zu Stigmatisierungen der Betroffenen, was wiederum zum Schweigen dieser führt. Solange man aber in der Gesellschaft über solche Krankheiten schweigt, wird niemand, nicht der Erkrankte und nicht sein Umfeld, lernen können, mit solchen Erkrankungen umzugehen. Das wiederum bedeutet, die Probleme des gesellschaftlichen Umgangs mit der Erkrankung werden fortbestehen, und auch Erkrankte bekommen kaum Hilfe, mit ihrer Krankheit zu leben. Ich gebe also Herrn Wenzel sein Urteil zurück: Wir wissen nicht, dass wir die Probleme selber schaffen, unter denen wir leiden, und Sie …“, Julia wies auf Herrn Wenzel: „… wissen genau das auch nicht!“

Jetzt grinste die Richterin über das ganze Gesicht. Julia starrte sie an, bis ihre Angst sich in Sympathie verwandelte. Sie spürte die Unterstützung, die in ihrer Gesprächsführung lag, und noch einmal stellte sie sich die Frage, konnte sie dieser Richterin vertrauen?

„Und welche Probleme sind das nochmal?“, störte sie deren Stimme auf. Julia begriff, das Wiederholen konnte ihr nur helfen.

„Stigmatisierung, Diskriminierung und daraus resultierendes Schweigen, was uns alle hindert, zu lernen, mit Erkrankungen wie meiner umzugehen!“

„Stimmt es nun, dass Frau Glückauf nicht versteht, dass sie selbst die Probleme hervorruft, unter denen sie leidet?“ Der Raum schwieg.

Wieder gewahrte Julia den prüfenden Blick der Richterin zu Rudolph und dessen gesenkten Kopf, den er, auf die wiederholte Nachfrage hin, endlich schüttelte. Erleichtert atmete sie auf.

„Wie kommen *Sie* denn nun darauf, dass hier gewalttätiges Verhalten der Kindesmutter im Spiel ist?“ Die Richterin meinte Frau Clemens, und Julia wunderte sich plötzlich über deren Kehlkopf, der sich langsam auf und ab bewegte. Das hatte sie so deutlich bisher nur bei Männern gesehen. Die Dame vom Jugendamt schien selbst erschrocken über die direkte Ansprache, schluckte noch einmal und stammelte dann: „Die Diagnose!“ Und plötzlich wurde deren Stimme klar und deutlich. „Unwillkürliche

Aggressivität und Übergriffigkeit ist ein oft beobachtetes Symptom bei schizophrenen Patienten."

„Wo haben Sie das gelesen?", konterte die Richterin, doch Julia sank der Mut. Die Verhandlung hatte erst begonnen! Sie fiel zurück, so schnell würde sie nicht erlöst werden. Leise entrang sich ihr ein Stöhnen, und aus den Augenwinkeln bemerkte sie die Richterin, die sich direkt an sie wandte: „Was sagen Sie dazu, Frau Glückauf? – Frau Clemens", ergänzte die Richterin dann: „Ich sehe hier eher eine verzweifelte Mutter und keine aggressive Schizophrene."

Fieberhaft überlegte sie, wie sie diesem Argument begegnen könnte, ohne sich selbst zu schaden.

„Nur Mut, reden Sie", ermunterte sie die Richterin, während Julia schluckte.

„Es mag sein", sagte sie zögernd, „dass schizophrene Patienten Aggressivität zeigen können. Das heißt aber noch lange nicht, dass jeder schizophrene Patient gewalttätig gegenüber seinen Mitmenschen werden muss, und unwillkürlich wird er das sowieso nicht!"

Der erwartungsvolle Blick der Richterin gab ihr Kraft. „Erklären Sie es uns!"

Sie brauchte einige Sekunden, bis ihr eine passende Antwort einfiel, dann sagte sie leise: „Weder ist ein aggressiver Mensch automatisch schizophren, noch ist ein schizophrener Mensch automatisch aggressiv. Das eine lässt sich vom anderen nicht ableiten."

Wie weit konnte sie gehen, ihre Krankheit zu erklären, ohne den Vorwurf, der gegen sie im Raum stand, zu befeuern? Sie vertraute niemandem hier. Was wusste sie, auf welches Halb- oder Viertelwissen sich die Richterin verließ? „Und ...", ergänzte sie. „... ein Mensch wird niemals unwillkürlich aggressiv!"

Die Richterin fragte sofort nach: „Warum wird er dann aggressiv?"

„Es gibt immer einen Auslöser. Wenn er von außen nicht sichtbar ist, dann ist er innerlich, aber in jedem Fall gibt es ihn! Und wenn ein schizophrener Mensch aggressiv wird, dann aufgrund seiner inneren, unerträglichen Leiden, die natürlich niemand sehen kann, die auch kaum jemand, der sie nicht kennt, verstehen oder nachvollziehen kann, die aber das Maß des Ertragbaren sprengen können; und wenn dann noch ein Problem von außen dazukommt ..." Sie holte kurz Luft. Genau in diesem Aspekt lag die Gefahr. Doch zulange sollte sie auch nicht warten. „Von außen sieht man nur die Reaktionen auf das unsichtbar Vorhandene, zum Beispiel scheinbar grundlose Aggressivität. Und", ergänzte sie, „diese Aggressionen können sich nicht nur nach außen, sondern auch nach innen richten. Sie sind ein explodierendes Ventil unerträglicher psychischer Schmerzen."

„Des Wahns!", fiel ihr Frau Clemens ins Wort. „Es ist jetzt nicht wichtig, herauszufinden, woher die Aggressivität stammt, wir sind keine Ärzte. Sondern wir müssen Kinder vor möglicher Gefahr aus ihrem direkten und indirekten Umfeld schützen, wenn das auch heißt, eine Bezugsperson von einem Kind zu trennen, wenn Gefahr von ihr ausgeht! Wir müssen reagieren, besonders wenn eine solche Diagnose im Spiel ist. Denn wenn etwas passiert, und wir haben nichts getan, um es zu verhindern, dann werden wir verantwortlich gemacht!"

„Aber dazu müssten Sie doch erst einmal erklären, wann ich aggressiv gewesen sein soll!" Julia gewahrte den testenden Blick der Richterin und verstummte.

„Bleiben Sie stark", flüsterte ihr der Anwalt zu.

„Frau Glückauf", hörte sie wieder die Richterin. „Würden Sie Ihr Kind vor jeder auch nur möglichen Gefahr schützen?"

„Ja!" Julia nickte und spürte, wie ihr das Blut ins Gesicht schoss.

„Was ist, wenn man für ein Kind jede mögliche Gefahr ausschließen will, und deshalb auch im eventuellen Falle bereit ist, zu handeln? Wenn von einem Menschen Gefahr ausgehen könnte, würden Sie dann nicht auch Ihr Kind von ihm fernhalten?"

Bestürzt senkte Julia den Kopf. ‚Von mir könnte Gefahr für mein Kind ausgehen?', dachte sie. ‚Deshalb will die Welt mein Kind vor mir schützen?'

Doch das Entsetzen bewegte in ihr nichts mehr, der quetschende Stein in ihrem Inneren blieb stabil, ja, sie schien zunehmend taub für diesen Druck zu sein, selbst zu versteinern, während ihr Geist ratterte.

„Sie können doch nicht die Diagnose einer Krankheit in einen absoluten Zusammenhang mit Gewalt bringen. – Dann ...", Julia überlegte fieberhaft. „Dann müssten Sie die Kinder von fünfundzwanzig Prozent der Deutschen vor ihren Eltern schützen, denn mindestens so viele Menschen haben oder hatten in ihrem Leben mit einer psychischen Erkrankung zu tun!"

„Aber nicht alle diese Menschen sind schizophren!", fiel ihr Frau Clemens ins Wort. „Aber der innere Schmerz, der sich in scheinbar ‚unwillkürlicher' Gewalt äußern kann, war oder ist bei allen diesen Personen vorhanden. Das heißt, sie wären nach ihrem Urteil potentiell gefährlich!"

„Fünfundzwanzig Prozent? Eine interessante Zahl." Die Richterin schmunzelte.

Nun war es Julia, die nachhakte. „Wie viele Mitarbeiterinnen gibt es hier im Haus?"

Diese Zwischenfrage schien die Richterin zu amüsieren. Sie hob die Augen, neigte den Kopf leicht zur Seite, als würde sie zählen. „Vielleicht zweihundert, zweihundertzwanzig?"

„Dann sind, nach Frau Clemens, über fünfzig davon potentiell gewalttätig aufgrund einer psychischen Erkrankung, die sie irgendwann hatten oder gerade chronisch oder akut haben. Und?" Julia sah die Richterin herausfordernd an. „Wollen Sie allen diesen Kolleginnen und Kollegen das Sorgerecht entziehen?"

„Niemals!", rief Frau Clemens dazwischen. „Die Zahl ist viel zu hoch gegriffen!"

„Nein, ist sie nicht! Vergessen Sie nicht die Medikamente, die solche Leute für Sie unsichtbar machen! Wenn sie nicht akut krank sind, dann sind solche Krankheiten nicht unbedingt spürbar!"

„Und warum wissen wir dann nichts über diese Mitarbeiterinnen?", fragte die Richterin, und Frau Clemens fiel ihr sofort ins Wort: „Die sind sicher nicht in diesem Haus!"

„Doch, auch in diesem Haus sind sie. Sie bemerken sie nur nicht!"

„Ach so!", nickte Frau Clemens und grinste.

Noch einmal hob die Richterin die Augen. „Von ein, zwei Fällen in unserem Haus weiß ich, aber warum werden die anderen nicht sichtbar?"

„Genau deshalb, weil man mit uns auf diese Weise umgeht! Erfährt Frau Clemens von einer Mutter mit Schizophrenie, dann will sie ihr sofort das Kind entziehen ..."

„Nicht das Kind, sondern das Sorge..."

Julia hob energisch die Hand. „Und wenn Sie die Wahl zwischen zehn Bewerbern für eine Stelle haben und neun davon geben zu, dass sie psychisch krank sind, wen würden Sie dann einstellen?"

„Den Gesunden", antwortete die Richterin.

„Eben! Und wenn er noch so dumm wäre!" Julia nickte, die Richterin kicherte, und Frau Clemens blickte sie zornig an.

„In unserer Gesellschaft versteckt man psychische Erkrankungen, weil sie stigmatisiert sind und Betroffene diskriminiert werden! Deshalb wissen Sie nichts von ihnen!"

„Stimmt eigentlich …", hörte Julia die Stimme der Richterin, während sie sah, wie Frau Clemens mit immer noch herabgezogenen Mundwinkeln den Kopf schüttelte. „Googeln Sie im Internet, dann werden Sie sehen, dass meine Zahl noch niedrig angesetzt ist!"

Sie hörte ein Räuspern, und ihr Anwalt flüsterte: „Nicht die Richterin unterbrechen!"

„Was ich sagen wollte", fiel diese nun Julia ins Wort: „Der Gerechtigkeit halber müsste man tatsächlich allen psychisch Kranken das Sorgerecht entziehen. Was also, schlagen Sie vor, sollen wir in Ihrem Fall tun?"

Julia zuckte mit den Schultern.

„Wissen Sie es auch nicht?"

„Im Mittelalter hat man uns mit Steinen beworfen. ‚Steinigt die Hexe!', haben sie gerufen und sind in Ekstase geraten. In Frankreich hat man früher geistig Abartige auf einsamen Inseln ausgesetzt, wo sie alle zusammen sehen konnten, wo sie bleiben. Später hat man uns gefoltert, bis wir unser Bündnis mit dem Teufel zugegeben haben, und dann auf großen Scheiterhaufen verbrannt. Ermordet, weggeschlossen oder dem pöbelnden Mob ausgesetzt, der Schuldige suchte, das waren wir immer. In der Nazizeit hat man uns zwangssterilisiert. – Das würde bei mir nichts mehr nützen! Ich habe ein Kind. Schade eigentlich, Frau Clemens …"

Julia starrte sie hasserfüllt an, doch da die Richterin die Hand hob, fügte sie schnell hinzu: „Danach wurden wir der Euthanasie zugeführt! Ärzte haben uns aus der arischen Rasse gespritzt. Und …" Julia schrie fast auf: „Es gab immer Menschen, die, im festen Glauben daran, dass sie das Richtige tun, den Behörden bei den

Massakern und Gewaltverbrechen an psychisch Kranken halfen, indem sie uns auslieferten, weil Sie uns als Bedrohung ansahen!"

Julia atmete schwer. Dass die Anwesenden alle auf die ein oder andere Art und Weise schockiert waren, berührte ihre Gefühle nicht.

„Und heute? Ich dachte, wir wären heute in der Lage, mit gesundem Menschenverstand und Empathie den Leiden anderer gegenüber Menschen zu begegnen, die anders sind, ob körperlich, geistig oder seelisch? Wird das nicht überall gepredigt? Inklusion und Akzeptanz, Antidiskriminierung, kreist das nicht durch alle Medien? Oder gilt das nur für körperlich Behinderte, oder sind Behörden von dieser Herausforderung ausgeschlossen? Und ... Wer maßt sich an, über mich ein Urteil zu fällen, nur weil ich die Diagnose ‚Schizophrenie' habe?"

Die Richterin blickte zu Julia und dann zu Frau Clemens. Doch schließlich traf Julia die nächste Frage: „Und was, wenn wir doch befürchten müssen, dass Sie gewalttätig werden könnten? Was würden Sie tun an unserer Stelle?"

„Wenn es um die Verantwortung des Jugendamtes geht und es einen Verdacht von Gewalt gibt, dann kann das Jugendamt nicht wild das Sorgerecht entziehen, erst recht nicht, wenn es sich um einen Menschen mit einer Krankheit handelt. Auf Verdacht einer möglichen zukünftigen Gefahr, wenn vergangene Gewalt nicht vorliegt, kann man nur mit einer sorgsamen Recherche reagieren! Auf Verdacht das Sorgerecht entziehen, davon habe ich noch nie etwas gehört, zumindest nicht nach der Wende!"

„Was soll also getan werden, wenn ein Verdacht vorliegt? Irgendetwas muss das Jugendamt doch tun."

„Dann muss der Fall geprüft werden, und zwar genau und akribisch! Denn wenn man einer Mutter oder einem Vater schadet, ob begründet oder unbegründet, dann schadet man automatisch auch dem Kind, das ja eigentlich vor Schaden bewahrt werden soll!“

„Haben Sie den Fall geprüft?“ Julia folgte dem Blick der Richterin zu Frau Clemens. „Eine sozialpädagogische Diagnose liegt mir jedenfalls vor“, ergänzte die Richterin und sah in die Runde.

Frau Clemens nickte.

„Sie haben also geprüft? Gut, wenn ich heute Frau Glückauf das Sorgerecht entziehen würde …“ Wieder verfiel Julia in eine Art atemlose Schockstarre. Wieder beruhigte sie ihr Anwalt sanft. „… wie sähe es denn in den beiden Haushalten aus?“

Das erste Mal während dieser Verhandlung atmete Julia auf. Nun musste es zu Tage treten, nun musste sich zeigen, wohin Lina gehörte. In ihr Heim, in Julias Wohnung, die sie für ihre Tochter eingerichtet hatte, in der Lina ihr eigenes Zimmer und eine Spielecke im Wohnzimmer hatte, in der die Ausstattung auf ein Kleinkind ausgerichtet war. Julia sah in Gedanken die sandgelben Wände vor sich, das breite Sofa, auf dem sie Lina als Baby ihr Lager bereitet hatte, damit ihre Tochter sie immer hören konnte, wenn Julia in der Wohnung aktiv war. Sie sah die Spieldecke und den Schrank mit Bausteinen und Püppchen in allen Größen, sie sah Lina wieder durch die Räume krabbeln und wie sie sich an der Balkontür emporgezogen hatte. Selbst im Atelier hatte Lina ihren eigenen Bereich neben Julias kleinem Schreibtisch in der Ecke. Dort hatte Lina auf einem Teppich gesessen und geduldig Papiere in kleinste Schnipsel gerissen, solange Julia sich um die Verwaltung ihrer Selbstständigkeit gekümmert hatte; und neben Julias Staffelei am Fenster stand ein kleiner Kindertisch mit Stühlchen, auf dem Lina sich mit Wachsmalstiften ausprobierte. Julia sah ihr Töchterchen spielen, sah sie Würfel aufeinandersetzen …

„Die Wohnung des Kindesvaters ist vorbildlich“, hörte sie, und ihre Augen schnellten zu Frau Clemens auf. Die wies auf Rudolph und begann eine Zweiraumwohnung mit viel Platz für ein Kind zu beschreiben.

Aus Julia brüllte die Verzweiflung: „Er hat eine Einraumwohnung!“ Sie stöhnte und tastete nach ihrer Stirn, als könne sich dort die Wahrheit für alle offenbaren. „Ein einziger Raum, rundum tapeziert mit Bücherregalen, drei Schreibtischen mit zwei Computern, allein ausgerichtet auf seine journalistische Tätigkeit, und in der Mitte steht ein ausgezogenes Sofa, auf dem er schläft. Wohin soll dort mein Kind?“

Der Raum war plötzlich so still, dass Julia ihren Atem hören konnte.

„Wo ist es denn jetzt?“, rief plötzlich Frau Clemens. Doch die Richterin schien vermitteln zu wollen und fragte nun nach Julias Wohnung.

„Auch die Kindesmutter hat eine Zweiraumwohnung, die wenig geeignet für ein Kind erscheint.“

„Was?“ Diesmal wollte Julia Frau Clemens gar nicht erst ausreden lassen. „Drei Räume; ein Wohnzimmer, ein Atelier und ein separates Kinderzimmer!“, konterte sie sofort.

„In dem Sie mit Ihrer Tochter in einem Bett schlafen! Das ist verantwortungslos!“, entgegnete Ihr Frau Clemens.

Doch Julia ließ sich nicht einschüchtern. Sofort erwiderte sie: „Seit Jahrtausenden schlafen Kinder mit ihren Eltern in einem Bett; in vielen Teilen der Welt tun sie es heute noch. Und nur weil seit den sechziger Jahren einige Pädagogen in Deutschland behaupten, dass es schlecht für die Entwicklung des Kindes sei, wollen Sie mir sagen, ich sei verantwortungslos? Waren denn all die Kinder, die seit Menschengedenken mit ihren Eltern in einem Bett schliefen, geschädigt? Geh’n Sie doch mal in ein Museum!“

Der letzte Satz ließ die Richterin lachen, während Frau Clemens bestürzt zu Herrn Wenzel sah. „Und außerdem ...“, fügte

Julia hinzu. „... auch Rudolph hat nur ein Bett und einen Raum. Wie soll Lina schlafen, wenn er in diesem Raum am Computer sitzt und arbeitet oder telefoniert; und wo soll er schlafen, wenn Julia auf seinem ausgezogenen Sofa liegt?"

„Ja, wieviel Zimmer haben nun Ihre Wohnungen?" Die Richterin schien irritiert, und Julia wollte Zweifel gar nicht erst zulassen. Sofort wiederholte sie, dass Rudolph als leidenschaftlicher Journalist in einer Einraumwohnung lebte, während sie weiterhin in den drei Räumen wohnte, die sie mit Rudolph einst in der Schwangerschaft bezogen hatte.

„Wenn der Kindesvater mit seiner Tochter zusammenlebt, dann hat er das Recht, in eine Zweiraumwohnung zu ziehen", konterte Frau Clemens sofort, ohne Julia auch nur anzusehen.

„Und da behaupten Sie jetzt schon mal, dass er in einer kindgerechten Zweiraumwohnung wohnt?", fragte die Richterin, worauf Frau Clemens schluckte. „Waren Sie überhaupt in der Wohnung des Kindesvaters?"

Julia starrte Frau Clemens an.

„Nein", schüttelte diese den Kopf.

„Aber in ihrer?", wies die Richterin auf Julia, und Frau Clemens nickte.

„Die Gelegenheit hätten Sie nutzen können, um die Zimmer zu zählen und mit mir zu reden!", konterte Julia, doch die Richterin fiel ihr ins Wort: „Genau darauf wollte ich zu sprechen kommen. In ihrem Protokoll steht: ‚Die Kindesmutter war nicht in der Lage, zu beschreiben, worin denn ihr eigentliches Problem liegt, weshalb sie das Jugendamt um Hilfe gebeten hat.' Können Sie dazu etwas sagen? Frau Glückauf wirkt auf mich zwar krank und emotional stark belastet, aber dennoch ganz vernünftig."

Still atmete Julia auf. Herr Wenzel meldete sich zu Wort und erklärte mit einer Vorsicht, die Julia hoffen ließ: „Der Zustand von

Frau Glückauf scheint sich inzwischen gebessert zu haben. Vor noch drei Wochen war das anders."

Julia lachte erbost: „So ein Pech für Sie!", und spürte den Griff des Anwalts. „Und woher wissen Sie das? Sie haben ja gar nicht mit mir gesprochen! Genau fünf Minuten saßen Sie auf meinem Sofa und haben mir zugesehen, wie ich mein Kind für den Mittagsschlaf vorbereitet habe. Sie können doch nicht von mir erwarten, dass ich vor meiner Tochter einem wildfremden Mann von meinen traumatischen Problemen erzähle? Und während ich meine Tochter ins Bett gebracht habe? Da sind Sie gegangen!"

Doch die Richterin reagierte kaum darauf und wendete sich Frau Clemens zu: „Haben Sie mit Frau Glückauf gesprochen?"

Wieder starrte Julia die Dame vom Jugendamt an.

„Sie …", Julia nickte in Richtung der Angesprochenen. „… Sie haben sich rundheraus geweigert, mit mir zu reden!"

„Gut, woher haben Sie dann Ihre Informationen?"

„Vom Kindesvater!"

„Und der hat Ihnen gesagt, dass Frau Glückauf nicht in der Lage ist, zu beschreiben, worin ihr Problem eigentlich liegt, weshalb sie das Jugendamt um Hilfe gebeten hat? Mhm", brummte die Richterin und blickte zu Julia. „Können Sie jetzt vielleicht erklären, warum Sie das Jugendamt um Hilfe gebeten haben?"

Julia schüttelte den Kopf. „Das Jugendamt stand vor meiner Tür. Ich habe es nicht gerufen. Rudolph muss es also um Hilfe gebeten haben."

„Stimmt das?" Rudolph nickte, und Julia wunderte sich plötzlich, warum er, der Unbeherrschte, die ganze Zeit noch nichts gesagt und vor Wut noch nicht in die Tischkante gebissen hatte.

„Ich habe das Jugendamt aufgesucht", bestätigte er schließlich.

„Wieso steht dann hier, Frau Glückauf hätte das Jugendamt um Hilfe gebeten und könne nicht erklären, warum?"

„Sie hat später einen Antrag auf Erziehungshilfe gestellt", erklärte Frau Clemens. „Und?", wendete sich nun die Richterin an Julia, „Warum?"

Julia seufzte. „Das Jugendamt stand vor meiner Tür. Ich habe die beiden Frauen eingelassen ..."

„Warum haben Sie das getan?"

„Weil ich sofort begriffen habe, dass Rudolph sich an das Jugendamt gewendet haben musste, und es lag auf der Hand, dass er auch von meiner Krankheit erzählt hat. Ich war erschrocken und habe begriffen, dass mir kein Ausweg bleibt, als kooperativ zu sein. Wenn ich das Jugendamt nicht einlasse, wird man härtere Maßnahmen ergreifen und Argumente gegen mich haben. Ich saß am kürzeren Hebel."

„Welche Argumente?"

„Das übliche eben, keine Krankheitseinsicht!"

„Deshalb haben Sie das Jugendamt eingelassen?"

„Wenn ich die Einmischung dulde, habe ich gedacht, dann kann ich vielleicht einiges an Rudolphs Anklagen gegen mich korrigieren und das Jugendamt überzeugen."

„Und wieso wollten Sie das?"

„In mir schrillten alle Alarmglocken! Ich weiß doch, wie einseitig positiv Rudolph über sich und wie einseitig negativ er über mich redet."

„Und? Ist es zu einem Gespräch gekommen?"

„Nein, der Besuch war nur kurz. Frau Clemens hat sich ein bisschen in der Wohnung umgesehen, besonders in der Küche, unter den Tischen und in den Regalen ..."

„Was hat sie dort gesucht?"

„Mit Sicherheit Alkohol." Julias Augen blitzten Frau Clemens an, die sichtlich zusammenzuckte.

„Und hat sie welchen gefunden?"

„Nein, natürlich nicht!"

„Wieso nicht?"

„Seitdem ich so hoch dosiert bin, meide ich Alkohol komplett."

„Gut", nun sah die Richterin wieder in die Runde. „Sie kann doch beschreiben? – Wieso konnte sie das bei Ihnen nicht?" Dann wandte sie sich direkt an Frau Clemens. „Warum konnten Sie nicht mit Frau Glückauf sprechen?"

Stille und ein leises Hüsteln. „Wir vermeiden in solchen Situationen prophylaktisch jedes Gespräch mit der Gestörten, weil sie Wahn von Realität nicht unterscheiden kann. Wie soll man mit ihr reden, wenn sie Scheinwelten in die Diskussion mit einbezieht?"

„Sie haben doch keine Ahnung!", rief Julia empört, reagierte aber sofort auf die Hand ihres Anwalts.

„Mäßigen Sie sich!", traf sie die Rüge der Richterin. Die schien zu überlegen, ob sie Julia oder Frau Clemens das Wort geben sollte, entschied sich dann aber für Julia. „Erklären Sie es uns!"

„Niemand hier im Raum ist Psychiater. Ich bin die Einzige, die hier einigermaßen Ahnung von meiner Krankheit hat. Und selbst ein Arzt, ohne meine Erfahrungen, kann nicht sattelfest sein, weil niemand diese Krankheit sehen kann. Es nützt Ihnen nichts, mir Blut zu entnehmen, meinen Urin zu untersuchen, mich abzutasten und zu durchleuchten. Für einen Psychiater ohne eigene Krankheitserfahrungen bleibt also, wie für Sie alle, auch nur das äußere Abbild des Patienten. Im Prinzip brauchen Sie jemanden mit meinen Erfahrungen und einen sachverständigen Arzt, um überhaupt ein schlussendliches Urteil über mich und meine Zustände fällen zu können. Frau Clemens aber folgt nur ihren Vorurteilen. Merken Sie das nicht?"

„Ja, brauchen Sie denn überhaupt Hilfe, oder schaffen Sie alles allein und noch dazu allein mit Ihrer Tochter?"

„Natürlich brauchte und brauche ich Hilfe. Deshalb habe ich ja auch auf Anfrage von Frau Clemens Erziehungshilfe beantragt. Aber die habe ich nie bekommen! Stattdessen setzt sich dieser Herr fünf Minuten in meine Wohnung, schreibt dann diesen hanebüchenen Unsinn über mich zusammen, den er allein einigen aufgeschnappten *Wikipedia*-Weisheiten verdankt, und Frau Clemens freut sich, dass sie mir mit diesem Unsinn – schwarz auf weiß – also plötzlich wahrhaftig geworden ..."

„... weil er schwarz auf weiß ist?"

„Ja! Weil sie mit diesem Text plötzlich Argumente in der Hand hat, mir das Sorgerecht zu entziehen!"

„Mhm, ist das so?"

Julia konnte Frau Clemens nach unten gezogene Mundwinkel und ihr Kopfschütteln nicht mehr ertragen und wandte sich abrupt nach rechts, sah plötzlich ihrem Anwalt direkt in die Augen und schreckte zurück! Kurz wusste sie nicht, wohin sie sich wenden sollte. Der Anwalt schien amüsiert, doch dies hier war kein Spiel, indem es nur um den Sieg ging. Was hier geschah, würde Julias und Linas gesamtes weiteres Leben bestimmen. Das Beste, das Julia erringen konnte, war, den *status quo* zu erhalten; doch es drohte ihr der persönliche und totale Ruin. Bislang hatte Julia immer darum gekämpft, ihr Leben und das von Lina voranzubringen. Doch nun kämpfte sie um den Erhalt des Mindesten: Mutter ihrer Tochter sein zu dürfen.

„Was hätten sie denn tun sollen?", wiederholte die Richterin ihre Frage.

„Na, mit mir reden! Mir vorübergehend bei der Betreuung von Lina helfen und mit mir einen Weg suchen, wie ich Lina sicher betreut wissen kann, um in Ruhe in die Klinik zu gehen und gesund zu werden!"

„Das hatten Sie sich gedacht?"

Julia nickte. „Ich habe es auch genauso mehrfach erbeten! ‚Ich muss in die Klinik!', habe ich gesagt."

„Aber Sie sind nicht in die Klinik gegangen. Sie sind zu Ihren Eltern gefahren."

„Ich wollte Lina zu meiner Mutter bringen, weil sie mir dort sicherer aufgehoben schien als bei Rudolph. Rudolph ist völlig unbeherrscht! Er kann ihr zartes Gemüt zerbrechen!"

„Und?"

„Meine Mutter hat sich geweigert."

„Ja, darüber steht auch etwas in dem Bericht. Sie haben Ihrer Mutter erklärt, Sie wollen Ihre Papiere ordnen."

Julia nickte.

„Und Ihre Mutter hat Panik bekommen, dass Sie die Gelegenheit nutzen, um sich etwas anzutun."

„Was?" Erschrocken sah Julia die Richterin an.

„Ja, Menschen ordnen kurz vor Ihrem Tod ihre Papiere, wissen Sie das nicht?"

Nun war es Julia, die lachen musste. Kichernd stützte sie ihren Kopf auf die rechte Hand, rieb sich über die Stirn und schüttelte sich.

„Verstehen Sie Ihre Mutter denn nicht?", hörte sie die Stimme der Richterin.

Julia holte tief Luft und sagte nichts mehr.

„Und, wenn Sie sagen, dass Sie sich nichts antun werden, glaubt Ihnen niemand. Deshalb wollten alle, dass Sie sofort in die Klinik gehen. Das war die fatale Situation! – Wollten Sie sich etwas antun?"

„Ich hätte Lina niemals allein gelassen! N i e m a l s!"

„Aber was, wenn doch? Woher sollen wir unsere Sicherheit nehmen?"

Die Unmündigkeit, die nun auch die Richterin in Julia zu sehen schien, ließ sie sich aufbäumen. Unwillkürlich musste Julia grinsen: „Also, wenn *Sie* erst kurz vor Ihrem Tod Ihre Papiere ordnen, dann will ich nicht wissen, wie es bei Ihnen aussieht!", und löste mit den Worten einen festen Griff ihres Anwalts aus. Doch die Richterin lachte nur und fragte weiter: „Warum wollten Sie denn Ihre Papiere in diesem Zustand sortieren?"

Nun fühlte Julia die Augenpaare wieder auf sich gerichtet und schüttelte mit einem leichten Seufzen den Kopf.

„Ich ernähre meine Tochter allein, und da wir uns zurzeit mit Arbeitslosengeld finanzieren und ich dieses für Lina mit Hartz IV aufstocken muss, haben wir nur wenige finanzielle Reserven, eigentlich gar keine. Ich muss sorgsam mit dem Geld umgehen, damit es bis Monatsende reicht, schließlich gehen alle Fixkosten für Lina von meinem Konto ab. Wegen einer Zahlung von Krankengeld hatte ich den Überblick verloren, und es ist wichtig, jetzt herauszufinden, wieviel und wann ich an das Jobcenter zurückzahlen muss, damit Lina nicht plötzlich ohne Geld dasteht. Darüber wollte ich mir einen Überblick schaffen, nach Möglichkeit, ohne das Problem vor anderen auszubreiten. Und ich war in den letzten Wochen vor meinem Klinikaufenthalt überfordert, mich damit zu beschäftigen, gerade, weil der Haushalt, das Kind und meine Krankheit mich an die Grenzen meiner Kräfte gebracht haben. Mit einem zweieinhalbjährigen Kind in meinem Zimmer konnte ich die Papiere nicht ausbreiten und sortieren ..."

Julia brach ab. Frau Clemens plötzliches Lachen hatte sie aus der Fassung gebracht. Verstört sah sie die Frau an, die nur kurz zur Richterin nickte.

„Das Problem hat sie jetzt nicht mehr. Lina ist seit einer Woche beim Bürgeramt und beim Jobcenter auf den Kindesvater angemeldet. Er wird sorgsamer mit dem Geld umgehen."

„Was?", riefen Julia und die Richterin fast gleichzeitig.

„Wieso weiß ich nichts davon?", setzte Julia nach. „Wie geht das? Wie kann man einfach ein Kind ummelden, ohne dass die einzige Sorgeberechtigte davon etwas erfährt oder ihre Einwilligung dazu gibt?"

Doch Frau Clemens schien nicht darauf antworten zu wollen. Sie sah Julia nicht einmal an.

„Das kann doch nicht sein? Das darf nicht sein!"

„Das ist wirklich etwas eigenartig", nickte die Richterin. „Sie haben dafür gesorgt, ohne mit Frau Glückauf darüber zu sprechen?"

„Im Rahmen der Inobhutnahme haben wir mit einem entsprechenden Schreiben tatsächlich dafür sorgen müssen. Schließlich ernährt jetzt der Vater das Kind, und das kann er nicht mit seiner eigenen Grundsicherung tun."

„Aber ...", Julia schluckte heftig, „Aber die Fixkosten gehen von *meinem* Konto ab: Kitagebühr, Essengeld, Getränkegeld, musikalische Früherziehung, die Miete für Linas Zimmer. Das wird alles weiter abgezogen!"

„Darauf können wir vorerst keine Rücksicht nehmen. Der Kindesvater muss in der Lage sein, Lina zu ernähren!"

„Aber wenn er Linas Grundsicherung bekommt, dann muss

er auch die Kosten tragen, die mit ihr verbunden sind! – Sie stiften ja totales Chaos! Man kann doch mit mir reden, dass ich für die Lebensmittel aufkomme!"

„Sie werden in eine kleinere Wohnung ziehen müssen", prallte Frau Clemens' Stimme in Julias Gesicht.

„Und die anderen Kosten? Kita, Essen, Getränke, Zusatzbeitrag? – Ich kann mich jetzt nicht kümmern, die Daueraufträge zu löschen!"

Hilflos ragten Julias Hände in die Luft, während die Richterin versuchte, die Situation zu beruhigen. „Diese Kosten sollte wohl jetzt der Kindesvater tragen, oder? Um wieviel handelt es sich eigentlich?"

Keuchend zählte Julia nach: „Sechzig die Kita, fünfundvierzig das Essen, zehn die Getränke und aller drei Monate fünfundzwanzig Zusatzbeitrag, dazu kommen monatlich zwanzig für die musikalische Früherziehung und natürlich die Miete für Linas Kinderzimmer."

Die Richterin tippte auf einem Rechner. „Das macht zweihundertdreiundvierzig dreiunddreißig. Wieviel bekommt das Kind eigentlich Grundsicherung?"

Julia lachte und schüttelte den Kopf. Dann lehnte sie sich zurück und erklärte: „Weniger als zweihundertsiebzig! – Du!", spitzte sie den Zeigefinger in Rudolphs Richtung, der spürbar zusammengezuckt war. „Du dachtest wohl, jetzt hast du schön Geld, um Lina ein gutes Leben zu bieten?" Julia stach immer noch mit dem Zeigefinger zu Rudolph. „Vergiss es! Lina brauchte meine Grundsicherung, und ich habe von den übrig bleibenden einhundertdreißig Euro gelebt. Das sind dreiunddreißig Euro in der Woche! Der Rest von Linas Satz müsste nämlich für Nahrung, Hygieneartikel und Kleidung, inklusive Schuhe, reichen. Und allein für ein Paar Schuhe zahlst du zwanzig Euro!" Sie wusste nicht mehr, was sie sagen sollte. Ihre Augen irrten durch die Luft. „Du musst die Fixkosten übernehmen, wenn die nicht mehr gezahlt werden, dann haben wir ein Problem! Verstehst du das nicht?"

„Wie, Frau Glückauf, haben Sie das eigentlich gemacht?"

Wieder prallte Julias Oberkörper gegen die Lehne ihres Stuhles, wieder hoben sich hilflos ihre Hände. „Ich habe es irgendwie geschafft", antwortete sie leise.

„Aber wie?"

„Wie?", echote Julia. „Erst werden Kinder nicht anständig abgesichert, und dann werden Mütter angezeigt, die es trotzdem irgendwie schaffen? Was soll die Frage?"

Die Richterin schüttelte den Kopf. „Gut, was hätte Frau Clemens Ihrer Meinung nach tun sollen?"

„Ich habe es schon gesagt." Julia blickte Frau Clemens ins Gesicht, als könne sie die Vergangenheit ändern. „Man hätte mit mir einen vernünftigen Weg suchen können, Lina unterzubringen, damit ich mich endlich meiner Genesung widmen kann!"

„Und Ihr Vertrauen zu Ihrem Partner war völlig zerstört?"

„Man könnte Rudolph zum Beispiel in der Erziehung unterstützen, damit ich Ruhe hätte. Er schafft es nicht allein, die Nerven vierundzwanzig Stunden lang zu behalten!"

„Was sagen Sie dazu?" Wieder wanderten alle Blicke zu Frau Clemens und Herrn Wenzel.

„Wir sind für Betreuung nicht zuständig", erklärte Frau Clemens lapidar.

„Aber für Sorgerechtsentzug?" Julia fieberte in Frau Clemens Augen. „Und weil Sie für Betreuung nicht zuständig sind, betreuen Sie eben nicht? Und weil Sie für Sorgerechtsentzug zuständig sind, entziehen Sie das Sorgerecht?" Frau Clemens schien nicht mehr zu wissen, wie sie reagieren sollte, denn sie nickte, was Julia unwillkürlich lachen ließ.

„Die Frage ist auch“, fiel Ihr die Richterin ins Wort: „Wie lange Sie brauchen, um gesund zu werden und wie stabil oder instabil dann Ihre Gesundheit ist? Denken Sie, Sie können in Zukunft auf Dauer und jederzeit für Ihr Kind sorgen?“

Frau Clemens selbstgefälliges Kopfschütteln brachte Julia auf, und die Richterin fügte hinzu: „Hier steht jedenfalls: ‚Aufgrund der schwierigen gesundheitlichen Situation und der sich daraus ergebenden unsicheren Prognose hinsichtlich des Krankheitsverlaufs, bei der eine Heilung eher unwahrscheinlich ist, wird davon auszugehen sein, dass die Kindesmutter noch über sehr lange Zeit nicht in der Lage ist, umfänglich erzieherisch Verantwortung für ihr Kind zu übernehmen.‘“

Verzweifelt stöhnte Julia und stützte ihren Kopf in die Hände. Dann rieb sie sich mit den Handflächen langsam über das Gesicht, holte tief Luft und stotterte: „Aber *wer* hat das geschrieben?“

„Herr Wenzel!“, antwortete die Richterin.

Flehend sah Julia zur Stirnseite des Raumes. Das Gesicht der Richterin wirkte nun undurchdringlich, kein Gefühl, keine Empathie las sie darin. Allein die vielen Nachfragen dieser Frau ließen Julia hoffen, dass die Richterin Interesse hatte und mehr tun würde, als sie bloß zu verurteilen. Sie musste reden, nur ihre eigenen Worte konnten sie retten.

„Herr Wenzel ist doch kein Facharzt! Und er kennt mich nicht! Selbst wenn er mich kurz in meiner akuten Krankheit erlebt hat, hat er mich in all den Jahren, die ich bereits mit dieser Krankheit lebe, doch niemals getroffen oder bewusst beobachtet! Wie soll er eine solche schwerwiegende Prognose begründen können? Herr Wenzel schafft hier juristische Fakten, allein, indem er etwas aufschreibt. Dabei kann er weder die fachlichen Kompetenzen vorweisen, noch hat er jemals ein Gespräch mit mir geführt, geschweige denn meinen Gesundheitszustand untersucht. Er hat allein aufgeschrieben, was ihm in den Sinn gekommen ist. Das kann doch juristisch nicht aussagekräftig sein. Danach kann man doch kein Urteil bilden!"

„Deshalb sollte man sie unbedingt hinsichtlich ihrer Erziehungsfähigkeit von einem psychiatrischen Gutachter überprüfen lassen. Darauf bestehe ich!", fiel Frau Clemens ihr ins Wort, und Julia bemerkte plötzlich, dass Frau Clemens sie während der Verhandlung kaum angesehen hatte. Diese Frau schien jeden Blickkontakt mit ihr zu meiden, als sei ihre Krankheit ansteckend.

Rudolph hatte kurz die Augen gehoben und ihren fragenden Blick erwidert, nur eine Sekunde, bis er den Blick wieder senkte. Was wusste Julia, welchen Unsinn der psychiatrische Gutachter über sie zusammenreimen würde? Bislang hatte sie keine guten Erfahrungen gemacht, nicht mit den jungen Ärztinnen in der Klinik, nicht mit Frau Clemens oder dem Gutachter Wenzel. Nur ihre eigene Ärztin schien kompetent, ohne deren uneigennützige Hilfe hätte Julia gar nicht erst ein Kind bekommen. Sie raffte sich auf und schlug Frau Dr. Specht als Gutachterin vor. Doch Frau Clemens schüttelte den Kopf, und die Richterin gab ihr Recht. „Ihre Fachärztin ist nicht unvoreingenommen."

„Aber keine Ärztin kennt mich besser als sie!", begehrte Julia auf. „Und zwar seit über sechs Jahren! Sie hat mich in der Schwangerschaft begleitet, mit ihr habe ich unzählige Gespräche geführt ..."

„Wir brauchen einen neutralen Gutachter. Und glauben Sie nicht", wies die Richterin mit dem Finger auf Frau Clemens, „dass ich Ihrem Vorschlag nach Gutachter Renner zustimmen werde. Was der sagen wird, weiß ich bereits. Ich schlage Ihnen allen einen Gutachter vor, von dem ich schon häufig zufriedenstellend beraten worden bin. Sind Sie damit einverstanden, Frau Glückauf?"

„Was hab' ich für eine Wahl? Kann ich mich denn wirklich

entscheiden? Es heißt immer: ‚Im Zweifel für den Angeklagten!' Aber anstatt dass man mir nachweist, warum ich schädlich für mein Kind sein soll, muss ich beweisen, dass ich nicht schädlich für mein Kind bin. Also muss ich mich begutachten lassen."

„Dann stimmen Sie der Begutachtung zu?"

„Ja", antwortete sie leise.

Die Richterin nickte zufrieden und machte sich eine Notiz.

„Gut, es ist nun nur die Seite des Antragstellers noch nicht zu Wort gekommen. Frau Rechtsanwältin Helber, was möchten Sie dieser Verhandlung beitragen?"

Julia nahm Rudolphs Anwältin zum ersten Mal in dieser Verhandlung richtig wahr. Eine stämmige blonde Frau mit weichen Gesichtszügen, man könnte meinen, sie sei gutmütig. Doch was Julia nun zu hören bekam, nahm ihr den Atem.

„Wir beantragen hiermit das alleinige Sorgerecht für das Kind Lina Glückauf der Kindesmutter zu entziehen und auf meinen Mandanten zu übertragen."

„Können Sie diesen Antrag irgendwie begründen?", hallte die Stimme der Richterin an Julia vorbei. Sie hörte ein Räuspern, dann ...

„Die Kindesmutter ist augenscheinlich nicht in der Lage, ihr Kind zu ernähren, zu betreuen und zu erziehen. Mein Mandant würde die volle Verantwortung für seine Tochter übernehmen, und ich bin mir sicher, er wird die Herausforderungen eines alleinerziehenden Vaters gut meistern."

„Und woher wollen Sie das wissen?", fragte die Richterin.

Wieder hörte Julia das Räuspern der Anwältin. „‚Die Kindesmutter sollte sich zeitnah der empfohlenen stationären Unterbringung und der anschließenden Therapie mit begleitender Medikation unterziehen, um ihren psychischen Zustand wenigstens zu stabilisieren.' So steht es in dem Gutachten von Herrn Wenzel.

‚Für die Zeit nach einer stationären Unterbringung mit anschließender Therapie sollte abgesichert sein, dass immer ein weiterer entscheidungsbefugter Dritter die Lebenssituation der Mutter mit ihrem Kind begleitet.' Das kann nach unserem Dafürhalten nur der Kindesvater, also mein Mandant, sein. Ansonsten müsste man einen Vormund einbeziehen, was eine Traumatisierung des Kindes zur Folge haben könnte ..."

„Das Gutachten von Herrn Wenzel kann ich selbst lesen!", fuhr sie die Richterin an. „Aber es beantwortet meine Frage nicht. Woher nehmen Sie die Gewissheit, dass Ihr Mandant die Verantwortung für ein Kind in vollem Umfang und zuverlässiger als die Kindesmutter tragen kann? Die Kindesmutter sagt, er sei cholerisch, verliere schnell die Nerven und könne das Kind zerbrechen!"

Einige Sekunden schwieg die Anwältin, dann sagte sie betont langsam: „Die Kindesmutter ist derzeit in einer schlechten psychischen Verfassung. Man sollte nicht allem, was sie sagt, Glauben schenken. Mein Mandant ist gesund, und ich konnte ihn in den letzten Wochen ausreichend kennenlernen. Er wird der Verantwortung, sein Kind allein zu erziehen, in vollem Umfang nachkommen!"

„So?", erwiderte die Richterin. „Herr Wenzel bescheinigt aufgrund seiner Kompetenzen Frau Glückauf, dass sie langfristig weggeschlossen werden muss und dann nur unter Aufsicht ihr Kind sehen darf, ohne – wie Frau Glückauf wiederum behauptet – mit ihr überhaupt je gesprochen zu haben. Und Sie bescheinigen Ihrem Mandanten, dass er gut für sein Kind sorgen kann. Haben Sie eigentlich das Kind je gesehen?"

„Nein", antwortete die Anwältin nach kurzem Zögern.

„Dann haben Sie auch Ihren Mandanten nie im Umgang mit dem Kind erlebt?"

„NEIN!", brach es plötzlich aus Rudolph heraus. „Ich will ihr ja gar nicht das Sorgerecht entziehen! Das habe ich nie gewollt!"

Er keuchte, er schien verzweifelt, er schien nicht zu wissen, was er tun sollte. Derselbe Rudolph, der jedes Problem mit seiner dröhnenden Stimme gelöst hatte, schien plötzlich zu zittern.

„Stimmt! Fragen wir doch mal den Vater selbst", hörte Julia die spöttische Stimme der Richterin, während sie verblüfft Rudolphs verzerrte Gesichtszüge betrachtete, und sich über das inzwischen völlig taube Gefühl in ihrem Inneren wunderte. Sie saß in dieser Verhandlung wie in einem Kino, fühlte sich außerhalb des Geschehens angekommen, als Betrachterin, als Unbeteiligte. Hier wurde geredet, es wurde geredet über sie, aber sie war nicht da, fühlte ihren Körper nicht mehr, war nur noch ein Schatten, ein Geist. Hätte man sie jetzt zum Reden aufgefordert, hätte sie kein Wort formulieren können. Stattdessen betrachtete sie Rudolph, als sähe sie ihn zum ersten Mal. Warum wollte er ihr nicht das Sorgerecht entziehen, sich nicht an ihr rächen, wo sie ihn doch aus der Wohnung und damit aus der Familie geworfen hatte? War das derselbe Rudolph, der ihre Zimmertür zerschlagen hatte, der tobend und trampelnd und brüllend wie ein Stier durch ihre Wohnung gerast war, wie von der Tarantel gestochen? Und das immer wieder, wöchentlich, nein, fast täglich?

„Reden Sie!", forderte ihn die Richterin nun beinahe sanft auf. „Sagen Sie uns, was Sie zu sagen haben."

Rudolph wies mit bebender Hand auf Frau Clemens. „Diese Frau hat mir am Telefon mitgeteilt, wenn ich mir nicht eine Anwältin suche und vor Gericht erscheine, dann würde Lina untergebracht werden; und ich solle mir darüber im Klaren sein, dass dieses Kinderheim nicht in der Nähe liege. Ich wollte doch nur verhindern, dass Lina in ein Heim kommt!"

Julias Erstaunen wuchs. Lina in ein Heim, in ein Heim,

das nicht in der Nähe lag? Was für ein Wahnsinn! Doch sie sagte nichts, hörte nur die weitere Frage der Richterin: „Sie wollen also gar nicht, dass Sie das alleinige Sorgerecht für Ihre Tochter übertragen bekommen? Trauen Sie sich denn zu, ihre Tochter allein zu erziehen?“

Hilflos schüttelte Rudolph den Kopf. „Nein, das schaffe ich nicht. Und es stimmt: Ich bin schnell irritiert.“

„Dann stimmt es also nicht, dass Frau Glückauf Sie geschlagen hat?“

„Nein.“ Wieder schüttelte Rudolph müde den Kopf.

„Was sollte Ihrer Meinung nach geschehen?“

Kurz sah Rudolph Julia in die Augen. „Wir brauchen Unterstützung. Ich brauche jetzt Unterstützung. Und keinesfalls darf Lina in ein Heim. Wir werden sie zusammen erziehen – wenn es sein muss, mit der Unterstützung des Jugendamtes.“

Julia folgte den Augen der Richterin zu Frau Clemens. „Was sagen Sie dazu?“

„Das kann der Kindesvater nicht allein entscheiden. Wenn er das alleinige Sorgerecht nicht will, dann wird Lina Glückauf in ein Heim verwiesen, und später hat sie vielleicht Glück und wird von einer Pflegefamilie aufgenommen.“

„Aber ICH! ICH bin doch da!“ Julia hatte ihre Kraft wiedergefunden. „ICH bin die Mutter! ICH habe sie geboren, gefüttert, gepflegt und bis jetzt aufgezogen! ICH habe ihr den Po abgewischt, ihre Wäsche gewaschen und ihr Essen gekocht! ICH bin ihre Mutter, und ICH will es bleiben!“

16

Julia hatte sich verboten, über ihre Situation nachzudenken. Ihre Gerichtsakten hatte sie ganz unten in ihrer Reisetasche im Schrank versteckt. Sie stellte sich das Gefühl ihrer Ohnmacht wie ein Gemälde im Museum vor, das man betrachten konnte und weitergehen, um sich dem nächsten Werk zuzuwenden. „Da hat jemand seiner Verzweiflung Ausdruck verliehen. Sehr schön …", nickt eine Besucherin in elegantem Gehrock ihrem Gatten zu. „Sehen wir mal zu den Porträts im nächsten Raum." Die Frau würde ihren Mann einhenkeln und ihn mit sich ziehen, während der Mann bereits vor Jahren aufgegeben hatte, sich gegen ihren Willen zu sträuben.

Julia malte keine schwarzen Tunnel und keine Köpfe mit Schrauben im Schädel. Das hatte sie in ihrer Kindheit getan. Sie saß am kleinen quadratischen Tisch vor den Gesichtern ihrer Mitpatienten. Die Bleistiftporträts vor ihrer rosa Zimmergenossin zu verstecken, hatte sie längst aufgegeben. Die interessierte sich dafür genauso wenig wie für Julia, und in der nüchternen Atmosphäre des Krankenhauszimmers akzeptierten sich die beiden Frauen gegenseitig, wie Einrichtungsgegenstände, an denen sie nichts ändern durften.

Julia träumte von ihrem Atelier, das eigentlich nichts weiter war als das Schlafzimmer einer Plattenbauwohnung. Das kleinste Zimmer, ihr ehemaliges Schlafzimmer, hatte Julia nach Rudolphs Auszug zum Schlaf- und Kinderzimmer umfunktioniert. Das Kinderbett hatte sie entsorgt, ihrer Tochter eigene Schränke und einen Spieltisch eingerichtet, und im Ehebett schliefen sie seitdem gemeinsam. Das Wohnzimmer mit Balkon hatte sie der Familie und den Freunden überlassen. Doch einen Raum brauchte sie für sich allein, um ganz bei sich sein zu können, beschäftigt mit dem, was sie ausmachte, so sehr, dass sie sich nur im Zustand der Konzentration auf die Malerei vollständig und ausgeglichen fühlte.

In dieses Atelier wünschte sie sich zurück, als die Klinke zum wiederholten Mal klappte, weil ihre Mitbewohnerin etwas holen wollte. Ihr Atelier war vielleicht siebzehn Quadratmeter groß. Neben dem Fenster stand Julias Staffelei und ein Schränkchen mit Farben, die sie aber nur selten benutzte, seit sie sich vor einigen Monaten der Grafik zugewandt hatte. Für die Tuschezeichnungen hatte sie ihren kleinen Büroschreibtisch durch eine größere Arbeitsplatte ersetzt, den sie streng in zwei Bereiche geteilt hielt. Ganz rechts logierten der Laptop und der Behördenkram, der auf einem niedrigen Rollschrank weiterwuchs. Links war viel Platz für Stifte, Kohle, Tusche und Federn. Eine Arbeitsplatte aus dicker Pappe mit Rändern von Tuschezeichnungen markierte den Platz für das Papier. Daneben Linoleum und dahinter Haufen von Skizzen und Detailstudien, die sie nie ganz sortieren konnte, da jede im Format anders war. In diesem Haufen blätterten am liebsten ihre Freunde und fragten sie dann: „Na, was machst du gerade?"

Das hatte sie seit Wochen niemand mehr gefragt. Und Lina? Sie hatte früher ihre Decke und jetzt ihren kleinen Arbeitsplatz mit Kinderstühlchen neben ihr. Doch meist beschäftigte sie sich immer noch mit dem Papierabfall.

„Sie liebt Collagen", hatte Julia Moritz erklärt, als der Boden mit Papierschnipseln übersät war; und er hatte geantwortet: „Sie wird aus deinen Werken noch mal was ganz Neues kreieren." Dann hatte sich Moritz zu Lina auf den Boden gesetzt.

Moritz besuchte Julia und Lina jetzt wieder öfter. Er hatte sich zum perfekten Onkel entwickelt; doch bei seiner Ablehnung eigener Kinder war er geblieben. Auch hatte sich etwas in seinem Leben getan. Mit einer neuen Freundin verbrachte er die Wochenenden, wohnte mit ihr aber nicht in einer Wohnung. Mehrfach im Monat erschien er unangekündigt vor Julias und Linas Tür, trat ein und setzte sich wie selbstverständlich auf den Schaukelstuhl im Wohnzimmer, der ihm in gemeinsamen Zeiten zum Lesen wertvolle Dienste geleistet hatte. Dann stürmte Lina auf ihn zu, nahm ihn bei der Hand und zeigte unmissverständlich, dass sie mit ihm spielen wollte, und Moritz ließ es geschehen. Julia war dankbar darüber gewesen, waren es doch Minuten, in denen sie sich kurz zurückziehen und mit sich allein sein konnte.

Sie blickte zum Fenster auf, ihr Körper schrie nach einer Zigarette. Müde stützte sie die Hände auf die Oberschenkel und verharrte in dieser Geste. Erneut sah sie die Gesichter vom Vormittag vor den Augen, Marianna, Andrea und drei Männer, und sie hörte die Frage, warum sie vor Gericht gewesen sei, wie ein immer wiederhallendes Echo. Im Nachhinein könnte sie sich die Zunge abbeißen. Warum hatte sie nur die Wahrheit gesagt? Warum auch nur ein Wort darüber verloren? Warum war sie so naiv gewesen?

„Das gibt's doch nicht!", hatte Marianna auf ihre Erzählung reagiert, und die drogensüchtige Andrea hatte nur gegrinst. Doch einer der Männer hatte Julia an ihre Grenzen gebracht. „Da muss doch was gewesen sein! Ohne Grund entzieht das Jugendamt doch niemandem das Sorgerecht!" Und im Affekt hatte Julia begonnen zu reden. Doch je mehr sie ausgesprochen hatte, umso mehr hatte sie sich in den Worten verwickelt, als hätte sie es tatsächlich nötig, sich zu verteidigen oder zu leugnen. Sie hatte gespürt, wie die Wogen der Unglaubwürdigkeit über ihr zusammenschlugen. Und als zwei der Männer ohne weitere Worte aufstanden und den Raum verließen, hatte sie gewusst, dass sie mit Worten nicht überzeugen konnte. Je mehr sie davon machte, desto zweifelhafter musste sie wirken. Julia sank in ihren Stuhl zurück und starrte aus dem Fenster. Die Lust auf das Raucherglashaus war ihr vergangen. Vielleicht sollte sie ihre Wohnung fotografieren, um wenigstens die Richterin zu überzeugen?

17

Das Klinikgelände konnte Julia inzwischen frei betreten und verlassen. Nur ab- und anmelden sollte sie sich. Natürlich hätte sie auf eigenen Wunsch jederzeit die Behandlung abbrechen können. Doch das zu tun, wäre in ihrer Situation nicht klug gewesen. So fügte sie sich den Regeln, abzuwarten, was die Ärztinnen zu welcher Zeit für sinnvoll hielten. Denn jede Behandlungsverweigerung von ihrer Seite wäre ein stichhaltiger Beweis für Frau Clemens und Herrn Wenzel gewesen, dass sie mit ihrem Urteil über Julia richtig lagen. Julia wusste, sie durfte sich nicht den geringsten Fehler erlauben, kein Quäntchen Stolz konnte sie sich leisten. Im Prinzip war sie es nicht offiziell, aber tatsächlich war sie entmündigt, erpresst mit ihrer Tochter, ihrem freien Willen enthoben. Stattdessen unterlag sie dem Zwang, alles so zu tun, wie es für den juristischen Prozess förderlich war. Sie fühlte sich in einem Käfig aus Einschränkungen; sie, die Stolze, die Freiheitsliebende; Julia, die Künstlerin, die immer großen Wert auf Unberechenbarkeit gelegt hatte, war gefangen.

Genau deshalb hatte sie sich auch eine Zeugin mitgenommen, die zurückhaltende Sozialpädagogin, die sie schon zum Gericht begleitet hatte. Diese Frau schien an Julias Schicksal Anteil zu nehmen wie an einem spannenden Spielfilm. Sie saß im Dunkeln des Kinosaals, wusste nichts vom Vorher und vom Nachher der Geschichte, versuchte nichts herauszufinden oder zu beeinflussen. Julia wusste, dass sie redete, mit Kolleginnen, mit ihrem Mann, mit

Freunden, und dass sie mit unverfänglicher Neugier an Julias kräftezehrendem Kampf um ihre Tochter teilnahm. Ja, Julia hatte sie nicht einmal bitten müssen, sie zum psychiatrischen Gutachter zu begleiten. Die Sozialpädagogin hatte auch ohne Julias Information von dem Termin erfahren und war selbst auf sie zugetreten.

Jetzt standen sie an der Straßenbahnhaltestelle und warteten auf die Bahn, die sie in das Plattenbauviertel bringen würde, in die Psychiatrie zu Professor Dr. Lens. Die Februarkälte und die Feuchte des Schnees zu ihren Füßen krochen ihr unter die Kleidung; und Julia ersehnte sich nichts mehr, als mit ihrer Tochter im warmen Atelier zu sitzen, dem Knistern von Linas Papieren zuzuhören und sich die Seele aus dem Leib zu malen.

Julia sah klar! Sie hatte kaum noch paranoide Sequenzen in ihrem Kopf. Die Filmrollen drehten sich nicht mehr. Der Schock vor Gericht hatte sie voll und ganz ernüchtert. Im Prinzip war sie gesund, obwohl sie eine niedrigere Dosis Medikamente einnahm als vor ihrem Klinikaufenthalt. Das Grauen in ihrer Gefühlswelt aber war zur Wirklichkeit geworden, sie bewegte sich im Entsetzen, ganz real.

Die Sozialpädagogin versuchte sie anzusprechen, kurz nach Julias letzter Begegnung mit Lina zu fragen. Doch Julia winkte ab und konzentrierte sich auf die Autos auf der Fahrbahn. Sie wollte nicht reden, jetzt nicht, und die Sozialpädagogin nahm Rücksicht darauf.

*

Das Gespräch mit Professor Dr. Lens lief schlecht. Julia dachte fieberhaft; versuchte seine Interpretationen ihrer Sätze vorauszuahnen; achtete darauf, nichts Falsches zu sagen; zitterte in ihrer Angst vor dem Gutachten; dachte an ihre Tochter; verbot sich den Gedanken; versuchte, sich auf die Fragen zu konzentrieren und schwieg plötzlich!

„Es ist alles so aussichtlos", gestand sie plötzlich. „Ich weiß nicht mehr, was ich sagen soll."

Doch der Professor beugte sich ihr entgegen und fragte: „Warum denn? Ich bin doch auch nur ein Mensch!"

‚Wie scheinheilig!', dachte Julia. Er sah sich auch nur als Mensch, und doch hatte er die Macht, ihr Leben zu zerstören oder es ihr zurückzugeben. Resigniert lachte Julia auf, sah ihm in die Augen und erklärte: „Ja eben! Alle sind nur Menschen!"

„Und was stört Sie daran?"

„Was weiß ICH denn, was SIE nun wieder für einen Unsinn über mich zusammenfabulieren?"

Julia konnte ihre Verzweiflung nicht mehr bremsen. Wie ein Bergrutsch brach es aus ihr heraus, der Krampf der letzten Wochen, die ganze Zurückhaltung, die erzwungene Vernunft, die aufoktroyierte Ruhe, die Ohnmacht im Angesicht ihrer Mitmenschen, die Unerträglichkeit der Verständnislosigkeit ihrer Krankheit gegenüber ...

„Ich musste in den letzten Wochen begreifen, dass *alle* nur Menschen sind; Menschen, die sich über mich erheben; Menschen, die über mich urteilen; Menschen, die über mich Gutachten schreiben; Menschen, die voller Überzeugung sind, dass sie mein Kind vor mir schützen müssen; Menschen, die nichts begreifen, die nichts begreifen wollen, ja, die nicht einmal zuhören wollen, um ja kein Argument gegen ihre Schlussendlichkeit zulassen zu müssen. Und die Einzige, die nie etwas klarstellen oder berichtigen darf, bin ich, weil ich psychisch krank bin und man mich deshalb nicht ernst nehmen muss!"

Julia sah ihm zornig ins Gesicht. „Und jetzt sitze ich dem nächsten Gutachter gegenüber, der wieder jedes Wort von mir wie

Kaugummi zerkaut, um das Unmöglichste daraus hervorzuholen, alles das, was nicht stimmt, was ich nie gesagt habe und was ich nie sagen wollte! – Sehen Sie mich doch einfach an! Kann ich eine schlechte Mutter sein?"

„Endlich!" Der Gutachter richtete sich auf. „Genau darauf habe ich gewartet! Warum verteidigen Sie sich? Warum krümmen Sie sich unter den Vorwürfen ..."

„Unterstellungen!"

„... meinethalben Unterstellungen. Aber warum wehren Sie sich nicht?"

„Weil ich mich nicht wehren kann! Weil die Psychiatrie alle Argumente gegen mich schon erfunden hat. Wehre ich mich, habe ich ‚mangelnde Krankheitseinsicht' und gelte als ‚behandlungsresistent'. Man nimmt mir das Kind, weil ich für die Gesellschaft unkontrollierbar, ja, gefährlich bin, und mir die Bereitschaft oder Fähigkeit fehlt, an meiner Gesundheit zu arbeiten. Wehre ich mich nicht und tue alles, was man von mir verlangt, in vorauseilendem Gehorsam, dann lebe ich willenlos in einer Scheinrealität, kann meinen Zustand nicht erkennen noch beeinflussen und erst Recht nicht für ein Kind sorgen. Oder ich bin hinterlistig und durchtrieben und mir ist nicht zu trauen, eine gefährliche, hochintelligente Psychopathin eben! Ich kann tun und lassen, was ich will, in jedem Fall wird man es gegen mich auslegen, allein aufgrund meiner Diagnose."

Julia keuchte vor Wut, mehr fiel ihr dazu nicht ein. Etwas beschämt über ihren Ausbruch blinzelte sie dem Psychiater zu, einen kleinen gedrungenen Mann mit kurz geschorenem Haarkranz, der seine gewichtige Miene verloren zu haben schien, während Julia getobt hatte. Doch ihr Gegenüber schien sich schnell wieder zu fangen. Er legte seinen rechten Arm auf die Sofalehne, während Julia auf ihrem Sessel erstarrte.

„Wie kommen Sie darauf, dass Sie jeder verurteilt?"

„Oh", stöhnte Julia. „Was denken Sie denn, warum ich hier sitze? Was denken Sie denn, warum ich mich von Ihnen begutachten lassen darf? Meinen Sie, es war das Vertrauen des Jugendamts und des Gerichts in mich und meine Krankheit, dass ich heute das Glück habe, Sie kennenzulernen?"

Ihr Bekenntnis erwiderte der Professor mit einem breiten Grinsen. „Sie haben wirklich Glück, dass *ich* Sie begutachte. Ich kenne Ihre Richterin schon lange, und sie hat Vertrauen in mein Urteil."

„Das glaube ich Ihnen gerne! Aber ich", erwiderte Julia, „habe kein Vertrauen in das Urteil von Personen, die mich nicht kennen; und nach den letzten Wochen schon gar nicht!"

„Das meine ich auch nicht. Ich engagiere mich seit Jahren für gesellschaftliche Akzeptanz gegenüber psychisch kranken Menschen. Die Vorurteile, über die Sie gesprochen haben, kenne ich in- und auswendig."

„Und, was meinen Sie, soll ich tun, um da unbeschadet rauszukommen?", fragte sie.

„Werden Sie gesund und kümmern Sie sich um Ihr Kind!"

Julia erwiderte seine Worte mit einem leisen Lächeln, presste dann die Lippen aufeinander und nickte ihm zu.

„Warum nicken Sie?", fragte er sofort, und Julia begriff, dass er den Widerspruch zwischen dem Spott in ihren Zügen und ihrem braven Nicken bemerkt haben musste.

„Wenn ich jetzt sagen würde, ich sei seit der Gerichtsverhandlung komplett ernüchtert und gesund; wenn ich behaupten würde, wegen all der realen Probleme sei kein Platz mehr in meinem Kopf für psychotische Phantastereien, und all der Horror um mich herum hätte reale Ursachen, dann würden Sie mir mangelnde Einsicht in meine Erkrankung und mangelnde Fähigkeit zur Selbstreflexion vorwerfen oder mich belehren, dass der erste Schritt hin zur Genesung die Erkenntnis sei, dass man krank ist, das heißt, nicht normal wie alle anderen tickt. Solange ich diese Einsicht nicht habe, könne mir niemand helfen und sich niemand auf mich verlassen, und ein Kind könne man mir schon gar nicht anvertrauen."

Er lachte. „Tja, Sie müssen im Umgang mit Ihren Mitmenschen mehrfach denken, stimmt's? Zum einen, was Ihre Krankheit mit Ihnen macht, zum Zweiten, was Ihr Umfeld Ihnen aufzwingt; zum Dritten, wie Sie auf Ihr Umfeld wirken; und zum Vierten, wieviel Sie Ihrem Umfeld von Ihnen und Ihrer Krankheit überhaupt zumuten können. Und dann müssen Sie sich noch entscheiden, wie Sie nun reagieren sollen. Das ist wohl das, was Sie derzeit überfordert?"

„Und warum akzeptiert man nicht einfach die Wahrheit? Nimmt mich so, wie ich bin? Akzeptiert, wenn ich authentisch bin?"

„Weil Ihr Umfeld genauso mehrfach denkt wie Sie. Es hat Angst vor dem Unbekannten, Ihrem Wahn, dessen Inhalte niemand nachvollziehen kann, weil ihn niemand sieht. Es hat Angst vor Ihrer Reaktion auf die unbekannten Abläufe in Ihrem Inneren, die ja folglich für Außenstehende unberechenbar sind. Und niemand weiß, wieviel man Ihnen zumuten oder zutrauen kann. Niemand kann einschätzen, in welcher der vielen, uneinsehbaren Welten Sie gerade stecken, wenn Sie handeln. Man traut Ihnen viel zu, wenn man Sie derart hinterfragt! Und wenn man Ihnen zutraut, so vorausschauend zu handeln, dass Sie die Reaktionen Ihrer Umwelt in Ihr Verhalten mit einbeziehen, zeigt man nur, dass man von Ihren Fähigkeiten und Ihrer Intelligenz überzeugt ist. Zum Beispiel, wenn jemand befürchtet, dass Sie sich etwas antun werden, während Sie vorgeben, nur Ihre Papiere sortieren zu wollen.

Also machen Sie doch etwas daraus. Überzeugen Sie Ihr Umfeld von Ihrem Umgang mit Ihrer Erkrankung!"

Verständnislos sah Julia ihn an.

„Verstehen Sie mich?"

Julia schüttelte den Kopf.

„Merken Sie, wenn Sie erkranken?"

„Natürlich!", sagte Julia.

„Erklären Sie mir, was Sie spüren und wie Sie damit umgehen!"

Julia begriff. Das war ihre Chance. Wenn sie erklären konnte, wie sie seit Jahren mit ihrer Krankheit lebte, dann konnte man ihr vielleicht auch zutrauen, für sich selbst und für ihr Kind zu sorgen. Jetzt endlich, endlich hatte sie jemanden gefunden, zu dem sie ganz einfach ehrlich sein konnte. Oder? Konnte Sie das? Jedenfalls blieb ihr keine andere Wahl.

Ihren Bericht über den ersten psychotischen Schub, der sie ohne Vorwarnung und ohne Kenntnis der Erkrankung getroffen hatte, hielt sie knapp. Die Narben an ihrem Handgelenk und an ihrem Hals erwähnte sie nur am Rande, dafür führte sie umständlich aus, wie Moritz und sie im *Pschyrembel* gesucht und die Diagnose gefunden hatten. Von klaren und völlig wahnhaften Phasen erzählte sie und davon, wie sie Psychiater abtelefoniert und überall nur auf Wartelisten verwiesen worden waren. Ihre damalige Heilung, das erste Aufwachen aus der anderen Welt, die plötzlich vor ihren Augen ins Absurde abdriftete, waren die Schlüssel zu Krankheitseinsicht und Reflexion dessen, was mit ihr geschah.

„Was eigentlich los war", erzählte sie dann, „konnte ich erst begreifen, als der Wahn sich langsam lichtete. Die Erkenntnis, dass der Horror nur Phantasie war und sich die Realität ganz anders anfühlte, war ein Schock."

„Wie fühlt sich der Wahn denn an?" Der Professor schien

ehrlich interessiert, und Julia schloss aus seiner Miene, dass er keine eigenen Erfahrungen hatte.

„Wie Fahrradpedalen, die sich von selber drehen und die Füße mitreißen; wie die Endlosschleife eines bannenden Films, während man gefesselt im Dunklen hockt; wie ein Albtraum, der durch und durch logisch ist, und aus dem man vor lauter Angst aufwachen will, aber nicht kann ..."

„Und die Realität?"

„Wenn man aus dem Wahn aufwacht? Ja, sind Sie schon aus einem Albtraum aufgewacht, und Ihnen wurde nur langsam klar, dass Sie sich im Bett befinden und alles absurd ist, was Ihnen Ihr Gehirn vorgegaukelt hat? Das, nur sehr, sehr langsam, über mehrere Tage gestreckt!"

„Und die Gefühle?"

Ja, die Gefühle? Julia dachte nach. Die Gefühle waren eine andere Perspektive. Sie kamen nicht von selbst wie die Bilder im Kopf, sondern sie wurden von den Sequenzen ausgelöst. Der Wahn war die Ursache, die Gefühle die Folge. Julia sah zum Professor. „Die Gefühle reißt der Inhalt mit, wie Sie ein Kinofilm an die Grenzen des Erträglichen bringen kann. Manchmal eine Komödie, manchmal ein Thriller, nur dass man selbst im Zentrum steht, sich das Geschehen erbarmungslos auf einen selbst richtet. – Ein Horrortrip vielleicht?"

„Nehmen Sie Drogen?"

Ihre Achtung vor dem Professor stürzte zu Boden, enttäuscht sah sie ihn an. Dann warf sie genervt die Arme in die Luft ...

„Entschuldigen Sie, ich *muss* Sie das fragen!"

„Nein! Aber als ich erkannt hatte, worin sich die Wahrnehmung von Wahn und Realität in meinen Gefühlen unterscheiden, hatte ich endlich ein Instrument in den Händen, mit der Krankheit leben zu lernen."

„Sie können Wahn und Realität unterscheiden?"

„Ja, die Fahrradpedale spürt man doch!"

„Und was hat Ihnen diese Fähigkeit gebracht?"

„Ich habe gelernt, mich aufzuspalten, bin nicht mehr willenlos zwischen dem einen und dem anderen hin und her gedriftet, habe beides in meinem Bewusstsein erhalten, das heißt, die Realität bewahrt, auch wenn ich im Wahn versank. Ich habe beides nebeneinandergestellt, auch wenn die Realität manchmal nur noch Erinnerung an das Davor war. Ich konnte bewusst Grenzen ziehen und mich deshalb, trotz Tagtraum, einigermaßen normal in der Gesellschaft bewegen. Die Aufspaltung ist kein Krankheitssymptom, sondern das einzige Mittel, mit der Produktivität im eigenen Kopf einigermaßen normal zu wirken und damit der Abscheu der Gesellschaft zu entgehen."

Fragend sah sie der Professor an. „Das heißt, wenn Sie krank sind, spielen Sie die Realität?"

„Ja, dann passe ich mich der Realität an, wie ein Schauspieler einem Theaterstück. Ich weiß ja, wie sie funktioniert oder funktionieren sollte. Da ich den Wahn nicht abschalten kann ..."

„Das können Sie nicht?"

„Nein", lachte Julia, „das hätte ich gern gelernt, aber es geht nicht. Doch die innere Hölle kann zusätzlich zur äußeren Hölle werden, wenn man sie nach außen zeigt. Denn dann wird nachgetreten: ‚Die spinnt ja!', tuscheln sie. Wer den Film im Kino selbst nicht sieht und nur auf die Reaktionen der Zuschauer achtet, wird irritiert sein. Für die Zuschauer kann das peinlich wirken. Ich muss mich also teilen. Da ich den Wahn nicht abschalten kann, muss ich die Realität zusätzlich spielen!"

„Das ist *eine* Strategie." Der Professor schien beeindruckt. „Aber haben Sie nicht auch Möglichkeiten, den Wahn in sich zu bezwingen?"

„Das kommt auf das Maß an. Solange meine Produktivität ein bestimmtes Ausmaß nicht überschreitet, kann ich versuchen, meine Gedanken zu fokussieren, zum Beispiel auf Kunst, Kreativität, auf ein Buch oder einen Film oder am besten, indem ich mich mit Menschen umgebe. Ein direktes Gespräch ernüchtert, deshalb hat mich ja die Gerichtsverhandlung komplett auf den Boden der Tatsachen geworfen. Aber wenn der Schub stärker wird, dann habe ich keine Chance. Meine Konzentrationsfähigkeit auf alles, was außerhalb meiner selbst liegt, geht komplett verloren. Ich bin so ausgefüllt mit inneren Phantasien, dass alles Außen zum irritierenden Störfaktor wird, bis ich es gar nicht mehr wahrnehmen kann, genau, wie wenn man ständig bei einer konzentrierten Arbeit unterbrochen wird."

„Davon kann ich ein Lied singen.", nickte er. „Und was machen Sie dann?"

„Dann male und dichte ich nur noch, um meine Gefühle zu kanalisieren."

„Und als Ihnen alles zu viel wurde, haben Sie Ihren Mann geschlagen?"

„Geschlagen?" Entsetzt sah Julia ihn an. „Ich habe niemanden geschlagen! Jetzt hören Sie doch auf, mir so einen Mist vorzuwerfen!"

Doch der Professor ließ sich nicht irritieren. „Gibt es noch etwas, womit Sie den Wahn in den Griff bekommen können?"

„Na, nur mit Medikamenten! Das ist das Einzige, was hilft."

„Eben!", erklärte der Professor. „Haben Sie Ihre Medikamente abgesetzt?"

Julia schüttelte den Kopf. „Ich habe mehr genommen als jetzt. Der Schub ließ sich nicht aufhalten", und sie erzählte von ihrer Schwangerschaft und den vielen Medikamentenwechseln, die ihrer Meinung nach zu dem starken Schub geführt hatten. „Warum immer diese einfachen Urteile über ein so komplexes Thema? Wie können es sich Gesunde so leicht machen, einen anderen Menschen zu verurteilen, wo sie doch wirklich null Einblick haben? Wissen Sie, was ich leisten muss, Tag für Tag, wenn ich mich selbst kontrolliere und reflektiere? Ich muss *all das* hinterfragen, was ein Gesunder mit völliger Selbstverständlichkeit niemals hinterfragen würde; und man würde es von ihm auch nicht verlangen!"

„Was zum Beispiel?", fragte der Professor und beugte sich gespannt nach vorn.

„Die Sinneswahrnehmungen!" Julia blickte in sein Gesicht und fügte hinzu: „Das können *Sie* auch nicht, aber *ich* musste es lernen!" Sie zeigte auf den Schreibtisch des Professors, der von Papieren überquoll. „Sie sehen diesen Tisch dort?", fragte sie und wartete des Professors Nicken ab. „Aber den gibt es nicht!"

Noch einmal sah der Professor zu dem Tisch, als könne er vor seinen Augen verschwinden.

„Und doch sehen Sie ihn deutlich vor sich, stimmt's? Aber wenn Sie sich unvorsichtig über diesen Tisch äußern, dann werden Sie für verrückt erklärt! Und genau das tut Ihr Umfeld mit anmaßender Selbstgerechtigkeit!"

„Und was tun Sie?"

„Ich muss die Gefühle zur Wahrnehmung beobachten und bei Verdacht meine eigene Wahrnehmung hinterfragen. Und wenn jemand behauptet, da steht kein Tisch, dann muss ich mir selbst misstrauen, anstatt auf meiner Wahrnehmung zu beharren, wie das Gesunde völlig selbstverständlich tun! Was *Sie* wahrnehmen, ist für *Sie* Realität! Ich aber sollte mir wenigstens eingestehen, dass meine Realität nicht die Realität der anderen sein muss, und dass ich mich nur über gemeinsam geteilte Realitäten äußern sollte. Natürlich geht es nicht um Tische", fügte sie hinzu. „Es geht um komplexe Zusammenhänge, um Traumgespinste. Genau, wie

Sie sich manchmal im Traum fragen können, ob das Traum oder Wirklichkeit ist, und wie sie diese Frage nicht unbedingt beantworten können, solange sie nicht aufgewacht sind und sich wachen Geistes über die Realität Gewissheit verschafft haben. Nur – ich kann nicht aufwachen, nicht sofort und nicht auf Befehl! Ich muss mich also doppeln, halb Traum, wie ich ihn gerade wahrnehme und doch bezweifle, halb Realität, wie ich sie erinnere. Mein Leitsatz ist: ‚Es könnte so sein, es muss aber nicht sein, ich kann es jetzt nicht entscheiden.' So lebe ich! Und das soll mir erstmal ein Gesunder nachmachen, vor allem die, die wild mit Urteilen um sich schmeißen!"

Lange sah sie der Professor an, als könne er an ihr, ihrer Mimik, ihrer Ausstrahlung irgendetwas entdecken, was Julia ihm verheimlicht hätte. Sie senkte den Blick und schwieg, als sie sein Räuspern hörte.

„Ich muss Sie da doch noch etwas Unangenehmes fragen", erklärte er schließlich. Dann schien er nach Worten zu suchen und Julia wartete geduldig, bis sie sein Schlag mitten ins Gesicht traf. „Haben Sie schon von Fällen gehört, in denen Mütter mit Ihrer Erkrankung ihre eigenen Kinder töten wollten?"

„Was töten wollen?" Julia erstarrte. Die langen Nächte im Horrorwahn liefen wie Spulen in ihrem Kopf ab. „Wie kommen Sie dazu, mich so etwas zu fragen?"

Doch der Professor schüttelte nur den Kopf. Er schien hilflos zu sein. „Würden Sie mir bitte erklären, was in diesen Müttern vorgeht."

Wieder sah sich Julia zitternd vor Angst neben ihrer Tochter liegen. Doch darüber zu reden war gleichsam, als würde sie eine Schlaufe um ihren Hals legen, die der Professor und besonders Frau Clemens nur noch zuziehen müssten. In all den Gesprächen hatte sie darauf geachtet, nicht zu viel, am besten gar nichts von ihren Visionen zu erzählen, die sie vor Ohnmacht und Todesangst hatten fiebern lassen. Das war nichts für Gesunde, die würden die Gedanken und die Ängste, die sie über die Grenzen des Erträglichen brachten, nie verstehen, würden sie zum zweiten Mal wie den Todesspeer gegen sie richten. Die Empathie eines Gesunden konnte sie nicht erwarten.

Sie blickte kurz in die erwartungsvollen Augen des Professors, er schien sie von seiner Frage nicht erlösen zu wollen. Was tun? Reden? Ehrlich sein? War sie ehrlich, würde man sie für eine Gefährderin halten, druckste sie um das Thema herum und log sie sich frei, dann würde man ihr misstrauen, solange sie diese Gefahr leugnete. Zu oft war das, was der Professor angesprochen hatte, schon geschehen.

Noch einmal blickte sie in seine erwartungsvollen Augen. Dann schluckte sie und fand Worte. „Diese Mütter wollen nicht ihr Kind umbringen wie ein Sadist, der sich am Leiden anderer erfreut, der vom Tod des anderen profitiert oder jemandem sein Leben nicht gönnt; sie wollen das Kind und sich selbst vor Schlimmeren bewahren, indem sie es töten, erst das Kind und dann sich selbst."

„Sie wissen also, worum es geht?", erwiderte der Professor, und die Falle, die Julia vorhergesehen hatte, schnappte zu. Vielleicht war es ein Fehler gewesen – aber ihr Wissen ganz zu leugnen, hätte das nicht gefährlicher sein können?

„Sie haben wohl keine eigenen Erfahrungen? Erfahrungen mit psychischen Erkrankungen, meine ich."

„Nein", schüttelte der Professor den Kopf, und Julia spürte, wie sich ihre Mundwinkel nach unten zogen.

„Das ist schlecht, bei der Verantwortung, die Sie tragen, vor allem in Bezug auf mein Kind, dessen Zukunft Ihnen in gewisser Weise mit der Begutachtung anvertraut worden ist!"

Sie beobachtete sein stilles, fast ein wenig zurückhaltendes Nicken. Konnte sie ihm vertrauen? Julia wusste, sie hatte alles auf eine Karte gesetzt.

„Erklären Sie es mir", hörte sie seine leise Stimme, „damit ich eine Entscheidung fällen kann. Ich bin auch nur ein Mensch, und ich bin mir der Verantwortung im Falle Ihrer Tochter sehr bewusst ..."

„Ja, ja ...", fiel sie ihm ins Wort. Doch dann fügte sie hinzu: „Es ist der Verfolgungswahn, der zu solchen Tragödien führt!" Sie schluckte. „Einen schlimmeren psychischen Zustand gibt es nicht. Stellen Sie sich vor, sie werden ermordet und können Ihr Kind nicht mehr schützen. Stellen Sie sich vor, was man mit einem kleinen Mädchen alles anstellen kann. Es gibt Sadismus, da scheint es einer Mutter besser, wenn ihr Kind nie geboren wäre!"

Der Professor nickte.

„Wenn man seiner Krankheit hilflos ausgeliefert ist, den Bezug zur Realität komplett verloren hat, dann kann so etwas passieren! Besonders, wenn es die Ersterkrankung ist und man noch keine Erfahrungen mit Verfolgungswahn hatte. Dann lebt man in diesem Horrortrip, der Horror ist die Realität! In so einem Fall könnte eine Mutter keinen anderen Ausweg mehr sehen, als auf diese Weise ihr Kind und sich selbst vor allem, was ihnen droht, zu schützen. Was sollte sie sonst auch tun? Geht sie allein und lässt ihr Kind zurück, dann wäre es ausgeliefert. Das würde keine Mutter tun!"

„Und warum kommt es dann so häufig vor, dass die Mutter ihr Kind tötet und es dann nicht schafft, sich selbst das Leben zu nehmen?"

„Das kann ich nur vermuten. Ich denke, dass ihr Tun die Mutter so ernüchtert und sie so einen emotionalen Schlag erhält, dass das ganze Leid und die Angst aus ihr herausströmen und sie dadurch handlungsunfähig wird. Sie schafft es nicht mehr, auch sich das Leben zu nehmen, weil mit den Tränen um ihr Kind alle Kraft aus ihr herausgeflossen ist."

„So, wie Sie die Gerichtsverhandlung komplett ernüchtert hat?"

„Ja!" Julia nickte; sie sah, wie der Professor schluckte; und einige Sekunden herrschte Schweigen im Raum. Julia stürzten die Tränen in die Augen, dann beherrschte sie sich, vermied den Blickkontakt mit dem Professor und wanderte stattdessen mit den Augen an seiner Bücherwand entlang. Sie fühlte die Röte der Verzweiflung auf ihren Wangen. Warum nur, warum musste sie an dieser schrecklichen Krankheit leiden?

„Es tut mir leid, dass Sie dem allen ausgesetzt sind und dass Ihnen niemand wirklich helfen kann", sagte er leise.

„Doch!", rief Julia. „Die Medikamente und jahrelanges Training helfen!"

Doch der Professor schüttelte den Kopf. „Sagen Sie mir, warum ist *Ihnen* das nicht passiert?"

Das war die Frage, vor der sich Julia am meisten gefürchtet hatte. Dass ihr selbst und ihrer Tochter dieses Schicksal hätte geschehen können, war wohl das Argument, dass von Anfang an, in der Vorstellung von Rudolph, in der von Frau Clemens und Herrn Wenzel und vielleicht sogar in den Gedanken der Richterin, wie ein Damoklesschwert über ihr gehangen hatte. Julia würgte, dann blieb sie mit gesenktem Kopf auf dem Sessel hocken und betrachtete den Teppich unter dem runden Therapie-Tisch. Sie wusste, dass sie reden musste. Und immer wieder spulten sich die Gedanken in ihrem Inneren ab, die sie damals hatte.

„Nein", sagte sie leise. „Nein! Ich hatte das glückliche Recht, meiner Tochter ihr Leben zu schenken, aber ich habe nicht das Recht, es ihr zu nehmen, gleichgültig, welches unerträgliches Leid uns droht. Ich habe die vermaledeite Pflicht, zu überleben, egal, was geschieht, um an der Seite meiner Tochter zu kämpfen, sie zu beschützen, oder wenigstens das Leid mit ihr zu teilen! Das ist meine Aufgabe! Alles andere habe ich dem Schicksal überlassen. Und – deshalb lebe ich!"

Der Professor nickte. „Ich glaube Ihnen!"

*

Dreißig Minuten später saß Julia auf dem Stuhl im Sekretariat und wartete auf die Bescheinigung des Professors, dass sie zur Begutachtung erschienen war. Als der Psychiater ihr endlich das Papier in die Hände drückte, hatte sie längst ihren alten Mut wiedergefunden.

„Schreiben Sie jetzt bloß keinen Quatsch über mich!", rief sie ihm zu. „Meine Tochter und ich sind Ihnen komplett ausgeliefert."

„Das weiß ich!"

Julia grinste. „Ich weiß, wir Verrückten können Angst einjagen, aber dafür leben wir ja in einer kommunikativen Gesellschaft! Ich hoffe, Sie verstehen das richtig. Kommunikation heißt schließlich auch, nicht vorschnell zu urteilen, sondern seine Meinung flexibel zu halten, stetig an ihr zu arbeiten, Irrtümer zuzulassen, bei sich selbst, wie bei anderen! Wer weiß denn wirklich, was passieren wird?"

„Ach ja, und wie soll ich ein flexibles Gutachten schreiben?"

„Das schaffen Sie schon!", lachte sie. „Beweisen Sie mir, dass Sie Ihres akademischen Grades würdig sind!"

Der Professor drehte sich noch einmal zu ihr um, grinste und erwiderte dann: „*Sie* werde ich nicht therapieren! Sie schaffen das selbst. Doch …", fügt er dann hinzu: „… das einzige Problem, das ich an Ihnen sehe, ist Ihre Aufrichtigkeit. Seien Sie vorsichtig. Muten Sie ihrem Umfeld nicht zu viel zu!"

18

Das Gerichtsverfahren gegen Julia war immer noch anhängig, und es war komplett ungewiss, ob es eine zweite Verhandlung vor Gericht geben würde. Julia war von der geschützten Station in die offene gewechselt und schließlich in der Tagesklinik aufgenommen worden. Nun konnte sie zu Hause übernachten, hatte die Nachmittage frei und konnte Zeit mit ihrer Tochter verbringen. Prinzipiell hätte sie ihre Tochter jetzt wieder bei sich aufnehmen können und nur die Zeit ihres Kitabesuchs für die Tagesklinik nutzen; doch Rudolph hatte ihr schon angekündigt, dass das Jugendamt nicht zustimmen würde, wenn Lina bei ihr übernachtet, geschweige denn wohnt, er müsse sich an die Anweisungen halten. Julia hatte das Recht, einen Nachmittag in der Woche und einen Nachmittag am Wochenende mit Lina zu verbringen, doch eigentlich müsse er oder ein anderer dabei sein!

Die Wohnung und das Atelier waren verwaist ohne Lina. Lust zu zeichnen hatte Julia nicht. Stattdessen hatte sie gleich am ersten Nachmittag ihren Laptop aufgeklappt. Sie wollte nach vorn sehen, und vor ihr lag ihre Masterarbeit, deren Konzept lange liegengeblieben war. An der Kunstakademie hatte man ihr die Chance auf eine Trainerstelle für Grafikkurse angedeutet. Diese könnte wenigstens vorübergehend Lina und sie ernähren. Doch um wirklich von ihrer Hilfskraftposition aufsteigen zu können, musste sie erst ihr Studium abschließen. Und sie hatte sich seit einem Vierteljahr nicht bei ihren Lehrern gemeldet. Jetzt anfragen, ob das Angebot noch stand? Und was wussten ihre Kollegen über Julias letzte Monate?

Julia hatte beschlossen, erst mit ihrer vollständigen Masterarbeit wieder an der Akademie zu erscheinen und dann nachdrücklich nach der Trainerstelle zu fragen. Mit leeren Händen wollte und konnte sie nichts tun. Die Vormittage verbrachte sie in der Klinik – Gymnastik, Ergo, Musik; und die Nachmittage ohne Lina vor ihrem Computer: „Der flexible Blick. Eine Chance des Impressionismus."

Die Gedanken flossen aus ihr heraus – ihre Haltung: im Bürostuhl leicht nach hinten gelehnt, die Beine weit unter die Arbeitsplatte gestreckt, ihr Blick auf dem Bildschirm und ihre beweglichen Hände über der Tastatur. Ein hochkonzentrierter Kreislauf entstand, jedes Mal, wenn sie im Takt eine Taste drückte. Ihr Kopf produzierte Ideen, die über die Arme in ihre Hände flossen, diese tippten auf der Tastatur das Gedachte in den Computer hinein, das, in elektrische Signale verwandelt, durch die Kabel schwirrte, in den Bildschirm zurückfloss, wo die Früchte ihrer Arbeit sichtbar wurden, als Bild auf ihrer Netzhaut, bis es beim Lesen in den Signalen der Botenstoffe und Hirnzellen ihren Verstand erneut erreichte.

‚Dopamin!', dachte Julia plötzlich. ‚Der Botenstoff, der die Signale der Wahrnehmung von einer Nervenzelle zur anderen transportiert, damit sie dort verarbeitet werden können. ‚Dopaminüberschuss!', die Vermehrung der Wahrnehmung im Gehirn, durch eine übermäßige Ausschüttung von Botenstoffen.'

Der Kreislauf, in den sie an ihrem Computer eingebunden war. Julia sah das Bild vor sich, die fünf Sinne – Sehen, Hören, Tasten, Schmecken, Riechen. All das Wahrgenommene musste mit Botenstoffen von Hirnzelle zu Hirnzelle transportiert werden. Und wenn plötzlich mehr Botenstoffe da waren als Wahrnehmungen? Dann vermehrten sie die Sinnesreize durch scheinbare Sinnesreize, die aber in den Gehirnzellen die gleiche Gewissheit der Wahrnehmung auslösten, wie diejenigen, die tatsächlich von Sinnesorganen aufgenommen worden waren!

‚Schmuggle in ein Mosaik akribisch abgezählter bunter Steine zwei Handvoll mehr davon; das Bild wird sich verändern, Figuren werden hinzukommen, Sinn wird variiert, neue Aussagen werden entstehen, neue Urteile gefällt, die doch genauso real sind, wie die geplanten; und wer sollte später die Eindringlinge noch herausfinden, wo sie doch den echten glichen, wie ein Stein dem anderen?'

Julia betrachtete ihr Atelier. Sie schuf Bilder, und doch mied sie es, anderes als Skizzen an die Wände zu hängen, für Werke, an denen sie gerade arbeitete. Nichts stand sinnlos im Raum herum, nichts wurde einfach abgestellt, jedes hatte einen Bezug zu ihrer gegenwärtigen Tätigkeit.

Würde sie nur ein einziges fremdes Bild an ihre Wände hängen, würde ein Freund sie besuchen und mit Dingen den Raum verändern; dann wäre die Stimmung, das Gefühl in diesem Raum ein anderes. Jede kleine Veränderung könnte die Arbeitsatmosphäre stören, Julia die Schaffenskraft rauben, ja, Julia selbst verändern, ihre Wahrnehmung überlagern. Das taten die Botenstoffe in ihrem Gehirn, sie waren Besucher, die Bilder mitbrachten und sie an Julias Wände hängten, bis Julia ihr eigenes Atelier nicht mehr wiedererkennen konnte, bis sie sich selbst durch die Bilder veränderte, da sie sich mit jedem von ihnen beschäftigen musste.

Und der Kreislauf an ihrem Computer? Er schien die Botenstoffe in ihrem Gehirn in Fluss zu halten. Skizzen wurden entworfen, aufgehängt, aufgearbeitet, zu fertigen Bildern zusammengefügt und nach Vollendung in Schubladen verstaut oder, mit ein bisschen Glück, ausgestellt, weit weg von Julias Atelier, weit weg, außerhalb ihres Gefühlslebens. Sie waren fertig und damit von Julia losgelöst. Sie waren fertig, wenn sie Julias Zustände nicht mehr erreichten. Ob sie malte, schrieb oder dichtete, der kreative Kreislauf schien den Überschuss an Dopamin in ihrem Gehirn aufzubrauchen, zu verbrauchen und damit zu vernichten!

Und plötzlich war ihr klar, neben Medikamenten und Selbstkontrolle musste sie das überschüssige Dopamin beschäftigen, musste es verbrauchen, musste es bis zum letzten Rest aufbrauchen! Und so konnte sie den Wahn, wie die gesunde Welt abfällig ihre überschüssige Phantasie nannte, sogar noch fruchtbar machen. Sie konnte die kreative Gewalt der Wahrnehmungsvermehrung in Kunst umsetzen, die nicht jedermann hervorbringen würde. Wie viele Kulturschaffende waren psychisch krank gewesen? Und war das nicht genauso deren Schwäche wie eben deren außergewöhnliche Stärke gewesen? Julia hatte keinen Dopamin-Überschuss, der krank und wahnsinnig machte; sie hatte einen Phantasieüberschuss, der sie unglaublich kreativ machte! Warum immer nur den negativen Aspekt in den Vordergrund stellen? Nein, diese Absonderlichkeiten konnte sie umsetzen.

‚Hölderlin', dachte sie, der, weil niemand ihn verstehen konnte und weil sich die ganze Familie für seinen Wahn geschämt hatte, bis zu seinem Lebensende in einem Turmzimmer eingesperrt worden war. So verhielt sich die Gesellschaft, wenn sie Julia in die Klinik steckte und ihr Kind in sicherer Entfernung von ihr hielt.

Hölderlin hatte Großes vollbracht, solange er den Wahn in Grenzen halten konnte, solange er kreativ das überschüssige Dopamin verbrauchen konnte, so lange die Menge an kreativer Gewalt das Maß des Verarbeitbaren nicht überschritten hatte.

Julia ging es besser, sie hatte Medikamente, Blocker, die die Wüstenei des Dopamins in Grenzen halten konnten; und den Rest der fruchtbaren Gewalt würde sie umsetzen, in Kunst, in Literatur, in alles, was ihre handwerklichen Fähigkeiten hergaben.

Sie lehnte sich in ihren Bürostuhl zurück und betrachtete überglücklich ihren Computer. Sanft strichen ihre Finger über die Tastatur, ein Zauberding. Sie betrachtete ihre Arbeitsplatte, schlicht auf zwei Holzböcken ruhend, als warte sie nur darauf, von Julia in ein kreatives Chaos verwandelt zu werden. Sie sah die Ränder vergangener Bilder, die Messer und Presswalzen für ihre Linoldrucke, die sauber aufgereihten Farbflaschen, das Schnitzzeug, das Papier, die Tusche, die Pinsel; und dann sah sie die leere Spielecke ihrer Tochter.

Unbändige Lust, sich einfach gehen zu lassen und zu malen, überkam sie. Dann dachte sie an das Jugendamt, an das Verfahren.

Wie diese Blinden überzeugen? Das konnte sie nur mit einem handfesten Beweis ihrer Leistungsfähigkeit, dem Abschluss ihres Studiums mit einer guten Masterarbeit. Sie musste schreiben, und war es nicht gleichgültig, auf welchem Wege sie ihr Dopamin loswurde? Konzentriert las Julia noch einmal den Titel ihrer Arbeit: „Der flexible Blick. Eine Chance des Impressionismus." Oder, grinste sie in sich hinein, sollte sie lieber schreiben: „Impressionismus – Der Zusammenhang zwischen Kunst und Irrsinn"?

‚Nein!', dachte sie dann: ‚Bleib positiv! Alles ist eine Frage der Perspektive!'

19

Sie war nicht nur Pflicht wie in den vergangenen Jahren von Linas jungem Leben, in diesem Jahr bedeutete die Vorsorgeuntersuchung mehr. Hatte sie Schaden bei Lina angerichtet? Die U8 stand an. Julia hatte immer zu denjenigen gehört, die jede Untersuchung wahrnahmen. Den Termin für den Allgemeincheck hatte sie seit Monaten in der Tasche. Das Warten zerrte an den Nerven, zum Glück war es Sommer und die Grippefälle hielten sich in Grenzen. Lina rollte auf einem Plastikauto durch den engen Flur am Empfang vorbei, als sie endlich aufgerufen wurden.

Messen und Wiegen, Blutdruck, einmal hin- und hergehen, dann einige Fragen der Schwester, und: Lina sollte ein Bild malen. Danach durften sie im Nebenraum auf die Konsultation bei der Ärztin warten, die bei Julia stets einen positiven Eindruck hinterlassen hatte. Die korpulente Frau schien nur wenig älter als Julia zu sein und hatte das richtige Maß an Strenge und Zuwendung für die Kinder. Wie viele Impfungen hatten sie bereits gemeinsam durchgestanden; wie oft hatte sie in Linas Mund geschaut, ihren Oberkörper abgetastet und abgehört? Ihre Fingerfertigkeit im Umgang mit den Kleinsten und das Spuren ihrer Tochter bei jeder Berührung von ihr hatten Julia stets erstaunt. Sie verließ sich auf ihr Urteil.

Nach fünfzehn weiteren Minuten empfing sie die Ärztin in ihrem Behandlungszimmer, mit Julia sprach sie nicht. Stattdessen untersuchte sie Lina. Julias Mädchen beugte sich auf Kommando nach vorn, ließ sich das Rückgrat betasten, streckte die Arme und richtete sich wieder auf. Dann tasteten die Hände der Ärztin nach ihren Hüften, Lina drehte sich, ließ sich die Schultern befühlen, den Hals abtasten und abhören, streckte die Zunge heraus.

„Soweit alles in Ordnung“, sagte die Ärztin und wies auf ein Wimmelbild an ihrer Wand. Sie stellte Lina Fragen zu den abgebildeten Dingen und Figuren. Julia betrachtete den Bauernhof und dachte an die Würfel, mit denen sie beide die Namen der Wildtiere geübt hatten.

„Das kann sie doch noch nicht wissen!“, erschrak sie plötzlich, als die Ärztin nach den Namen von Jungtieren fragte.

„Natürlich sollte sie das wissen!" Die Ärztin schien aufgebracht, während Julia sie verblüfft musterte. „Muss ein dreijähriges Kind wissen, was ein Kalb, ein Lämmchen und ein Ferkel ist?"

„Ein dreijähriges nicht, aber ein vierjähriges schon!"

„Lina ist aber drei Jahre alt!"

„Sie ist vier!", erwiderte die Ärztin, und Julia konnte es nicht glauben. „Ihre Tochter ist eindeutig unterentwickelt für ihr Alter, und ich werde das dem Jugendamt melden müssen!"

„Das meinen Sie jetzt nicht ernst, oder?"

„Doch, sehr ernst!"

„Wie bitte? Ich werde doch wissen, wie alt meine Tochter ist! Sie ist vielleicht etwas hoch gewachsen, weil ihr Vater groß ist, aber ich habe sie vor drei Jahren zur Welt gebracht, ich selbst! Jetzt sehen Sie doch mal auf das Geburtsdatum im gelben Heft, wenn Sie schon der Mutter nicht glauben!"

Herausfordernd starrte Julia die Ärztin an, während die Schwester schockiert von Julia zu ihrer Chefin blickte. Die Ärztin griff nach dem Heft, stockte und hieb dann mit der flachen Hand auf den Tisch. „Und wieso steht hier in der Anfrage des Jugendamtes, dass Lina Glückauf vier Jahre alt ist?"

„Ich fasse es nicht!", rief Julia. „Nimmt mich hier überhaupt noch jemand ernst?"

„Entschuldigen Sie bitte." Die Schwester versuchte Julia zu beruhigen; und Lina griff sich an die Augen. Julia sah, wie sich ihr Gesicht verzog und nahm sie sofort auf ihren Schoß. Unwillkürlich presste sie Lina an sich, als könne die Ärztin ihr hier und sofort das Kind aus den Armen reißen. ‚Beherrsch dich', flüsterte sie sich zu, ‚Bleib ganz ruhig. Das stehst du auch noch durch', während die Ärztin Julia entsetzt anstarrte.

„Sie sind psychisch krank, stimmt das?" Julia nickte, blickte verzweifelt zu der Ärztin auf, von der sie bislang nie ein klagendes

Wort über ihre Tochter gehört hatte, während Lina in ihren Armen schluchzte. Sie legte Ruhe in ihre Stimme, als sie erwiderte: „Das heißt aber noch lange nicht, das mir hier jeder den Verstand absprechen kann."

„Ich weiß", nickte die Ärztin. „Es tut mir leid, dass ich Ihnen nicht mehr vertraut habe als diesen Leuten, die", jetzt wurde ihre Stimme laut und zornig, „noch nicht einmal wissen, wie alt das Kind ist, über das sie Erkundigungen einziehen!"

„Aber", Julia schüttelte den Kopf, „Sie haben doch Schweigepflicht!"

Doch die Ärztin schüttelte den Kopf. „Im Falle eines Verdachts auf eine Kindeswohlgefährdung ist diese ausgesetzt."

„Ja, dürfen die sich denn alles erlauben?"

„Beruhigen Sie sich", sagte die Schwester erneut und hob beschwichtigend die Arme. „Das Ganze ist ein riesiger Irrtum! Schon, dass Sie zu den Vorsorgeuntersuchungen gekommen sind und zwar zu jeder, zeigt doch, dass Sie eine verantwortungsvolle Mutter sind."

„Ja!" Die Ärztin nickte und blickte irritiert auf die Papiere. „Ihr Kind zeigt für sein Alter keinerlei Anzeichen einer verzögerten Entwicklung. Es tut mir leid! Aber die hier ...", brauste die Ärztin auf: „Die bekommen was zu hören!"

20

Wenzel hatte sich auf den Tisch gestützt und redete fast verschwörerisch auf Julia ein: „Sie müssen doch auch uns verstehen! Wir können überhaupt nicht einschätzen, was diese Krankheit mit Ihnen macht oder noch machen wird!"

„Eben!", sprang Julia von ihrem Stuhl auf. „Wieso also maßen SIE sich an, mich zu einer Verbrecherin am eigenen Kinde abzustempeln! Wie können Sie es wagen, sich derart über einen anderen Menschen zu erheben! Noch dazu, wo sie selbst wissen, dass Sie NICHTS wissen. Wo sehen Sie denn meine Aggressionen?"

Julias spitzer Finger pendelte zwischen Wenzel und Clemens hin und her, während sie Frau Clemens' Stimme hörte: „Ihre Aggressionen zeigen Sie uns doch gerade!"

„ICH", Julias Augen fieberten zu Frau Clemens, „Ich kenne keine Tigerin, die NICHT beißt, wenn sie ihr Junges verteidigt!" Julia schluckte heftig.

„Wissen Sie überhaupt, welche unerträglichen Folgen es für Kind und Mutter hat, wenn zuerst das Kind von seiner Mutter getrennt wird, und es dann nach Jahren erfährt, dass man es vor der eigenen Mutter schützen musste, weil die psychisch krank war?"

„Ihre Tochter würde es verstehen." Wenzel Stimme klang fast sanft, was Julia endgültig aufbrachte.

„Ja klar, so wie *Sie* mich verstehen? Dann muss meine Tochter aber wesentlich verständnisvoller werden, als *Sie* es sind! Und ich bezweifle, dass Menschen ohne ein entsprechendes Lernfeld – das nur *ich* sein kann – Empathie für Mitmenschen wie mich entwickeln, erst recht nicht, wenn sie bei jemandem wie Rudolph aufwachsen, und erst recht nicht, wenn SIE meine Tochter vor mir in Sicherheit bringen. Was lernt sie denn daraus? Und ...", erhob sie wieder den Zeigefinger, „... wenn meine Tochter meine Krankheit geerbt hat, wer soll ihr dann beibringen, damit zu leben oder sie zu überleben?" Verzweifelt starrte sie Wenzel in die Augen. „Das kann allein ICH! Meine Tochter braucht mich; und sie soll mit meiner Krankheit aufwachsen, mich erleben und Rücksicht nehmen, damit sie später sich selbst verstehen kann, falls sie in dieselbe gesundheitliche Situation gerät. Meine Krankheit ist tödlich, wenn ich meiner Tochter nicht helfe!"

Eine Weile herrschte Schweigen im Raum.

„Gut, auch das ist einzusehen. Wir wollen Ihnen ja auch Ihre Tochter nicht vorenthalten. Ich habe für Sie zwei Modelle ausgearbeitet und bevorzuge das Wechselmodell, nachdem Ihre Tochter zur Hälfte beim Vater und zur anderen Hälfte bei Ihnen leben kann."

Doch Julia schüttelte nur den Kopf. „Sie meinen drei Tage hier und vier Tage dort? Das funktioniert nicht. Verstehen Sie nicht? Lina braucht ein Nest, sonst geht sie kaputt. Und ihr Nest ist bei mir, nicht bei Rudolph." Aus den Augenwinkeln nahm sie wahr, wie Rudolph nickte, und seufzte leise. Rudolph, der cholerische Rudolph, wurde vernünftig.

Doch Wenzel schien mit ihrer Antwort nicht einverstanden. „Frau Glückauf", sagte er leise, aber in zunehmend härterem Ton: „Sie haben keine Erfahrungen mit diesem Modell; aber ich sage Ihnen, das funktioniert sehr gut. Dieses Modell pflege ich seit Jahren mit meinen eigenen Kindern."

„Wenn es bei Ihren Kindern gut funktioniert, heißt das noch lange nicht, dass sich dieses Modell für jedes Kind eignet. Und da Lina *mein* Kind ist, sage *ich* Ihnen, ich hätte als Kind unerträglich darunter gelitten. Ich brauchte einen Ort, meinen privaten Raum, in dem alle Dinge, die mir gehören, versammelt waren und in den ich mich bedingungslos zurückziehen konnte. Mit Sack und Pack mal zu der und mal zu der Wohnung ziehen, das, was ich gerade brauche, nicht bei mir zu haben, und aller paar Tage meine Hausaufgaben an einem anderen Tisch zu machen, das hätte mich zerrissen, nicht zur Ruhe kommen lassen, in einen totalen Stresszustand gestürzt. Lina ist jetzt zwar noch klein, aber sie wird größer und sie wird ihre Privatsphäre brauchen und die kann nicht mal hier und mal dort sein, sondern nur in ihrem vertrauten Umfeld. Rudolph hat nicht mal ein Zimmer für sie ..."

„Das Kind gewöhnt sich daran“, erwiderte Wenzel. „Bis sie größer ist, wird der Wechsel für Lina das Normalste der Welt sein.“

„Nein!“, energisch schüttelte Julia den Kopf. „Niemals stimme ich dem Wechselmodell zu. Und als Grund nenne ich meine eigenen Erfahrungen als Kind. Beginnen Sie endlich, uns zuzuhören, anstatt klüger zu sein.“

„Wir hören Ihnen zu!“ Wenzel schien sich auf Diskussionen nicht einlassen zu wollen. Doch Julia durfte jetzt nicht nachgeben, nicht, wenn es derartige Konsequenzen für Linas Leben hatte.

„Sie hören eben nicht zu!“, konterte sie. „Es ist das erste Mal, seit ich mit Ihnen zu tun habe, dass wir anständig miteinander reden. Und immer noch nehmen Sie uns nicht ernst! Sie nehmen mich nicht ernst, und Frau Clemens klappt gleich ganz ihre Ohren zu, wenn ich was sage!“ Die Angesprochene stützte den Kopf in ihre Hände und rieb sich die Augen.

„Hat schon mal irgendwer versucht, Ihnen Ihr Kind zu nehmen?“, sprach Julia sie direkt an. Doch deren Blick schien Hilfe bei Herrn Wenzel zu suchen, der sie mit einer Geste seiner Hand beruhigte.

„An Ihrem eigenen Beispiel begreifen Sie es doch! Wieso, bitteschön, wieso fällt es Ihnen so schwer, sich in mich hineinzuversetzen, wo ich doch auch nur Mutter bin wie Sie?“

„Frau Clemens hat sich in *Ihr Kind* hineinversetzt“, hielt Wenzel ihr entgegen. „In *Ihr* Kind, das *Ihrer* Erkrankung ausgesetzt ist!“

„In *mein* Kind? In das Kind, das mich über alles liebt und keine Sekunde ohne mich sein will? In mein Kind, das zum Herzzerreißen geschrien hat, als Sie es von mir weg und hin zu Rudolphs Wohnung gezerrt haben?“

Julia nahm aus den Augenwinkeln wahr, wie Frau Clemens

ihren Kopf wieder in die Hände fallen ließ, während sie Wenzel mit ihren Augen durchbohrte.

„Sie verzweifelt", erklärte der. „Sie verzweifelt an ihrer eigenen Verantwortung."

„Ich", rief Julia auf, „hätte Grund zum Verzweifeln. Ich war in der Hölle, gleich zweimal. Einmal durch meine Erkrankung, die wahrlich Hölle genug ist; und dann haben Sie sich noch eingemischt und mich oder das, was von mir übrig war, in eine noch schlimmere Hölle gestürzt, in eine Verzweiflung, die unfassbar für jede Mutter ist!"

„Beruhigen Sie sich doch! – Wir müssen *jetzt* eine Lösung für Sie und Ihre Familie finden. Alternativ könnte Ihr Kind weiterhin beim Kindesvater wohnen, der sich eine Zweiraumwohnung suchen wird, um genügend Platz für Lina zu haben. Sie bekommen jederzeitiges Besuchsrecht, aber nach vorheriger Anmeldung."

Julia fiel auf ihren Stuhl zurück. Langsam sank sie nach hinten und verfolgte die Bewegung ihrer Augen, die an der Decke entlangirrten. Zusehends verließen sie die Kräfte. Was für eine Ohnmacht, derart als Mutter aussortiert zu werden, dass die Möglichkeit, sie könne ihr Kind erziehen nicht mal in Betracht gezogen wurde? Was nur war das? Sie reagierte nicht.

„Ich habe hier eine Verpflichtungserklärung vorbereitet, die Sie bitte unterzeichnen. Danach können wir den Fall guten Gewissens abschließen."

Ihr Mund verzog sich bitter, sie nahm das bedruckte Blatt Papier entgegen und unterzeichnete es, ohne auch nur einen Blick auf die Zeilen zu werfen.

„Sie unterschreiben? Einfach so?" Wenzel sah sie misstrauisch an. Auch Rudolph hatte unterzeichnet und reichte das Blatt zurück. Mit offenem Mund stand ihnen Wenzel gegenüber.

„Ich habe es eilig“, erklärte Julia. „Ich muss Lina von der Kita abholen.“

„Und?“, fragte nun Wenzel erstaunt. „Wo bringen Sie Ihre Tochter dann hin?“

Rudolph lachte und schüttelte den Kopf, während Julia plötzlich zu neuem Leben erwachte. Ein breites Grinsen zog über ihr Gesicht.

„Nach Hause!“

Mit Freude verfolgte sie den fragenden Blickwechsel zwischen Frau Clemens und Herrn Wenzel. „Ich verstehe nicht“, sagte der.

„Lina ist bereits seit über einem Monat wieder auf meine Wohnung gemeldet …“, erklärte sie gelassen, „… und ich übernehme alle Kosten für sie. Das Behördenchaos in unseren Finanzen, das Sie angerichtet haben, muss ich zwar noch klären, und das wird nicht einfach, aber es geht voran …“

„Wie haben Sie das gemacht? Wie konnten Sie ohne unsere Einwilligung Ihr Kind ummelden?“

„Was *Sie* können, das kann ich schon lange!“ Julia sah zu Rudolph, der blickte Wenzel an und sagte: „Mit meiner Einwilligung …“

„… und mit einem Schreiben der Ärztin, dass ich aus der Klinik entlassen bin.“

„Was?“ Frau Clemens fuhr auf, und Wenzel versicherte sich noch einmal: „Das heißt, Sie haben eben unterschrieben, dass Lina beim Kindesvater leben wird, aber das Kind ist schon wieder bei Ihnen?“

„Ja!“ Spott tanzte um Julias Mund. „Ich habe unterschrieben, und alle weitere Verantwortung geht auf meine Kappe. Oder“, wieder grinste sie, „wollen Sie beide bei mir einziehen und die Einhaltung der von Ihnen gemachten Gesetze überprüfen?“

Entgeistert sah sie Wenzel an, dann ging sein Blick zu Rudolph.

„Und *Sie* wehren sich nicht dagegen?"

Rudolph schüttelte den Kopf. „Es tut mir leid, was ich angerichtet habe. Sie ist eine gute Mutter."

Jetzt lachte Wenzel auf. „Sie haben wohl begriffen, was es heißt, allein für ein Kind zu sorgen?"

Rudolph leugnete nicht.

„Und, Sie wollen oder können nicht für Ihre Tochter sorgen?"

„Ich habe zu viel zu tun, um mich allein um Lina zu kümmern. Ständig bin ich für meine journalistischen Aufträge unterwegs. Deshalb denke ich, ist es besser, wenn Lina bei Julia wohnt."

„Tja", mischte sich Julia ein. „Er hat zwar nie Geld, aber ohne Ende Arbeit!" Wenzel nickte, als würde er irgendetwas verstehen.

„Und jetzt hat er auch wieder meinen Schlüssel, damit er jederzeit nach seiner Tochter sehen kann, wenn er Angst um sie bekommt. Na, wie bin ich?"

„War es ein finanzielles Problem?", wendete sich Wenzel noch einmal Rudolph zu.

„Auch!"

„Für den Behördenkram bin ich einfach geeigneter." Julia triumphierte, und Wenzel sah zu Frau Clemens, die nur mit den Schultern zuckte.

„Was sollen wir tun?"

„Nichts mehr!", zischte Julia.

„Gut, wir schicken für sechs Monate Erziehungshilfe in Ihren Haushalt, eine Sozialpädagogin, die sie ein- bis zweimal die Woche begleitet. Sind Sie damit einverstanden?"

„Nein", widersprach Julia. „Aber auch das werde ich noch überleben."

21

Julia trat vor die hohe Glastür der Kunstakademie. Doch die Plastik des sich aufbäumenden Pferdes aus Eisenplatten vor dem modernen Flügel ließ sie kurz innehalten. Wie oft war sie daran vorbeigeschritten, aufwärtsstrebend und sprühend vor Ideen; hatte allein die Bewegung des stolzen Tieres erfahren. Doch heute pressten die Erfahrungen der letzten Monate ihre Füße fest auf den Boden.

Das Pferd am Eingang, in fliegender Bewegung, fern aller Schwerfälligkeit und doch gemacht aus schwerem Material, geschwungenen Platten aus alten Industrieanlagen, die nach der Wende massenhaft zugrunde gegangen waren. Rostiges Industrieeisen in sich überflügelnder Bewegung, das keinen Nutzen mehr hatte, nur noch der Schönheit diente. Blühende Landschaften als Kunst, in einer Welt des massenhaften, stumpfsinnigen Hartz-IV-Bezugs, durchbrochen von flirrenden, alles überstrahlenden Kaufhäusern. Plötzlich erkannte Julia den Kontrast zwischen Leichtigkeit und Gewicht, den Widerspruch zwischen Bewegung und Schwerfälligkeit in dieser Skulptur; und sie begriff, dass sie die zentnerschweren Erfahrungen ihrer Krankheit und des Sorgerechtsverfahrens wie die rostigen Eisenplatten der verfallenen Industrieanlagen, die Relikte einer untergegangenen Welt der Arbeiter in schwungvolle Formen bringen und miteinander kombinieren musste, bis ein Kunstwerk daraus entstand, das Kunstwerk ihres Lebens, das der Verbitterung entfliegt und jeden Betrachter mit seiner Ästhetik umgarnt.

Doch Julia fühlte die leichtfüßige Kunststudentin nicht mehr, die sie am Anfang ihres Studiums gewesen war, der man die Trainerstelle angeboten hatte, wegen der sie heute vorsprechen sollte. Die Optimisten liefen nach wie vor durch die Hallen der

Kunstakademie, unbeschwert vom Leben, besessen vom Jetzt, ein Schaum aus Kreativität. Julia war müde, doch ein schwerer Künstler war kein Künstler, außer, er konnte seine Lähmung überwinden und das Gewicht seines Schicksals aufheben, übersetzen in Ästhetik!

War jetzt der richtige Zeitpunkt für das Gespräch, wegen dem Julia hier erschienen war. War sie schon so weit, die Trümmer ihres Inneren zu beflügeln?

Diesem Prinzip war sie jedenfalls seit ihrer Kindheit treugeblieben; und es spiegelte sich auch in dem Aufbäumen des Pferdes, das Julia nun fast wie der Ruf nach einer neuen Revolution erschien. Sie hütete ihren Grundsatz wie einen Schatz: Was Verbitterung und Ohnmacht auslöste, musste mit feiner Ironie durchwoben werden, bis es schwebte. Dann war es Kunst!

Hatte sie diesen Grundsatz beachtet, als sie im Skulpturensaal ihre Masterarbeit verteidigt hatte? Oder war sie dogmatisch geworden? Plötzlich sah Julia wieder ihre beiden Erziehungshelferinnen zwischen den Gipsabgüssen antiker Plastiken kauern! Sie überwachten ihre Mutter-Kind-Beziehung immer noch, als könne sich Julia in den letzten Wochen dieses auferlegten Zwangs in einen Terminator verwandeln! Julia schüttelte den Kopf. Solange diese beiden Frauen neben ihr und ihrem Kind herliefen, konnte Julia sich nicht zurückverwandeln. Denn sie musste die biedere Mutter geben, so oft sie ihnen begegnete. Sie hatte sich gefügt, um Lina jeder Gefahr zu entziehen; doch die Sozialarbeiterinnen banden ihr die Flügel. Wohlmeinend interessiert hatten sich die beiden für Julias Verteidigung; und Julia hatte die Abrissbirne des Jugendamts direkt mit in die Kunstakademie genommen, wo sie mit ihrer Gegenwart ihren Zustand zementiert hatten! Was für ein Fehler!

Beinahe hatte Julia vergessen, was sie ist oder was sie gewesen war. Doch der Anblick des Pferds löste eine Ahnung in ihr aus. Noch einmal studierte sie die punktuell aneinandergeschweißten und schwungvoll gekrümmten, rostigen Industrieeisenplatten. Sie formten keinen geschlossenen Pferdeleib. Sie waren ein Mosaik aus scheinbar zufällig geschnittenen Stücken, das die Blicke der Betrachter durch den gesamten Körper hindurchfließen ließ. Das Sonnenlicht, der blaue Himmel und die grüne Wiese strömten durch das Pferd, was ihm die von Julia so schmerzlich vermisste Leichtigkeit verlieh. Es war ein bröckelnder Betonweg, den die Natur zurückeroberte, in dessen Scharten und Ritzen sich erstes Grün, Weiß und Gelb zeigte. Und Julia selbst – sie war löchrig, wie die Skulptur. Doch in ihrem Hohlkörper schwebte etwas, eine gusseiserne Kugel. Kugelstoßen, lachte sie, dafür waren ihre dünnen Arme in der Schule immer zu schwach gewesen.

Julia schreckte auf, sah zum Eingang und erblickte den Institutsleiter, der sie eben gerufen hatte: „Was träumst du hier rum, ich hab' dich im ganzen Haus gesucht. Es ist zehn nach, und ich habe gleich den nächsten Termin!", sagte er vorwurfsvoll. „Komm mit, wir reden gleich über dein Anliegen." Und Julia stolperte hinter ihm her ins Professorenzimmer.

„Wie gesagt, wir haben nicht viel Zeit", erwähnte er dort und griff in einen Stapel Papiere, während Julia ihn mit demselben Befremden betrachtete wie ein eben Erwachter. „Nur noch Papierkram, für das Eigentliche habe ich gar keine Zeit mehr. Schätze dich glücklich, dass du dich noch der Kunst widmen kannst; und das wird vorerst auch so bleiben."

Er stockte und blickte Julia kurz an. Dann senkte er den Blick: „Es tut mir leid, um es gleich auf den Punkt zu bringen; wir haben uns entschieden, die Trainerstelle anderweitig zu vergeben. Bitte habe Verständnis für unsere Situation. Du warst jetzt lange krank; und für den Unterricht brauchen wir in erster Linie jemanden, der zuverlässig anwesend und stabil ist. Das ist hauptsächlich Routine, jeden Tag das Gleiche, dafür muss man wach sein!" Wieder tasteten seine Augen nach ihr.

„Finde du dich erstmal zurück in den Alltag", sagte er dann. „Ein Hochschulbetrieb muss rotieren, wie ein gut geöltes Getriebe. Tobe du dich kreativ aus, dann sehen wir weiter."

Bestimmt ging er zur Tür, während Julia ihn immer noch betrachtete. Er reichte ihr die Hand, und sie sagte: „Auf Wiedersehen!" Dann musste sie lachen – es waren die ersten Worte, die sie heute zu ihm gesagt hatte.

ZWEITES BUCH: ZURÜCK IM LEBEN

1

„Ja, – ich *bin* reich ...“, sagte Julia, und sie spürte, wie die Worte Schleusen in ihr öffneten. Ihre Hände hoben sich wie von selbst. „... wenn auch nicht an Geld“, musste sie eingestehen, als sie ihre Arme wieder sinken ließ.

‚Ja, das bin ich!‘, wiederholte sie in Gedanken und wunderte sich über das Staunen in den Gesichtern ihrer Gegenüber.

Julia nickte, als wolle sie ihre Worte noch einmal bestätigen, und ihr Blick fiel kurz in den hellblauen Himmel vor dem Fenster, in dem ihr für Oktober viel zu weiße Wölkchen hingen. Dann schluckte sie.

Schon als sie den Raum betreten hatte, war ihr die religiöse Atmosphäre aufgefallen.

„Wir stellen keine Tische zwischen uns“, hatte die Frau zu ihr gesagt, die sich Minuten vorher als Dora Feld vorgestellt hatte. „Wir brauchen uns nicht zu verstecken.“

Deshalb saß Julia nun im Dreieck.

Dora Feld schien Julias Unsicherheit wegwischen zu wollen, und Julia gab sich einen Ruck, studierte die Frau, die gleich das Vorstellungsgespräch mit ihr führen würde.

War sie die Chefin?

Sie schien etwas älter zu sein, eine gestandene Frau, die

wusste, wohin sie gehörte. Ihr Gesicht erinnerte an die ruhige Bescheidenheit einer früheren Klassenkameradin, evangelisch, Klassenbeste und stets zurückhaltend. Sie hatte nicht einmal nach dem Abitur in der DDR gestrebt. Doch diese Frau hatte eine Führungsposition, so viel schien klar, und dabei schienen ihr Äußeres und ihre unauffällige Kleidung den kirchlichen Hintergrund nicht verbergen zu wollen.

„Worin sehen Sie denn Ihren Reichtum?", wurde sie gefragt, und Julia erkannte in Frau Felds Hand ihren eigenen Lebenslauf. Sie würgte, wie immer, wenn sie sich verplappert hatte.

‚Lächeln!', flüsterte es in ihr. „Ich habe eine wundervolle Tochter, für die sich alles lohnt."

Mehr sollte sie nicht verraten, bloß nicht von den vier „K's" plaudern, die sie durchs Leben führten: Kind, Kunst, Knete und Krankheit. In wenigstens einer, wenn nicht sogar zweien, lief es immer gut; und das gab ihr Kraft und Ausdauer, geduldig an den Mauern der anderen zu kratzen.

Gerade arbeitete sie an ihrer bisher aussichtslosesten Existenz, der finanziellen. Ihr Ausstieg aus der Kunstakademie war zweieinhalb Jahre her – Arbeitslosigkeit, unterbrochen von Auftragsarbeiten, Stipendien, Atelieraufenthalten im In- und Ausland und Honorarverträgen. Sie brauchte endlich Stabilität, und die sah sie in einem sicheren Einkommen. Doch in der Sozialarbeit suchte man Mitarbeiter mit Abschluss, Sozialpädagogen, Psychologen, vielleicht noch Soziologen. Erfahrungen, wie Julia sie hatte, standen nicht auf den Wunschlisten. Julia wusste, sie wollte, sie musste sich verändern. Die Kunst war eine Passion, kein Broterwerb, das hatte sie endlich begriffen.

Scheu blickte Julia zu Johannes Ehrenau. Sie erinnerte sich an das spöttische Lächeln, das sie auf der Straße vor der Geschäftsstelle beim Monologisieren ertappt hatte. Kurz hatte sie ihm hinterhergesehen: der schlanken, hohen Gestalt, die in einen kurzen, schwarzen Mantel gehüllt war, die Jeans leger und abgewetzt, der Kopf kahlrasiert, wie es viele Männer taten, wenn in den Mittvierzigern die Haare ausgingen; und sie hatte sich spontan gefragt, welche Haarfarbe er wohl hatte.

Doch wie war sie erschrocken, als ihr zehn Minuten später, in der Geschäftsstelle der Wohlfahrt, dasselbe spöttische Lächeln wiederbegegnete, als sich das weiße Gesicht wieder zeigte und sie die Züge darin sah, während er ihr die Hand reichte und sich als Johannes Ehrenau vorstellte? Es sei ihm eine Ehre, sie kennenzulernen.

Peinlich! Sie hatte den Kopf gesenkt, damit er die Röte in ihrem Gesicht nicht sah. Er hatte sie doch tatsächlich vor der Tür der *Katholischen Wohlfahrt* dabei ertappt, wie sie auf dem Bordstein balancierend, prophylaktisch die Zehn Gebote auswendig gelernt hatte.

Julia hüstelte leise in die Hand, während Dora Feld sie betrachtete, als könne sie ihre Gedanken lesen. Ihr Kopf begann zu glühen, und sie erinnerte sich an ihre Künstleraufenthalte in Petersburg. Damals war sie allein in der Fremde gewesen. Ein Hotelzimmer war zu teuer und zu einsam; und Isolation machte Julia Angst. Das Wohnheim war ausgebucht, und schließlich war sie kurzerhand von einer Familie aufgenommen worden. Darum ging es doch! Julia konnte Sprachen, hatte Erfahrungen im Ausland, und irgendetwas musste sie doch zurückgeben!

„Ich möchte eine sinnvolle Aufgabe. Ich möchte wissen, wovon ich am Abend erschöpft bin. Ich möchte zeigen, dass auch wir Deutsche gastfreundlich sind. Jetzt, mitten in einer Flüchtlingskrise, ist der richtige Augenblick dafür."

Dora Feld sah sie an, und Julia las Zufriedenheit in ihrem Gesicht. Dann wandte sie sich Johannes Ehrenau zu.

„Mein Kollege kann Ihnen besser erklären, worum es in der Flüchtlingsberatung geht. Vielleicht führen wir sie kurz ein, und dann können wir darüber reden, ob Sie sich für diese Aufgaben eignen."

Ehrenau nickte, und Dora Feld sah Julia direkt in die Augen.

„Sind Sie alleinerziehend?", fragte sie dann. „Wie sieht es denn mit Ihrer Arbeitszeit aus? Schaffen Sie, vierzig Stunden zu arbeiten, ohne dass Ihre Tochter zu kurz kommt?"

„Das schafft sie schon", sprang Ehrenau ein, der augenscheinlich über die ausgeschriebene Stelle reden wollte.

Doch Dora Feld fiel ihm ins Wort: „Woher – bitte – willst *du* das wissen?" Abweisend klang ihre Stimme. „Ich habe zwei Kinder und weiß, wie schwierig es ist, allem gerecht zu werden."

Spätestens dieser Satz ließ Ehrenau zusammenzucken. Oder war es die mütterliche Strenge, die in ihrem Tonfall lag? Jedenfalls legte sich ein rötlicher Schein über seine blassen Züge, als Dora Feld fortfuhr: „Warum hast *du* eigentlich keine Kinder? Du bist Ende vierzig, fast fünfzig!"

Julia suchte noch nach einer gelassenen Miene, als der folgende *faux-pas* ihr Zwerchfell endgültig verkrampfte.

„Was hast du denn die letzten Jahre gemacht?"

Sie kippte nach vorn, um ihr Kichern zu unterdrücken, drängte den Impuls in ihren Bauch zurück und hörte Johannes abwiegeln: „Bitte, nicht jetzt!"

„Na, so schwer ist das nicht!"

Frau Feld nickte, und Julia hielt stand.

„Wie stellen Sie sich denn eine Beratung vor?", wurde sie plötzlich gefragt.

„Ha", prustete sie los. Ihr Kichern verwandelte sich in Schluchzen, und die Tränen zurückdrängend, antwortete sie: „Na, so – wie Sie es eben vorgemacht haben!"

Erschrocken starrten die beiden sie an.

„Das Problem identifizieren!"

„Was für ein Problem?", fragte Dora Feld.

„Dass er keine Kinder hat!", und sie sah aus den Augenwinkeln, wie Ehrenau in seine Hand prustete.

„Und dann gemeinsam Möglichkeiten, Rechte und Pflichten in unserer Gesellschaft eruieren."

„Möglichkeiten?" Diesmal war es Ehrenau, der fragte.

„Eine Familie gründen!", nickte Julia.

„Ach!" Frau Feld wurde blass. „Und weiter?"

„Eine sinnvolle Lösungsstrategie anbieten!", prusteten nun Julia und Ehrenau gleichzeitig los.

„Und die wäre?" Dora Feld schien nicht zu wissen, ob sie zornig werden sollte oder lachen; und Julia hob zur finalen Aussage an: „Es ist gar nicht so schwer, Kinder zu kriegen!"

Puterrot saß Dora Feld ihr gegenüber, und Julia hörte Ehrenaus Japsen.

„Wie wollen Sie das denn auf Flüchtlinge beziehen?", und während Ehrenau sich auf die Schenkel klopfte, referierte Julia: „Problem erkennen – Chancen finden – Wege zeigen!"

2

Julia konnte es kaum glauben, als sie im Telefon Johannes Ehrenaus Stimme hörte.

„Ja, wir möchten gern mit Ihnen zusammenarbeiten ..." Dann hörte sie leises Rascheln von Papier, als müsse er seinen Text auf dem Schreibtisch suchen, „... wenn auch unser Gespräch vor einer Woche nicht ganz korrekt war. Das tut mir leid."

Seine Stimme klang zögerlich, doch in Julias Kopf wiederholte sich nur der erste Teil dessen, was sie eben gehört hatte. „Was?", jubelte sie ins Telefon, „Sie wollen mit mir zusammenarbeiten?"

Kurz schwieg er. Die Worte und ihr Sinn schwammen ihr davon. Das konnte doch nicht sein! Sie hatten sich für sie, Julia Glückauf, entschieden?

„Ihre Sprachkompetenzen und Ihre Erfahrungen im Ausland haben uns überzeugt", zog Ehrenaus Stimme an ihr vorbei.

„Das ist ja wunderbar!", rief sie: „Wann darf ich anfangen?"

„Am 1. November", schallte es zurück. „Bitte kommen sie morgen um acht Uhr zur Vertragsunterzeichnung. Am ersten Arbeitstag übergeben wir Ihnen Ihre Ausstattung. Wir erwarten, dass Sie sich schnell in Ihre neue Aufgabe einarbeiten."

„Ja!", hörte Julia sich sagen. „Natürlich!"

„Dann auf Wiedersehen!" Der Klang seiner Stimme ließ sie ahnen, dass er lächelte, und auch Julia spürte, wie ein Strahlen über ihre Züge glitt.

„Ich persönlich freue mich, mit einer Künstlerin zusammenzuarbeiten", hörte sie noch.

*

Seit sechs Uhr war sie auf den Beinen, hatte ihre Tochter zur Schule gebracht und war zur Geschäftsstelle der Wohlfahrt geeilt. Seither lösten sich die Termine ab. Es war bereits siebzehn Uhr. Dora Feld hatte sie persönlich eingeführt. Dann waren sie zur Landesaufnahmeeinrichtung für Flüchtlinge gefahren, hatten zwei Besenkammern als zukünftige Büros akzeptiert und beschlossen, sie frisch zu streichen, waren mit dem Personal vor Ort bekanntgemacht worden und hatten ihre Schlüssel entgegengenommen. Als Frau Feld fort war, hatte sie der IT-Spezialist erwartet: Laptop, transportables Internet, Telefone und Software. Den IT-Fachmann löste nun Johannes Ehrenau ab. Er sollte sie mit den verschiedenen Einrichtungen des Verbandes bekannt machen, weshalb sie seit einer Stunde mit dem Dienstwagen durch die Stadt fuhren, die Pflegestation und ein Kinderheim besuchten und nun im geschlossenen und komplett menschenleeren Sozialkaufhaus standen.

„Markus, ich glaube, ich muss was essen“, gestand sie ihrem neuen Kollegen und stöhnte.

Der fasste sich an den Bauch: „Ich auch!“, und übernahm es sofort, Johannes darauf hinzuweisen, dass sie beide zwischen acht und siebzehn Uhr keinen Bissen und keinen Schluck zu sich genommen hatten. Ehrenau sah sie erschrocken an.

„Was? Hatten Sie keine Mittagspause?“

„Ist hier ein Bäcker in der Nähe?“, stöhnte Julia.

„Nein, aber ich zeig' Ihnen was!“ Schnell schritt er vorweg, eilte von der verwinkelten Möbelabteilung, an der Secondhand-Kleidung vorbei, in die Lebensmittelabteilung, wo für einen kleinen Obolus aussortierte und gespendete Lebensmittel an Bedürftige ausgegeben wurden.

„Hier“, breitete er die Arme vor der Gemüsetheke aus und strahlte über das ganze Gesicht. „Sucht euch was aus.“ Sichtbar stolz wies er auf die Auslagen. „Wir können doch ‚Du‘ sagen, oder? Das ‚Sie‘ ist so förmlich.“

Er reichte Markus und Julia die Hand. ‚Privat?‘, fuhr es ihr durch den Kopf. Dann wendete sie sich schnell ab und zeigte auf die Gemüsetheke neben sich.

„Ich würde dann den Blumenkohl hier nehmen.“

„Und ich das Rotkraut“, ergänzte Markus.

„Nein!“ Johannes lachte. „Backwaren haben wir abends zwar nicht mehr, aber dafür Kekse und andere Süßigkeiten.“

Er drehte sich um und führte sie zu einem Regal am anderen Ende des Raumes.

„Wollt ihr?"

Julia griff sofort nach einer Packung Butterkekse und riss sie auf, bot Markus und Johannes die offene Tüte an und nahm sich dann selbst einen. Dann griff sie nach einer Flasche Wasser und spülte das trockene Gebäck hinunter.

„Endlich!", seufzte sie und spürte, wie ihr Magen sich entkrampfte ... als ihr Handy klingelte.

„Julia, wann kommst du? Lina will zu dir!", brüllte Rudolph ins Telefon, so laut, dass Julia das Handy kurz vom Ohr nehmen musste. Schnell lief sie einige Schritte zur Seite.

„Das ist mein erster Arbeitstag. Wir schauen noch die Sozialeinrichtungen an", flüsterte sie zurück und ergänzte: „Wir können jetzt nicht reden."

„Soll das jetzt immer so geh'n? Ich bin seit über drei Stunden mit Lina beschäftigt!", rief es aus dem Apparat zurück, und leise hörte Julia ihre Tochter: „Mama, wann kommst du?"

„Gib mir mal Lina!", sagte sie kurz und hörte mit einem unangenehmen Pochen in den Schläfen, wie es am anderen Ende rauschte.

„Mama?", jetzt war Linas Stimme deutlich zu hören.

„Mama?"

„Ja, mein Spatz?"

„Mama, ich muss dir sagen, was ich vom Weihnachtsmann will."

„Aber Schatz, das kannst du mir doch sagen, wenn ich zu Hause bin. Es dauert nicht mehr lange."

„Nein, sonst vergess' ich es! Mama, wann kommst du? Siehst du den Weihnachtsmann?"

„Spätzchen!", rief nun Julia etwas überfordert. „Ich kenne

den Weihnachtsmann auch nicht so gut! Er ist ja so selten da, nur zu Weihnachten."

„Mama, ich wünsche mir …"

„Male es auf ein Blatt Papier!"

„Hast du seine Adresse?"

„Nein, aber ich weiß, wo der Briefkasten für die Weihnachtspost steht. Mal es auf, keine Sorge, er bekommt dein Bild dann schon. Und wenn du es fertiggemalt hast, dann bin ich zu Hause."

„Versprochen, Mama?"

„Ja!"

Julia drückte ‚Beenden' und seufzte. Dann wandte sie sich den beiden Männern zu, die in ihr rotes Gesicht grinsten.

„Tja, Kinder!", rief sie, um sich wieder zu fassen. Würde Rudolph es schaffen, jeden Tag pünktlich Lina aus dem Hort abzuholen und sie zu beschäftigen, bis Julia gegen fünf nach Hause kam? Bislang hatte sie das selbst getan. Sie winkte ab, und Markus schien ihr Unwohlsein zu spüren.

„Ja, Kinder", sagte er plötzlich in die Stille hinein. „Ich habe auch ausreichend davon."

„Wie viele hast du denn?" Johannes blickte verblüfft zu ihm hinüber, wo Markus sich reckte und mit der Faust gegen seine Brust klopfte.

„Vier!", erklärte der.

„Vier? Das ist ja unglaublich!"

Das erste Mal betrachtete Julia ihren Kollegen genauer. Im Stress des Tages hatte sie zwar sein alternativ angehauchtes Äußeres wahrgenommen, die braunen Cordhosen unter einem grob karierten Hemd. Und sie hatte über die für Sozialpädagogen unvermeidliche hellbraune Kunstledertasche gegrinst. Doch nun war ihre Neugier endgültig entfacht. Er trug die Züge eines Intellektuellen im Gesicht, das jedoch von Haar überwuchert war und dessen braune Haut wiederum eher an einen Arbeiter erinnerte als an einen Feingeist. Die obere Hälfte der langen Haare hatte er zu einem Zopf zusammengebunden, während es darunter auf nicht mehr als einen Zentimeter geschoren war. Seinen Mund zierte ein Bartschnitt, der an die siebziger Jahre erinnerte und einen Schnauzer mit nach unten auslaufenden Barststrängen kombinierte. Der Rest des Kinns war nicht glatt rasiert, sondern stopplig. Vermutlich rasierte sich Markus nur aller zwei bis drei Tage.

„Ich glaube, mir ist es zu gefährlich, mit dir zusammenzuarbeiten!“, konterte sie mit gespielter Scheu. „Du brauchst ja eine Frau nur anzusehen, schon wölbt sich der Bauch.“

„Keine Sorge!“

Markus legte beruhigend seine Hand auf Julias Arm.

„Auf Arbeit trage ich immer Vollgummianzug.“

„Aber zu Hause passiert es trotzdem, oder?“, fiel ihm Johannes ins Wort.

„Ich tue gar nichts!“, wehrte Markus ab. „Nichts tue ich! – Na gut, vielleicht ein bisschen Kuscheln, mit meiner Frau!“

Julia grinste: „Kuscheln und Nichtstun, so geht das also. Typisch Mann, Kuscheln, Kuscheln und dann achtzehn Jahre Nichtstun!“

„Und du?“, fragte Markus Johannes, als sie sich wieder beruhigt hatten. „Wie viele Kinder hast du?“

Doch Johannes schüttelte den Kopf. ‚Er hat keine Kinder!‘, dachte Julia. ‚Hatte das Dora Feld nicht kritisiert?‘

„Ihr macht es richtig!“, lenkte er ab.

„Wieso wir?“

„Ihr seid zu beneiden.“

„Das geht ganz einfach!“, sagt Julia: „Frag Markus. Kuscheln, Kuscheln und Nichtstun!“

„Da fällt mir ein Lied ein. Kennt ihr Funny van Dannen?" Markus hatte wohl Johannes' Problem begriffen.

„Bitte mach mir ein Kind!", begann er im leeren Sozialkaufhaus zu singen, und Julia stimmte ein: „sagen so viele Fraun. Weil Kinder die Zukunft sind, / auf die wir gerne baun. / Der Mann sagt OK, wird sofort gemacht, / und nachher finden sie, das hat's jetzt voll gebracht!"

„Ja, und so schnell ist man glücklicher Vater!", strahlte Julia in Johannes' Gesicht.

„Von vier Kindern", ergänzte Markus, und Julia sang weiter: „Ja, so entstehen Kinder, die allermeisten. / Dabei können die Eltern sie sich gar nicht leisten!"

Johannes lachte wieder und schüttelte seinen hochroten Kopf.

„Na hör mal. Hat dich noch nie eine Frau gefragt, ob du ihr ein Kind machst?"

„Doch", grinste Johannes, und Torsten sah ihm direkt ins Gesicht: „Und?"

„Sie waren dir wohl nicht gut genug?", fiel Julia ihm ins Wort. Johannes schüttelte noch einmal den Kopf.

„Orientiere dich am Charakter, nicht am Aussehen."

„Das hast *du* nötig!", sagte darauf Markus, und Julia konterte erbost: „Na, danke für das Kompliment!"

Doch Johannes schmunzelte und schlug Markus auf die Schulter: „Ihr seid richtig!"

3

Jutta Winkler, die Chefin der Wohlfahrt, blätterte in ihren Papieren, zog ein Blatt nach dem anderen heraus und las Belehrungen vor – Brandschutz, Missbrauch von Anvertrauten, Leiterbelehrung, Belehrung für Krankheitsfälle und Karenz, Überstunden, Arbeitszeiten, Urlaub ... Der Stapel nahm gar kein Ende, und Julia betrachtete ihr ebenmäßiges, hübsches Gesicht, ihre glatte Haut. Sie hatte einen gesunden Teint, stellte Julia fest, und musste wohl Ende dreißig, Anfang vierzig sein, die Nase nicht zu groß und nicht zu klein, klar geschnittene Gesichtszüge, das Haar halblang, kastanienbraun gefärbt und gepflegt, und die Augen leuchteten blau. Aber ihr Wesen strahlte Kälte aus, Härte und Unnahbarkeit. Ein Lächeln hatte sie ihnen bislang nicht geschenkt, die gesamte Stunde nicht, die sie bereits in ihrem Büro saßen.

Es erschien Julia, wenn sie in die strengen Züge von Frau Winkler sah, als hätte ihre Chefin Vorbehalte gegen sie und Markus. Tatsächlich waren sie von Dora Feld und Johannes Ehrenau ausgewählt worden. War das so? Julia fiel der mehrfache Hinweis, dass sie in der Probezeit seien, auf.

„Ich kündige zum Ende der sechs Monate", mahnte sie, „und ich werde Ihre Arbeit und Zuverlässigkeit prüfen. Gehen Sie achtsam mit unserem Vertrauen um. Und – worum ich Sie bitten will – wenn Sie selbst unzufrieden mit der Arbeit Ihres Kollegen sind, dann melden Sie sich bei mir."

‚Was?', schrie es in Julia auf. Erschrocken starrte sie die Chefin an. Das hatten sie doch seit 1989 überwunden. Und die leise Scheu wandelte sich kurz in ihren nicht zu unterdrückenden Bock.

„So etwas kann ich nicht tun!", erklärte sie und sah zu Markus. Erleichtert stellte sie fest, dass er nickte.

Ängstlich blickte Julia ihr ins Gesicht, das sich leicht zusammenzuziehen schien. Dann hörte sie ihre Worte, wie aus weiter Ferne: „Ich möchte klar sehen, ob Sie zu uns passen, und derzeit bin ich davon nicht überzeugt."

„Wir werden uns Ihres Vertrauens würdig erweisen", versicherte Julia etwas umständlich, doch Jutta Winkler schien nicht geneigt, auf ihr Lächeln einzugehen. Sie senkte die Augen und zog die nächste Belehrung aus dem Stapel.

Nach anderthalb Stunden hatten sie es endlich geschafft. Johannes würde sie kurz vor Feierabend noch in das Mailprogramm und die Cloud einführen, zu denen alle Mitarbeiter Zugang hatten. Dann verabschiedete sie Markus und Julia.

Beide atmeten auf, als sie auf der Straße standen.

„Mit der ist nicht zu spaßen!"

„Na und", erwiderte Markus: „Wir werden sie kaum sehen."

„Aber ich habe die Verwaltung übernommen. Ich werde öfter in der Geschäftsstelle sein. Schließlich muss sie jede einzelne Quittung unterschreiben."

Schweigend liefen sie nebeneinander her.

„Sie hat zwei Kinder, habe ich erfahren, und ist geschieden. Schade eigentlich. Bei so vielen Kindern müsste man doch anders sein."

„Deshalb ist sie ja geschieden." Markus lachte. „Eine Chefin will ich auch nicht zu Hause haben."

Julia nickte in sich hinein.

„Dann kann sie wahrscheinlich nicht mehr heiraten", erklärte Markus plötzlich.

„Wieso?"

„Katholische Arbeitgeber akzeptieren zwar, wenn sich Katholiken scheiden lassen, aber wenn man sich wieder verheiratet, wird man entlassen."

„Was? Wo leben wir denn?"

„Na in Deutschland – und wir haben einen katholischen Arbeitgeber."

„Aber wir sind keine Katholiken."

„Zum Glück. Naja, ich habe vorerst nicht vor, mich scheiden zu lassen!“

„Und ich nicht, zu heiraten!“

„Komm!“, fügte Markus hinzu. „Ich habe gestern Farbe gekauft.“

Er schien Julias Gedanken nach vorn lenken zu wollen. Und erst, als sich am späten Nachmittag die Besenkammern in saubere weiße Büros verwandelt hatten, fuhren sie zurück zur Geschäftsstelle.

*

Johannes' Büro lag am Ende eines langen Flurs. Die Wände hatten eine beige Tönung, die grauen Türen mit Glaseinlagen waren geschlossen. Mitarbeiter schienen nicht mehr da zu sein. Zwischen den Türen fielen Julia große gerahmte Plakate auf. Einfache Menschen waren darauf zu sehen, die sich ehrenamtlich engagierten.

„Wir hören zu!“, „Andere Menschen verstehen!“, „Wir sind Nächstenliebe!“, „Wir engagieren uns auch für dich!“, stand darauf.

Julia betrachtete zwei Frauen in einer Änderungsschneiderei, die sie voller Motivation anstrahlten. Sympathische Menschen, dachte sie, sympathische Menschen, die sich einsetzten, obwohl oder gerade weil sie arbeitslos waren. Sie stellte sich die Frage, ob es richtig war, diese Menschen als Ehrenamtliche zu beschäftigen. War es eine besondere Form der Ausbeutung von Chancenlosen, indem man sie als kostenlose Arbeitskräfte missbrauchte; oder half man ihnen tatsächlich, wenn man auch ihnen eine sinnvolle Aufgabe gab? Es war wohl beides.

Johannes' Tür stand weit offen. Er musste ihre Schritte gehört haben und blickte nicht nur vom Computer auf, wie sie erwartet hatte, sondern beugte sich weit über den Tisch, um den Flur besser einsehen zu können.

Julia entdeckte sein weißes Gesicht.

‚Der ist neugierig wie ein Mädchen!', dachte sie, als Markus auch schon auf ihn zueilte und ihm auf die Schulter hieb.

„Hi, da sind wir! Musst du wegen uns noch schuften? Das tut uns aber leid."

Er lachte laut, und Julia war dieser polternde Einbruch in die stille Geschäftsstelle unangenehm, weshalb sie sich nur langsam durch die Tür wagte und etwas verlegen Johannes' dargebotene Hand ergriff. Der war inzwischen vom Bürostuhl aufgestanden und zog einen zweiten Stuhl neben den Computer.

„Setzt euch!", wies er auf diesen. Doch Markus schien weiterpoltern zu wollen. Er klopfte auf den Tisch, als müsse er dessen Stabilität prüfen: „Wie sollen wir dich nennen? Hannes oder Johann?"

„Ich heiße Johannes und nicht anders – bitte", erklärte der distanziert. Auch ihm schien es zu viel zu werden. Markus bemerkte es und lehnte sich etwas pikiert auf das Fensterbrett, während Julia neben Johannes Platz nahm und fragte: „Darf ich auf den Bildschirm schauen?", denn die Mails standen offen.

„Na klar – das sollst du sogar!", erwiderte Markus, und Johannes sah sie verlegen an.

„Hier – die beiden." Er zeigte mit der Maus auf zwei als ungelesen markierte Mails, die unterhalb einer Vielzahl jüngst eingegangener Nachrichten standen.

„Die beiden lese ich nicht."

„Wieso?" Julia blickte zu ihm hinüber, und Markus ergänzte: „Kriegt ihr Spam?"

„Nein, die sind von Kolleginnen. Die eine von ihnen ist

sehr unfair entlassen worden. Frau Winkler entlässt alle, die anderen zu nahe treten." Johannes nickte, und Julia spürte plötzlich ein unvermeidliches Kribbeln in ihrem Körper, das von Johannes auszustrahlen schien. Kurz sah sie auf seine Jeans – ein hochgewachsener und doch graziler Körper, eine schlanke Gestalt und ein kleines, kaum wahrnehmbares Bäuchlein. Im Halsausschnitt weiße, leicht rötliche Haut. ‚Julia, reiß dich zusammen!', ermahnte sie sich und wandte sich ab. Dann schüttelte sie den Kopf. „Warum liest du die Mails nicht?"

„Vielleicht lese ich sie später. Aber erstmal lass' ich sie liegen. Vielleicht leite ich sie auch an meine private Adresse weiter. Mal sehen."

„Das klingt ja, als würden dir Kolleginnen nachstellen."

„Nein!"

Zweifelnd beobachtete Julia, wie sein Gesicht undurchdringlich wurde. ‚Er lügt', dachte sie, als Markus keinen Zweifel an seiner Anerkennung ließ.

„Der Hahn im Korb! Wir haben hier bislang nur Frauen gesehen."

„Ja, es wurde Zeit, dass mal wieder ein Mann zu uns kommt", seufzte Johannes, und Julia tat, als sehe sie konzentriert die Mails an.

„Ich helfe dir gern!", lachte Markus, und sie konterte sofort: „Du Macho!"

„Na, wenn du meinst." Johannes winkte ab und öffnete die Cloud, um Markus und Julia die Ordner zu zeigen, in denen die wichtigsten Formulare, Briefbögen und Kontaktdaten der Mitarbeiter lagen.

4

In ihm grollte Zorn, Zorn auf sich selbst und auf seine eigene Unfähigkeit, aus dem eintönigen Hamsterrad herauszuklettern, das er stetig in Bewegung hielt. Getrieben fühlte er sich immer öfter, aber nicht von Ideen oder Zielen, die ihn vorwärtsbringen könnten, sondern vom Rhythmus seines unabänderlichen Daseins.

Dieser Zorn, der ihn dann und wann überwältigte, machte ihn fahrig, ließ ihn schneller laufen, ja, fast springen, von einer Aufgabe zur nächsten, um die inneren Zweifel an der Richtigkeit seines Daseins mit Arbeit zu betäuben. Eigentlich war er glücklich, eigentlich lief alles gut. Er arbeitete unter seinesgleichen, hatte bei der Wohlfahrt ein christliches Ideal zur Profession gemacht: zu helfen, helfend in die Gesellschaft einzugreifen. Seitdem er hier im Osten war, wollte er Gottes Segen auch für diejenigen spürbar machen, die ihn vermissten, weil sie die Religion aus ihren Gedanken ausklammerten. Wie einfach könnten es diese Menschen haben, Trost finden, Hoffnung schöpfen, wenn sie sich einfach nur öffnen würden für denjenigen, der immer bei ihnen war und seine schützende Hand über sie wie über jeden anderen hielt. Er wollte nicht missionieren, nicht überzeugen, nein, das lag ihm fern. Jeder hatte sein Recht, zu entscheiden, und doch lag Gottes Segen über allen, wenn es einige auch nicht wahrhaben wollten.

Trotzdem gab es genug zu tun, und genau da sah er seine Aufgabe: Arbeitslosigkeit und Armut zu lindern, den Menschen, die kaum etwas hatten, ein Kaufhaus anzubieten, in dem gebrauchte Güter für Aufwandsentschädigungen abgegeben wurden. Er war stolz darauf, was er tat, und froh, dass er es tun konnte – es war sein kleiner Beitrag für eine bessere Gesellschaft.

Nur, er selbst, er rotierte. Seit Jahren lebte er täglich den gleichen Rhythmus, unter denselben Menschen, mit denselben Zielen. Er hatte keine Familie, für die er sein Selbst hätte teilen können; am Tag Kollege und am Abend Familienvater, ein Spagat, in dem man sich von dem einen im anderen erholen könnte. Es gab keine Außerordentlichkeiten, nichts Bemerkenswertes, was er hätte in einen Smalltalk einbringen können, und er fühlte sich leer, immer öfter.

Kurz blickte Johannes zu Markus und Julia, die laut lachend durch die vor einem Jahr geschlossene Arztpraxis liefen, um Büromöbel für ihren Beratungsservice auszuwählen. Die Schreibtische hätten schon lang entsorgt werden sollen, doch jetzt zeigte sich ein weiteres Mal Gottes Fügung. Jene Nachlässigkeit seiner Kollegin, die sich schon lange hatte darum kümmern sollen, gab den beiden die Chance, ihre Büros mit Möbeln zu füllen. An der Tür lehnend, beobachtete er sie, ihre laute Heftigkeit, die ihn irritierte. Doch er hatte es selbst so gewollt. Mit Dora Feld hatten sie beschlossen, frischen Wind in die Belegschaft zu bringen, für Vielfalt unter den Mitarbeitern zu sorgen, und prompt waren sie mit ihrer Entscheidung für Markus und Julia auf Jutta Winklers Unwillen gestoßen. Hatte sie Recht, als sie ihnen entgegenhielt, dass diese beiden Mitarbeiter nur Ärger bringen würden?

„Eine Künstlerin und ein Alternativer", hatte sie gesagt. „Wie könnt ihr nur solche Leute einstellen? Was sollen die für Vorbilder sein?"

Johannes zweifelte, er wollte sich Zeit lassen. Vorerst waren sie da und würden bleiben.

„Was hältst du von dem Chefsessel?", fragte Markus eben, doch Julia winkte nur ab. „Chefsessel bekommen nur Wessis!", und blickte herausfordernd zu Johannes herüber. „Wer hat das kürzlich gesagt? Man solle fünfundzwanzig Jahre nach der Wiedervereinigung doch endlich damit aufhören, die Führungsposten im Osten mit der dritten Garnitur Westdeutscher zu besetzen?"

„Ha, der hat aber mächtig Ärger eingefangen, musste sich öffentlich entschuldigen!"

„Da sieht man, wie wichtig dieses Bekenntnis war!"

‚Wie die Kinder', dachte Johannes, und zu seinem Verdruss wandten sie sich ihm zu. „Kennst du irgendeine Firma oder ein Universitätsinstitut oder vielleicht einen Wohlfahrtsverband, in dem eine Ostdeutsche oder ein Ostdeutscher Chef ist?"

In diese Diskussion wollte er sich nicht einmischen, weshalb er unwillig den Kopf zur Seite neigte. Doch Julia drängte weiter: „Nun sag schon!", und Johannes überwand sich. „Nein", erklärte er dann verstört über seine eigene Erkenntnis. „Spielen Ost und West für euch denn immer noch eine Rolle?"

Doch Julia konterte: „Natürlich, solange man uns auf den Führungspositionen suchen kann, sicher. In der dritten Generation der Postenschacherei hier im Osten wird nämlich sehr wohl zwischen Ost und West unterschieden, selbst wenn die *political correctness* uns verbietet, das anzusprechen."

„Du bist ja ultralinks!" Markus zeigte mit der rechten Hand eine abfällige Geste. „Ultralinks?", echote Julia. „Ich passe nicht in Schubladen!", schimpfte sie. „Und was meine politische Wahl betrifft, habe ich von CDU über SPD, Die Grünen bis hin zu den Linken schon alle gewählt. Ich wähle Gedanken, Ideen, Pläne und Ziele, manchmal auch Personen, und", sie schnaubte, „ich gehöre zu den Wählern, auf deren Auszählung der Stimmen man bis zuletzt warten muss! – Ultralinks", stöhnte sie erneut.

Wenn Johannes auch nicht ihrer Meinung war, Julia hatte Witz, stürmischen. Ihre fröhliche, aufgeschlossene Art hatte ihm sofort gefallen. Und doch zweifelte er an ihrer Tauglichkeit für den Verband, als er ihr zuhörte. Diese politischen Kategorien hielt er so lange nach der deutschen Einheit für völlig unangebracht. Auf Diskussionen über Ost und West ließ er sich seit Jahren nicht mehr ein. Schließlich lebte er selbst seit einem Jahrzehnt hier, und er hatte einiges mit aufgebaut, nicht zuletzt dieses Sozialkaufhaus. Trotzdem fühlte er sich genötigt, ihr etwas entgegenzuhalten, deshalb nickte er: „Mag sein, aber hat euch die Wiedervereinigung nicht auch etwas gebracht?"

„Ja, Demokratie jetzt!", deklamierte Markus einen Satz, mit dem auch Johannes etwas anfangen konnte. Doch Julias Gesicht verdüsterte sich augenblicklich. Sie schien sich in Zorn zu reden, als sie erwiderte: „Und daneben – Arbeitslosigkeit und Armut! Ich weiß, wovon ich rede!" Mit einer weiten Geste zeigte sie auf das Sozialkaufhaus.

„Wie immer auch Menschen in der DDR gelebt haben, eure Wohlfahrt haben wir damals nicht gebraucht!", stieß sie hervor.

„Natürlich, Schuldenberge hatten wir bei denen!" Markus grinste ihr spöttisch ins Gesicht. Doch Julia ließ sich nicht beirren.

„Ich hätte sofort einen Kinderkrippenplatz für Lina bekommen, arbeiten können und ein eigenes Einkommen gehabt, und ich hätte niemals mit meinem Kind von Hartz IV leben müssen!"

„So aufsässig, wie du redest, hättest du in der DDR auch nur Ärger gehabt! Was du dann hättest arbeiten können, das mal dir mal aus."

Johannes merkte, wie er Markus innerlich zustimmen musste. Ihr rotes Gesicht ließ ihn grinsen.

„Ja, in der DDR hätte ich mich gegen den Staat stellen und eine heftige Reaktion erwarten können, gerade als Künstlerin! Heute tue ich das und laufe ins Leere! Keine Waffen, die mich aufhalten wollen, weit und breit, stattdessen ein großes Nichts, ein ohrenbetäubendes Schweigen. Heute bestraft man nicht mit Gefängnis, sondern mit Ignoranz. Ignorieren, lächerlich machen ...

und nur wenn das nicht hilft, bekämpfen! Und wenn man dann am Ende ist, dann stellt man uns ein Sozialkaufhaus hin, indem wir uns mangels Geld gebrauchte Möbel besorgen können, in die schon andere gepupst haben. Und das heißt dann Sozialstaat!"

Kurz schien sie nachzudenken, und schimpfend fügte sie hinzu: „Eure Wohlfahrt heißt, die extremen Spitzen der Armut zu mildern, um ihr die Explosivität zu nehmen. Aber die Leute wollen nicht Wohlfahrt, sie wollen keine kostenlosen Möbel, weil sie kein Geld haben; sie wollen einfach ein selbstbestimmtes und selbstbewusstes Leben, mit Arbeit und einer ausreichenden finanziellen Grundlage, genau, wie wir es haben! Wisst ihr, wie demütigend es ist, hier seinen Bewilligungsschein auszupacken, um ein paar Möbel zu bekommen?"

Entsetzt sah Johannes sie an. So sah sie sein Engagement? Ein kurzer Blick zu Markus zeigte ihm, dass auch der gerade keine Worte fand.

„Was schlägst du denn vor?", fragte er deshalb. Doch Julia zuckte nur mit den Schultern.

„Willst du in die DDR zurück?", fragte nun auch Markus.

„In die DDR zurück? Ja, das wird einem sofort untergeschoben, wenn man sich kritisch äußert. Jedenfalls – daran kann man doch gar nicht zweifeln – Armut und Elend, wie wir sie hier haben, muss es in einem reichen Land wie unserem nicht geben! Das ist doch der Punkt! Man kann doch nicht Arbeitslosigkeit und Armut schaffen, um dann punktuell zu helfen, mit dem sanftmütigen Schmunzeln eines Gönners im Gesicht?"

Schnaubend drehte sie sich weg und betrachtete die Schreibtische. Erschüttert sah ihr Johannes hinterher, als sie sanft über eine Holzplatte streifte und plötzlich sich selbst widersprach: „Na gut, vielleicht habt ihr ja Recht, und wir leben jetzt in einem besseren Land. Wer weiß, was aus uns in der DDR geworden wäre."

War das die neue Mitarbeiterin, die er eingestellt hatte? Eine Künstlerin mit linkem Gedankengut, völlig unkonventionellen Statements, falsch argumentierend und doch irgendwie richtig, voll verschrobener Intellektuellenlyrik, logisch und doch so neben aller Vernunft? Ja, sie kannte die Armut. Sie schien ihre Tochter und sich die letzten Jahre gerade so durchgebracht zu haben, bis sie diese Chance bekommen hatte. Er hatte sie für vernünftiger gehalten. Jetzt hackte sie auf politischer Korrektheit herum, die es zu hinterfragen, ja, wenigstens zu reflektieren gelte, schon zum wiederholten Mal. Und doch machte sie irgendwas richtig. Die Verbitterung, die sie eben über ihn ausgeschüttet hatte, erlebte er nicht das erste Mal. Sie war üblich, gerade unter seinen Minijobbern im Sozialkaufhaus. Doch Julia hatte ihr eine andere Qualität gegeben. Plötzlich verstand er den zynischen Witz, der ihm an Markus und ihr von Anfang an aufgefallen war. Es war der Witz seiner ostdeutschen Mitarbeiter, nur auf anderem Niveau. Dieser Humor, war er die Antwort auf die Ohnmacht dieser Leute, bei denen er seit zehn Jahren lebte, denen er meinte zu helfen, und die ihm nun vorwarfen, er zementiere damit untragbare Verhältnisse, in die sie ohne ihn nie geraten wären?

Johannes erinnerte sich an eine ostdeutsche Freundin, mit der er in seinen ersten Jahren viel Zeit verbracht hatte. Damals waren sie beide noch Studenten gewesen. Abendelang waren sie durch die Kneipen gezogen, und im Dunst ihrer Zigaretten hatte sie stets vom Humor in der DDR geschwärmt, der die Katastrophe dieser Diktatur und die Ohnmacht vor der Dummheit ihrer Parteikader immer wieder derart ins Absurde führte, das jeder vor Lachen sein eigenes, elendes Schicksal vergaß. Dieser Humor musste sich fortgesetzt haben ... ja, vielleicht in allen Ostdeutschen.

Er betrachtete Julia, die sich mit Markus endlich für zwei

gleich aussehende Schreibtische entschieden hatte, und besann sich kurz. Ihre direkte Art zog ihn an und stieß ihn zugleich ab. Eine Schönheit war sie nicht. Wie bei anderen Frauen schien ihr Äußeres mit der Mutterschaft an Form und Farbe verloren zu haben. Doch ihr Wesen machte den Verlust wieder wett. Ihr Leben war unperfekt und ihre Art erst recht; und doch, sie stand mitten im Leben – sie lebte und das nicht allein, sondern mit einem Kind, während er rotierte, ohne Zentrum, ohne Halt.

Zehn Minuten später standen sie auf der Feuertreppe des Sozialkaufhauses, eine Abkürzung, die Johannes gern von seinem Büro aus nahm, um schnell und unentdeckt bei seinen Mitarbeitern zu sein. Markus redete auf ihn ein, doch Johannes Augen suchten diese fremde Frau. Julia stand am Geländer, schien nicht zuzuhören und träumte mit den Augen in den Himmel. Abrupt wandte sich Johannes von Markus ab und lief dicht an ihr vorbei. Kurz und wie versehentlich fassten seine Finger nach ihrer Hand, die sie sofort zurückzog.

„Entschuldige bitte", stammelte sie erschrocken, und er sah eine leichte Röte über ihre Wangen ziehen.

„Entschuldige."

5

„Die Büromöbel bringen meine Männer um elf Uhr", rief Frau Meisner vom Sozialkaufhaus ins Telefon, nachdem Julia sich gemeldet hatte. „Ich komme zwar mit, habe aber einen anderen Termin. Wir sehen uns nur kurz!"

„Ja, geht in Ordnung! Wir freuen uns. Vielen Dank!"

„Das sind doch die Büromöbel von der ehemaligen Arztpraxis?"

„Ja, Herr Ehrenau hat sie gekennzeichnet!"

„Dann sollte alles klar sein. Kommen Sie bitte um elf zum Haupteingang."

*

Pünktlich elf Uhr stand Julia unten am Eingang, einem großen Portal, unter dessen Dach sich bei dem Nieselwetter Ende November die Flüchtlinge versammelten, um zu rauchen. Kippen lagen umher, ein paar Sozialbetreuer in Wohlfahrts-Westen standen in einer Gruppe und unterhielten sich, auch sie mit der unvermeidlichen Zigarette in der Hand.

Die automatischen Glastüren zeigten den Eingang in die große Empfangshalle, wo sich einige Flüchtlinge aufhielten, auf dem Teppichboden saßen, sich an die Säulen der Halle lehnten und mit ihren Smartphones und Tablets spielten. Dazwischen sprangen Kinder umher. Plakate mit Ankündigungen für Sprachkurse, Sport- und Freizeit in verschiedenen Sprachen zierten die Wände.

Im Freien, in einer Ecke neben dem Eingang, saßen drei ältere Syrer auf einer Decke, rauchten gemeinsam an einer blauen Wasserpfeife und diskutierten. Einer von ihnen erinnerte Julia an die weißbärtigen Ältesten unter den Kirgisen. Denn er trug einen grauen Spitzbart, wie sie ihn schon in einem sowjetischen Märchenbuch ihrer Kindheit gesehen hatte.

Eine größere Gruppe jugendlicher Afghanen spielte Karten, die sie auf den Boden schlugen wie Deutsche Skatkarten auf den Biertisch. Und drei Afrikaner lehnten am ehemaligen Tresen und tranken schwarzen Tee aus weißen Plastikbechern, den sie aus einer großen Schüssel löffelweise mit Zucker süßten.

Sie sollte, wenn sie Zeit hatte, mal Flüchtlinge skizzieren, dachte Julia, und betrachtete die Menschen. Ob sie dann zu einem Verständnis käme, was in ihnen vorging?

Das zu einer Landesaufnahmeeinrichtung für Flüchtlinge umfunktionierte Fünf-Sterne-Hotel könnte im Orient liegen, wenn nicht die Sonne fehlte. Die Menschen jedenfalls waren da und verbreiteten eine durch und durch morgenländische Stimmung. Julia zündete sich eine Zigarette an, und beobachtete durch die Tür, wie zwei Security-Mitarbeiter mit einem Syrer diskutierten. Das leidige Problem mit dem Einlass, aus Sicherheitsgründen, das war auch Julia klar. Aber der Kontrast zwischen uniformierten Wachleuten und zivilen Flüchtlingen stieß ihr doch unangenehm auf. Die Gefahr kam von außen und von innen. Erst vor einer Woche hatte der Leiter verboten, dass Kleiderspenden direkt in der LAE abgegeben werden durften, wie die Landesaufnahmeeinrichtung kurz genannt wurde. In den Müllsäcken mit Altkleidern könnten sich gefährliche Gegenstände verbergen. Und ganz in der Nähe befand sich die Drogenmeile, die vor allem von Afrikanern frequentiert wurde. Sie war auch ein Problem. Die Dealer hätten sich leicht unter die Flüchtlinge mischen können, die Kriminalisierung von Flüchtlingen aber und tausend andere ungesetzliche Eventualitäten waren dringendst auszuschließen.

Einige Flüchtlinge grüßten Julia im Vorbeigehen. Sie hatte sie bereits in ihrer Beratung gehabt. Und Julia dachte, sie würde zunehmend auf der Straße gegrüßt – von Menschen, denen sie hatte helfen können.

Wieder betrachtete sie die Gruppe Männer, die sich die Wasserpfeife teilten. Ein jüngerer Mann, den sie kannte, hatte sich zu ihnen gesellt und redete auf sie ein. Sie wusste, er war mit einer Großfamilie gekommen; Großeltern, mehrere Geschwister und Neffen mit ihren Familien und Kindern waren dabei. Unter ihnen befand sich auch ein Querschnittsgelähmter, der, einer

Schussverletzung wegen, dauerhaft von der Familie gepflegt werden musste. Trotzdem waren sie fröhlich. Der rollstuhlfahrende junge Mann wurde von den Kindern durchs Hotel geschoben. Die Familie hatte sie mehrmals um Vermittlung gebeten, da sie sich weigerten, getrennt voneinander in verschiedene Zweigstellen aufgeteilt zu werden; und Julia freute sich – es waren immer noch alle hier.

Auch er winkte ihr lächelnd zu. Diese freundlichen Gesten der Männer an sie, eine deutsche Frau, verblüfften Julia. Die Orientalen schienen zwischen deutschen Frauen und den eigenen zu unterscheiden. Verstehen konnte sie die besondere Art des Umgangs noch nicht, aber sie fühlte sich wohl damit.

Der Lieferwagen bog um die Ecke und bremste scharf unter dem Portal. Ein Blaumann sprang aus der Fahrertür, zog einen zerknitterten Lieferschein aus der Hose und sah sich um. Julia erkannte sofort das Logo ihres Arbeitgebers, lief auf den stämmigen Fahrer zu und reichte ihm die Hand.

„Seid ihr vom Sozialkaufhaus? Ich bin Julia Glückauf!“

„Die Büromöbel!“, knurrte der zurück und ignorierte ihre Hand, während er einem weiteren, zierlichen Blaumann zuwinkte, der aus der Beifahrertür gestiegen kam. Lautstark, viel zu heftig riss er nun die Laderaumtüren auf, stieg hinein und begann, Möbel auf die Straße zu stellen. Ohne ein weiteres Wort beteiligte sich der zweite Mann an dieser Arbeit, und Julia starrte sie an.

„Reinbringen tun wir sie nicht. Das ist verboten! – Eine Schande, dass wir das Zeug überhaupt hierherbringen.“

„Aber halt mal!“, rief nun Julia entsetzt: „Das sind doch viel mehr Möbel.“

„Das ist die Arztpraxis!“, knurrte der Mann und lud weiter Tische und Stühle auf den Gehweg.

„Was tun Sie hier?“

Julia riss den Kopf herum. Sie hatte gar nicht bemerkt, dass ein Security-Mitarbeiter von hinten an sie herangetreten war. „Sie können hier keine Möbel hinstellen!"

„Wir sollen die Arztpraxis bringen!"

Der Security-Mitarbeiter stierte zornig in Julias Augen. „Sind das Ihre Leute? Hier können Sie keine Möbel abstellen!", wiederholte er noch einmal.

„Warten Sie!", rief sie laut, und die Blaumänner erstarrten, mit einem Tisch in den Händen, wie sie gerade standen.

„Warten Sie doch erstmal!" Julia hatte sich gefasst und trat nun an die Ladefläche heran. „Wir brauchen nicht alle Möbel. Wir wollten zwei Schreibtische, zwei Bürostühle und zwei Rollschränke, mehr nicht."

„Wir sollen alles herbringen!", antwortete der Stämmige, und der Security-Mitarbeiter brüllte nun lauter: „Hier werden keine Möbel abgestellt!"

Die Männer vom Sozialkaufhaus setzten endlich den Tisch ab. Julia betrachtete die Möbel und erkannte die Stücke wieder, die Markus und sie in der Praxis ausgewählt hatten. Nur die Rollschränke fand sie nicht.

„Sie haben ja die ganze Arztpraxis mitgebracht!", rief sie dann, zeigte auf die Schreibtische und die beiden Bürostühle und erklärte: „Wir brauchen nur diese Sachen."

„Was?!", brüllte jetzt der Stämmige: „Wir können doch nicht die Möbel zurückbringen! Er ...", wies der Mann auf seinen schlaksigen Kollegen: „... hat gleich Feierabend, und ich stelle nur noch den Möbelwagen ab. Wir haben den Auftrag, alles herzubringen, wie es im Wagen ist. Und so bleibt es auch!" Dann sah er seinen Kollegen an: „Komm, lad aus!"

„Wenn Sie nicht sofort die Möbel einpacken, hole ich meine Kollegen!", schrie nun der Security-Mitarbeiter.

„Und dann? Was woll'nse dann machen? Die Polizei rufen? Wir haben einen Auftrag, und den erledigen wir."

„Aber der Rest der Arztpraxis sollte auf den Sperrmüll!", rief nun Julia. „Wir haben uns einen Teil der Möbel ausgesucht. Der Rest ist Sperrmüll. Dorthin müssen Sie ihn auch bringen, wenn Ihnen nichts anderes gesagt wurde."

„Was, Sperrmüll?" Jetzt schienen die Möbelträger endgültig ihre Beherrschung zu verlieren. „Die sagt, wir fahren Sperrmüll durch die Gegend? Sperrmüll? Ich sage Ihnen, das wird Folgen haben!"

„Jetzt rufen Sie doch Herrn Ehrenau an und fragen Sie nach. Der war ja dabei, als wir die Möbel ausgesucht haben. Und er hat sie selbst markiert, mit kleinen Magneten."

„Ehrenau?"

„Wer ist das?", fragte der Schlanke.

„Na, der mit der Glatze!", grinste er breit. „Der ist im Urlaub."

„Können Sie nicht jemand anderen anrufen, jemanden, der Bescheid weiß?", rief Julia verzweifelt und nahm aus den Augenwinkeln wahr, wie sich der Security-Mann breitbeinig und mit verschränkten Armen hinter ihr postierte, als könne er so verhindern, dass irgendwer unerlaubterweise ein Möbelstück ins Hotel trug.

„Wir rufen die Chefin an!", kam ihr nun endlich der kleinere und ruhigere der beiden Männer entgegen und zückte das Telefon.

‚Endlich!', dachte Julia und drehte sich zu dem Security-Mann um.

„Bitte entschuldigen Sie! Hier gibt es ein Missverständnis."

„Na, das will ich wissen", nickte der erbost.

„Wir bekommen Möbel für unsere Büros, das sind genau zwei Schreibtische, zwei Rollschränke und zwei Bürostühle, mehr nicht. Ich werde sofort meinen Kollegen anrufen, damit er runterkommt und die Sachen mit hochträgt."

„Gut, aber dass mir kein weiteres Möbelstück hier stehenbleibt. Und nächstes Mal kündigen Sie so eine Lieferung an und erledigen das beim Hintereingang. Hier dürfen aus Brandschutzgründen nicht mal Autos stehen."

Endlich trat er langsam und mit einer drohenden Geste zurück. Er behielt sie im Auge. Aber Julia hatte keine Zeit, darüber nachzudenken. Sie nahm das Telefon und rief Markus zum Portal.

Zwei Minuten später stand er bei Julia und versuchte den beiden Männern das Gleiche zu erklären, was ihnen auch Julia bereits gesagt hatte. War es, weil Markus ein Mann war, oder hatten die beiden es eingesehen? Jedenfalls luden sie die geforderten Möbel aus und hoben den Rest wieder zurück in den Wagen. Julia atmete auf, als sie plötzlich bemerkte, dass die Gesichter der Männer freundlicher und ihre Gesten weniger barsch wurden. Eine Frau in den Fünfzigern mit blonden Locken trat auf sie zu und reichte ihr die Hand.

„Gibt's Probleme, Frau Glückauf? Ich bin Frau Meisner."

„Wir haben es schon geklärt. Ihre Männer hatten zu viele Möbel mitgebracht. Aber es ist schon in Ordnung."

Julia hatte beschlossen, die Männer nicht zu verraten, die Sache sollte erledigt sein. Sie wollte ihr Büro einrichten und endlich einen normalen Arbeitstag haben. Die Männer und die Möbellieferung wollte sie vergessen. ‚Die sind einfach gestrickt, können auch nichts dafür.'

„Gab es wirklich keine Probleme? Ich merk' doch was!", versicherte sich die Frau noch einmal.

„Es ist ein bisschen heftig zugegangen", lenkte nun auch Markus ein, und Julia ergänzte: „Aber jetzt ist ja alles ..."

„Die sagt, wir fahren Sperrmüll durch die Gegend. Wir sollen die Sachen zum Sperrmüll bringen. Sie wollen sie nicht!", brauste plötzlich der Stämmige auf.

„Was?“ Julia wusste nichts zu antworten.

„Stimmt das?“, fragte nun Frau Meisner. Doch ehe sie etwas antworten konnte, setzte der Blaumann nach: „Sperrmüll, das müssen Sie mal denken. Was sind wir denn für die?“

Julia drehte sich zu Markus um, doch der war mit einem Rollschrank beschäftigt, den er versuchte anzuheben und in die Empfangshalle zu schleppen.

Erschöpft stöhnte sie auf: „Befrieden Sie die Männer, es ist alles in Ordnung. Wir haben unsere Möbel ...“

„Befriedigen?“, brüllte es zurück, während der Kleinere sie entgeistert anstarrte und Frau Meisner ebenfalls blass wurde.

„Was haben Sie gerade gesagt?“, fragte sie. Julia blieb kurz die Stimme weg. Sie wusste plötzlich selbst nicht mehr, was sie gesagt hatte. Dann fasste sie sich, gab Frau Meisner die Hand und fügte hinzu: „Es ist alles in Ordnung. Ich habe mich versprochen. Bitte beruhigen Sie die Männer. Ich gehe jetzt.“

Sie wendete sich ab und blickte unversehens in die grinsenden Gesichter der syrischen Flüchtlinge, die genüsslich an ihrer Wasserpfeife saugten.

6

Morgens um acht schloss er täglich sein Büro im Sozialkaufhaus auf, schaltete den Computer ein, und verbrachte den Vormittag mit Verwaltung, Organisation und Anleitung seiner Mitarbeiter. Gegen Mittag erst verließ er dieses Büro, um ins Stadtzentrum, in die Geschäftsstelle, zu fahren. Dort lagen nochmal sechs Stunden Arbeit vor ihm. Überstunden waren ihm zur Gewohnheit geworden. Zu Hause wartete ja niemand.

Seit seine Freundin, der er aus Hamburg hierher gefolgt war, ihn verlassen hatte, lebte er allein, mit wenigen, wechselnden Affären. Er hatte sich eine Wohnung nur für sich selbst eingerichtet, was ihm seine Schwester sofort unter die Nase gerieben hatte.

„Eine typisch gutsituierte Singlebude in einem Nobelviertel unter dem Dach, zwei Zimmer, Küche, Bad!", hatte sie gespottet, als sie ihn dort das erste Mal besuchte. Dann hatte sie sich über die klassische Leere der Räume, die schlichten, mit Metallrohr abgesetzten Möbel, das Dunkelgrau der Polster und das Weiß der Wände und Regale mokiert.

„Hier kommt eine Frau höchstens zu Besuch her!"

Johannes hatte sie angelächelt. „So schnell wird sich in meinem Leben nichts ändern!"

Zu allem Überfluss hatte sie ihm noch eine bunte Blumenampel geschenkt: „Damit du wenigstens hinter der Terrassentür ein paar weibliche Farben und Formen blühen siehst", und ergänzt: „Junggesellen reizen mich! Sie sind einfach zuuu süüüß."

Das war seine Schwester, und sie hatte sein Problem auf den Punkt gebracht. Er konnte sich gar nicht mehr vorstellen, sein Leben von einer Frau bestimmen zu lassen, wozu auch? Und doch trug er die Sehnsucht in sich, wie jeder Mann. Jedenfalls schienen das die Frauen zu glauben, denn er konnte sich vor Angeboten kaum retten. Wenn er irgendein Problem mit seinem Singleleben hatte, dann nur das eine, nämlich, dass die Frauen es in Scharen beenden wollten. Tagsüber bewegte er sich nahezu ausschließlich unter Kolleginnen. Jede strebte auf ihre Weise nach seiner Sympathie, die verheirateten wie die getrennten und besonders die alleinerziehenden Mütter. Irgendetwas musste er an sich haben, das ihn für diese Frauen als potentiellen Partner prädestinierte. Er selbst tat gar nichts. Er tat nichts? Zumindest forcierte er diesen Zustand nicht. Und doch liefen sie ihm hinterher und traten ihm reihenweise zu nahe. Und dabei sah er nicht einmal gut aus, hager und lang, und seit er die lange Matte seiner Jugend abgeschnitten hatte, trug er selbstbewusst Glatze.

Johannes schüttelte den Kopf. Er saß hinter seinem Computer in der Geschäftsstelle und schrieb an dem Antrag, den er schon letzte Woche hatte fertigstellen wollen. Der Flur der Geschäftsstelle war dunkel, es waren kaum noch Mitarbeiterinnen da. Zu dieser späten Uhrzeit arbeitete er am liebsten. Es war ruhig und dunkel. Nur über seinem Schreibtisch leuchtete die Lampe. Er wurde nicht gestört, niemand kam mit einer kurzen Frage oder Information zu ihm, die dann doch zu längerem Geschwätz führte.

Was wollten diese Frauen von ihm? Sollte er sich fügen, damit er endlich Ruhe hatte, sich für eine Frau entscheiden, jetzt mit fünfzig noch eine Familie gründen? Johannes seufzte. Und seine christlichen Kolleginnen, die langjährige Ehen mit Kindern führten, hatten sie Recht, wenn sie ihn drängten, es ihnen gleichzutun?

Kürzlich, als er einen Zahnarzttermin hatte, da hatte er doch tatsächlich und aus purem Zufall kurz nach sieben Uhr morgens vor einer Haustür geparkt, aus der eine Minute später ein Kind und eine Frau herausgeschneit kamen. Wie war er erschrocken, als er erkannte, dass es sich um seine neue Mitarbeiterin, Julia Glückauf, handelte, die vor der Haustür ihr Kind zur Schule schickte. Vor Schreck hatte er versucht, unter das Lenkrad zu kriechen, doch seine Beine waren zu lang. Darauf hatte er schnell seine schwarze Mütze über den Kopf gezogen und die Sonnenbrille aufgesetzt. Was hatte er gezittert, dass sie ihn entdecken könnte. Doch seine Kollegin hatte nur auf ihr Kind geschaut, ein hübsches blondes Mädchen, vielleicht in der ersten oder zweiten Klasse, schätzte er. Sie hatten sich umarmt und geküsst, das Kind war einige Schritte gelaufen und dann zurück zu seiner Mutter gerannt, um ihr nochmals um den Hals zu fallen. Dann hatte Julia sie an ihren Schultern in Richtung Straße gedreht und ihr einen leichten Schubs gegeben.

Als Julia so dastand, ihrer Tochter hinterhersah und winkte, entdeckte er erst, dass sie unter ihrer Hausjacke noch Schlafanzughosen trug, ein dünner, braun-rosa gestreifter Stoff. Heftig hatte er den Kopf geschüttelt. ‚*Das* kommt mir nicht in die Wohnung!'

Den ganzen Tag hatte er darüber nachgedacht. Wenn er eine Frau haben würde, wie sollte sie sein? Eine Frau mit Kind, die Wärme, Mütterlichkeit und Humor ausstrahlt, oder eine kühle, kinderlose Frau, zu der Erfolg und auch – unverzichtbar – Intelligenz und Witz gehörten? Konnte er noch Familienvater werden ... oder sollte er doch Junggeselle mit sporadischen Beziehungen bleiben? So oft er darüber nachgedacht hatte, hatte sich keine Lösung ergeben.

Plötzlich schreckte Johannes auf, es hatte an seine Bürotür geklopft, die sich auch sofort öffnete. Ertappt klickte er zwei Mal mit der Maus, um sich dann auf die Hereinkommende zu konzentrieren. Es war Jutta, seine Chefin, die ihn anstrahlte.

„Johannes, schön, dass du noch da bist. Ich würde gern mit dir den Antragsentwurf durchsprechen. Du bist doch bei der Überarbeitung? Da gibt es noch einiges zu klären."

Johannes lächelte zurück, während Jutta einen Stuhl zu ihm heranzog und sich neben ihn setzte. Einige Minuten diskutierten sie, doch er fühlte sich abgelenkt. Seine Gedanken sprangen. Der Antrag fesselte ihn seit einiger Zeit, er wollte mit dem Projekt grüne Farbe in die Sozialarbeit bringen, ein durch und durch sinnvolles Programm, um sozial nützlich zu sein und Umweltengagement unter den Benachteiligten zu fördern. Und auch Jutta schien sich für diesen Antrag zu interessieren. Mehr als sie sich sonst in die Pläne ihrer Koordinatoren einmischte, zeigte sie Interesse an genau diesem Projekt.

Er hätte nicht über Frauen nachdenken sollen, schimpfte er auf seine eigene Unkonzentriertheit, denn er bemerkte unruhig das Kribbeln, wenn sich Jutta neben ihm über den Schreibtisch beugte, um auf eine Textstelle zu zeigen. Unwillig schüttelte er sich, um das Gefühl abzustreifen, worauf sie ihn verwundert anblickte und ihn damit nötigte, sich wieder auf den Text zu konzentrieren. Die Diskussion zog sich hin.

Jutta nahm ihn ernst. Während sie sonst eher streng und unnachgiebig gegenüber ihren Mitarbeiterinnen war, hatte er das Privileg, mit ihr auf Augenhöhe sprechen zu dürfen. Aus den Augenwinkeln bemerkte er, wie sich ihr Körper bei jeder Bewegung bog, und plötzlich zuckte er zusammen. Seine rechte Hand spürte ihre schlanken, kühlen Finger. Ein Schreck durchraste ihn, da tasteten schon ihre Münder nacheinander.

‚Jutta Winkler?', brach es in seine Gedanken ein, und er traute sich nicht, sie abzuwehren. Sie war seine Chefin, die Leiterin der Geschäftsstelle. Ursachen und Konsequenzen flogen durch seinen Kopf. Sie hatte zwei Söhne, die aber nach der Scheidung bei ihrem Vater lebten, während sie sich auf die Karriere konzentrierte. Sie war ein Bild von einer Frau! Eine kühle Schönheit mit einem strahlenden Lächeln im Gesicht, das ihr die Karriere mit Sicherheit erleichtert hatte.

Ihre Münder lösten sich, und Johannes sah die Röte auf Juttas Wangen.

Zehn Minuten später stand er auf der Straße und atmete frische Nachtluft. Arbeiten hatte er nicht mehr können. Er wollte nur noch nach Hause. Das Schicksal hatte über ihn entschieden. ‚Ich Vollidiot!', dachte er und freute sich zugleich.

7

Jutta Winkler betrat die Küche der Geschäftsstelle, wo Markus und Julia ihre Laptops aufgeklappt hatten, um ihre Daten anhand der Cloud zu aktualisieren. Ihre Chefin setzte sich ihnen gegenüber an den Tisch. Sie hatte wohl ein Anliegen, wollte mit ihnen über irgendetwas reden. Julia nahm wahr, dass sie sich überwinden musste, zur Sache zu kommen. Ein Verhalten, das sie an dieser selbstbewussten Frau nicht erwartete.

Doch Markus kam ihr zuvor und begann sofort von ihrer Arbeit im Hotel zu erzählen, von den Anliegen der Flüchtlinge, der Arbeit mit den Sprachbegleitern und dass sie beide ihren Dolmetschern gern ein richtiges Honorar zahlen würden, damit sie wenigstens Mindestlohn für ihren Einsatz bekämen.

Jutta Winkler schwieg dazu. Während Julia sie beobachtete und zu erraten versuchte, was sie von ihnen wollte, richtete sich Frau Winkler plötzlich auf und zeigte mit einer Geste ihrer Hand, dass Markus seine Erzählungen beenden sollte.

„Ich will über etwas anderes mit Ihnen sprechen." Erstaunt wechselten Julia und Markus einen Blick, dann sahen sie zu Frau Winkler.

„Es geht um ein Wort", erklärte sie und schwieg.

Julia und Markus wechselten erneut einen fragenden Blick, sahen wieder die Chefin an, zuckten mit den Schultern und erkundigten sich gleichzeitig: „Was für ein Wort?"

Da raffte sich ihre Chefin endlich auf: „Was war da eigentlich mit den Leuten vom Sozialkaufhaus los?"

Julia stöhnte. Wie war das Dilemma mit den Möbeln nun doch bis zur Geschäftsführerin gekommen? Sie hatte die Männer geschont, nicht verraten, weil sie wusste, dass deren ausländerfeindlichen Ansichten und deren Verhalten ihr gegenüber ihnen schaden konnte. Und jetzt schien ihre Chefin von irgendwem informiert worden zu sein, und sie wurde angezeigt? Warum machte sie immer denselben Fehler?

Markus sah sie an, und Julia wusste, sie musste nun selbst aufklären, so gründlich und umfassend, wie nur möglich. Tief holte sie Luft und erzählte Frau Winkler von dem Möbelwagen, der mit der gesamten Arztpraxis beladen war. Sie erzählte von den Möbelpackern, die alles vor der LAE abstellen und sich davonmachen wollten, die mit ihr diskutiert und kein Einsehen gehabt hatten. Dann berichtete sie vom Eingreifen des Security-Kollegen, der nicht akzeptieren konnte, dass die Möbel vor dem Hotel ausgeladen wurden, und so redete und redete sie. Was sie aber wegließ, waren die ausländerfeindlichen Bemerkungen des kräftigeren Möbelpackers. Als sie fertiggesprochen hatte, schwieg Frau Winkler. Dann wendete sie sich Markus zu und fragte: „Und ist noch etwas gesagt worden?"

Markus schüttelte den Kopf: „Ich habe nicht alles mitbekommen. Ich war nur kurz dabei."

„Ich meine", fragte Jutta Winkler weiter, „was Sie zu Frau Meisner gesagt haben. Sie solle die Männer …?"

„Befrieden!", rief Markus plötzlich. Das hatte Julia völlig verdrängt. ‚Um Gottes Willen!', schoss es ihr durch den Kopf. Das war ja völlig unter der Gürtellinie.

Markus wiederholte noch einmal: „Sie hat gesagt: ‚Befrieden Sie die Männer!' Und die Männer haben es falsch verstanden oder wollten es einfach falsch verstehen."

„Nicht das andere Wort?", erkundigte sich Frau Winkler erneut.

Julia sackte in sich zusammen. „Das ertrage ich nicht", stöhnte sie: „Manchmal wird mir alles zu viel."

„Nein, nicht ‚befriedigen‘!“

Jutta Winkler winkte nervös ab. „Ja, ich muss das klären. Das ist nämlich schon beim Propst angekommen.“

„Was?“, rief Julia. „Wie kann man denn einen Probst mit sowas behelligen!“

„Oh Gott, wir armen Sünder“, stöhnte Markus, und Julia begriff, das ging eindeutig zu weit.

Jutta Winkler sprang sofort auf und sah beide scharf an. „Ich weiß zwar nicht, was wirklich passiert ist, aber seien Sie vorsichtig!“

Doch Markus konterte: „Wir wollten eigentlich mit Ihnen über das Internet, die Bürostühle und die Bezahlung unserer Ehrenamtlichen reden.“

„Dafür habe ich jetzt keine Zeit“, erklärte sie. Dann verließ sie den Raum.

Markus und Julia sahen sich an. „Aber für das Wort ‚befrieden‘ hatte sie Zeit“, sagte Julia, und Markus zuckte mit den Schultern.

8

„Willst du nicht mal im Büro auf einen Kaffee vorbeikommen? Wir sind jetzt seit über drei Monaten Kollegen, und du weißt nichts über unsere Arbeit. Komm vorbei zum Reden“, sagte Julia am Telefon. Sie wollte ihn kennenlernen. Er interessierte sie mehr, als es gut war. Das spürte sie bei jeder Begegnung, wenn er ihr eilig die Hand gereicht, sie ein Lächeln ausgetauscht, sie kurz, nur für zwei Minuten gesprochen hatten.

Was hatte sie bislang in solchen Situationen getan? Sie war ihren Gefühlen gefolgt und hatte Glück gehabt. Johannes dagegen – entweder hatte er etwas bemerkt und hielt sich zurück, oder er kam gar nicht auf die Idee, sie zu hinterfragen. Im schlimmsten Fall, das ahnte sie, mied er sie bewusst.

„Johannes? Ich berate heute noch im Flüchtlingstreff, ganz in der Nähe der Geschäftsstelle. Vielleicht willst du in der Mittagspause vorbeisehen?"

„Was?", schallte es zurück, und Julia erschrak über den offenen Zorn. „Wieso soll ich mit dir Kaffee trinken? Wir sehen uns doch oft genug! Was glaubst du eigentlich, was ich mache? Wir haben Aufgaben und werden nicht zum Kaffeeklatsch bezahlt, mit Kolleginnen schon gar nicht!"

Dann räusperte er sich, und sagte mit versöhnlichem Ton: „Ich komme nächsten Dienstag mit zwei Vormündern für unbegleitete minderjährige Flüchtlinge bei euch vorbei. Dann können wir Kaffee trinken und über eure Arbeit reden. Geht das in Ordnung?"

„Ja, ich trage euch unten ein, damit ihr reinkommt, brauche aber noch die vollständigen Namen und die Uhrzeit."

„Die schick' ich dir per Mail. Mach's gut!"

Johannes hatte aufgelegt, und Julia sah bestürzt das Telefon an. Bislang hatte sie sich unter Künstlern und Studenten bewegt, wo jeder Kontakt zählte, wo man um Netzwerke rang und wo die Arbeit an möglichst vielen Kontakten der einzig funktionierende Motor für Erfolg und Einkommen war. Jeder war interessiert am anderen, wenn auch nicht immer aufrichtig. Man wollte, ja, man musste doch wissen, wo und wie der Kollege Stipendien und Aufträge einwarb oder Ausstellungsangebote bekam.

Julia war international vernetzt, ihre Wohnung stets bevölkert mit Freunden. Moritz und Rudolph hatten einen Schlüssel und gingen bei ihr ein und aus. Sie empfing auch deren Freunde. Sie hasste es, einsam zu sein.

Doch die Sozialarbeiter, mit denen sie jetzt zu tun hatte, schienen anders zu ticken. Sie gingen zwar höflich miteinander um, lehnten aber jeden außerprofessionellen Kontakt ab. Selbst Markus, mit dem sie sich hervorragend verstand, hatte ihr nicht seine Adresse und Telefonnummer gegeben; und in drei Monaten Zusammenarbeit hatten sie noch nicht einmal ein Bier miteinander getrunken.

Dieser Schwebezustand irritierte Julia. Ihr drängte sich das Gefühl auf, es mit oberflächlicher Kollegialität zu tun zu haben. Ihr fehlte das Vertrauen, das sie sonst in ihre Beziehungen legte, und das nicht zwischen beruflicher Passion und privatem Leben unterschied. Sie war immer eins gewesen mit sich selbst. Sie war das, was sie tat, und zwar ganz! Sie teilte ihr Leben nicht in Arbeit und Freizeit, in Beruf und Privatsphäre; und sie wäre nie auf die Idee gekommen, ihre Privatsphäre vor einem Kollegen zu schützen, wie es Johannes und die anderen taten.

*

„Frau Glückauf, hier sind Kollegen von Ihnen. Holen Sie sie bitte ab!“, sagte der Security-Mann am Telefon. Das mussten sie sein, Johannes und die Vormünder.

Schnell sprang sie vom Schreibtisch auf. Sie hatte alles am Vormittag vorbereitet, sogar aus der Küche Geschirr geholt, erwischt vom Hausmeister und an den LAE-Leiter verpfiffen, was ihr von diesem vor einer halben Stunde aufs Brot geschmiert worden war. Den Tisch gedeckt hatte sie nicht, das wäre übertrieben gewesen.

Kurz sah sie sich noch einmal im Büro um. Die frisch gestrichenen Wände und der helle Holzschreibtisch machten Lust auf Arbeit. Vor ihrem Schreibtisch standen die beiden Stühle aus dem

Hotelbestand, daneben der Stuhl ihres Sprachbegleiters. An der Wand hing die Weltkarte, auf der ihr die Flüchtlinge zeigten, welche Route sie nach Deutschland genommen hatten ... und woraus sie schloss, ob das gefürchtete Dublin-Verfahren in deren Schicksal eingreifen würde.

In der kleinen Nische nebenan stand die alte Küchenzeile der Putzfrauen, wo Julia und Markus ihren Kaffee kochten. Im hohen Einbauschrank daneben archivierten sie die Akten und lagerten Ausdrucke von Informationsmaterialen.

Sie selbst saß hinter dem Schreibtisch, neben einer Magnettafel, an der sie Sprechzeiten und Überblicksinformationen zum Asylverfahren angeheftet hatte. Den Laptop klappte sie zu, wenn sie beriet, und öffnete ihn nur, wenn sie für einen Fall zu recherchieren oder zu schreiben hatte. Sie wollte nicht, dass der Bildschirm zwischen ihr und den Flüchtlingen stand.

Dass der Doppelraum klein war, nicht größer als acht Quadratmeter, hatte sich als Vorteil erwiesen. Er wurde von gleich zwei Fenstern erleuchtet, die selbst im Januar, bei klarem Wetter, so viel Sonne hereinließen, dass es angenehm warm im Zimmer wurde. Im Sommer würde sie hier in der Sonne kochen, dachte Julia. Bis dahin mussten Jalousien her.

Kurz blickte sie noch einmal unter den Tisch. Putzen mussten sie selbst. Doch Julia hatte die Sympathie der Reinigungskräfte gewonnen, die wenigstens ihren Müll mitnahmen. Dann drehte sie sich zur Tür und eilte die Treppe hinunter zur Eingangshalle, wo ihre ersten Gäste warteten.

Den beiden Frauen nannte sie ihren Vornamen, obwohl zumindest eine der Frauen älter zu sein schien. Es war ein Spagat, darüber war sie sich im Klaren. Doch hatte es sie selbst überrascht, wie eilfertig sie den Abstand zwischen sich und den Frauen wegwischte, waren sie doch auf demselben Rettungsboot aktiv. Sie waren Flüchtlingshelfer, und Julia fühlte sich ausreichend legitimiert, sie aufzufordern, mit ins Büro zu kommen, bevor sie alle durchs Haus führen würde.

„Markus, kommst du? Unsere Gäste sind da!", rief sie ihrem Kollegen durch die Tür zum Nachbarbüro zu. Dann gab sie den Frauen und Johannes Zeit, sich ihr Reich anzusehen, und stellte den Wasserkocher an.

„Was wollt ihr, Tee oder Kaffee?", fragte sie und verwies auf ihre rote Kaffeemaschine. „Die haben wir vor drei Wochen gekauft, und sie geht schon nicht mehr." Julia lachte. „Wir machen den Kaffee wie die Hausfrauen in den Sechzigern." Schnell legte sie einen Filter in die Maschine und löffelte Kaffee hinein. Dann wartete sie, bis das Wasser brodelte und goss es aus dem Kocher in den Filter, von wo aus es in die Kanne lief.

„Wenigstens fließt das Wasser in dieser Maschine noch nach unten", kommentierte sie die Aktion und brachte die beiden Vormünder zum Lachen.

Markus klimperte mit den Hoteltassen und stellte Milch auf den Tisch, während Johannes sich an die Stirnseite, auf den Platz des Sprachbegleiters setzte. Die Frauen wählten die Plätze der Klienten, und Julia senkte die Kanne über Johannes' Tasse, um einzuschenken. Plötzlich spürte sie, wie Johannes' Blick erfror. Er starrte auf ihr Handgelenk.

‚Die Narbe!', durchfuhr es sie. Deutlich zeichnete sie sich hell unterhalb des hochgerutschten Ärmels ab. Eine Zehntelsekunde sahen Johannes und sie sich in die Augen.

„Was?", rief er entgeistert. Julia zog ihren Arm mit der Kanne zurück und verschüttete dabei einige Tropfen. Jahrelang hatte sie nicht mehr daran gedacht, an diesen Tag, an dem sie sich vor Verzweiflung ins eigene Fleisch geschnitten hatte, um leerzulaufen, endlich leerzulaufen. Ja, an die Tabletten dachte sie täglich, morgens und abends, aber nicht an die Narbe, über der sie normalerweise das Uhrenband trug.

„Was ist das?“, hörte sie Johannes' Stimme.

„Was?“, fragte eine der Frauen, die ihn verständnislos ansahen.

„Nichts!“, sagte Julia schnell, und dachte: ‚Tu das nicht!‘

Sie stellte die Kanne ab, zog Uhrenband und Ärmel zurecht, und schenkte Johannes' Tasse voll, während sie zusah, wie ihre Hand zitterte.

„Milch könnt ihr euch selbst nehmen“, erklärte sie deshalb und setzte sich auf ihren Bürostuhl, an dessen Lehne sie sich nicht lehnen konnte. Seit sie den Stuhl hatte, klappte sie nach hinten weg. Julia lachte verlegen.

„Johannes, wir brauchen dringend ordentliche Bürostühle!“

„Ja!“, kam ihr Markus zu Hilfe. „Meiner sinkt nach unten, so dass ich mit dem Kopf zwischen den Knien am Schreibtisch sitze wie ein Kleinkind, das nicht zum Tisch hochlangen kann. Und ihrer?“, er wies auf Julia: „Das siehst du ja selbst.“

„Da kann ich erstmal nichts machen.“ Johannes vermied den Blickkontakt mit Julia. „Wendet euch an Frau Feld. Sie wollte euch doch noch Möbel besorgen? Im Sozialkaufhaus gibt's jedenfalls nichts mehr.“

„Na gut, dann fangen wir jetzt an. Ihr seid die neuen Vormünder?“, fragte Julia und hoffte, Johannes' Aufmerksamkeit von ihrer Narbe abzulenken.

„Da braucht ihr natürlich auch Beratung zum Asylverfahren, wofür wir euch gern zur Verfügung stehen“, lachte sie und reichte beiden ihre Visitenkarte. „Ruft uns an, wann immer ihr Fragen habt. Es gibt da einiges, das ihr wissen solltet.“

Die Frauen folgten interessiert und begannen von einem ihrer ersten Fälle zu erzählen, einem Jugendlichen aus Syrien, der seit über einem Jahr darauf wartete, seinen Asylantrag stellen zu dürfen.

„Zur Zeit warten alle." Julia holte weit mit ihrer Erklärung aus. „Und es ist auch nicht gut, jeden Jugendlichen sofort zum Bundesamt zu schicken. Unsere minderjährigen unbegleiteten Flüchtlinge haben den Vorteil, dass sie selbst entscheiden dürfen, ob sie ihren Antrag sofort oder erst mit Erreichen des achtzehnten Lebensjahrs stellen wollen. Wann ein Jugendlicher seinen Antrag stellen sollte, das hängt davon ab, woher er kommt. Die syrischen Jugendlichen haben derzeit noch Anspruch auf Familienzusammenführung, und ihren Aufenthaltsstatus bekommen sie sicher. Deshalb wäre es für sie wichtig, schnellstmöglich dem BAMF vorgestellt zu werden. Nach der Anerkennung können sie ihre Familien nachholen, ein Recht, dass sie ab achtzehn verlieren. Anders sieht es bei den Afghanen aus. Für sie sind die Chancen auf Anerkennung sehr schlecht, aber sie haben die Chance, ihre Antragstellung so weit wie möglich hinauszuzögern, bis sie achtzehn sind. Denn, wenn sie in Deutschland gut integriert sind, zur Schule gehen oder eine Ausbildung begonnen haben, dann dürfen sie vorerst bleiben. Das heißt Ausbildungsduldung. Wenn ihr also Fragen oder Zweifel bezüglich der Asylverfahren eurer Schützlinge habt, dann wendet euch an uns. Wir unterstützen euch gern."

Julia sah scheu zu Johannes. Würde er vergessen, was er gesehen hatte? Würde er sie nach dem beurteilen, was sie hier tat und was sie erzählte, oder hatte der Anblick ihres Handgelenks ihn schon über sie urteilen lassen? Wie oft war sie in der Vergangenheit auf Vorurteile gestoßen? Sie sei psychisch nicht belastbar, ein reines Vorurteil. Sie hatte mehr durchgemacht und mehr gekämpft, mehr an sich selbst gearbeitet und sich und ihr Verhalten mehr reflektiert als jeder Gesunde. Wenn jemand psychisch belastbar war, dann doch wohl sie. Sie managte nahezu allein ihr Kind, arbeitete, und, nicht zu vergessen, sie war auch noch künstlerisch tätig.

Mit halbem Ohr hörte sie Markus zu, der Beispiele von Anliegen ihrer Klienten vortrug. Die Probleme der Flüchtlinge, die sie tagtäglich aufsuchten und die froh waren, in ihnen Ansprechpartner, sogar in ihrer Muttersprache, zu finden, reichten von der normalen Flüchtlingsberatung über Kriegs- und Folteropfer, die besondere Berücksichtigung bei der medizinischen Versorgung und bei der Wohnungszuweisung brauchten, Familienzusammenführungen von in Deutschland verstreut untergebrachten Familienmitgliedern, auf der Flucht verlorenen oder gestohlenen Dokumenten, von Müttern, die von ihren Kindern getrennt waren, von der Suche nach Angehörigen bis hin zur Vermittlung von misshandelten Frauen ins Flüchtlingsfrauenhaus. Für all diese Probleme suchten Markus und sie Lösungswege, manchmal über Behörden, manchmal über nationale und internationale Organisationen, immer aber mit vollem Einsatz.

Markus hatte seinen Vortrag beendet, und die beiden Vormünder stellten Fragen. Dann führte Julia sie durchs Haus und machte sie mit den verschiedenen Kollegen des Landes und der Flüchtlingsbetreuung bekannt, sorgsam darauf achtend, Johannes nicht zu nahe zu treten. Doch auf der Terrasse holte er sie ein.

Julia stand im Freien, auf dem Zwischendach unterhalb der Hotelzimmer, wo ein kleiner, mit grünem Teppich ausgelegter Bereich bereits den Hotelmitarbeiterinnen zum Rauchen gedient haben musste. Ein grauer, runder Tisch mit übervollem Aschenbecher und einige Metallstühle standen dort. Es war dreizehn Uhr, genau der Zeitraum, in der die Sonne hinter dem Gebäude hervorkam und den kleinen Kunstgarten beschien. Julia streckte ihr Gesicht in die Januarsonne, als jemand die Terrassentür öffnete. Erschrocken blickte sie sich um und sah Johannes ins Gesicht.

„Ich weiß jetzt, was mit dir los ist, warum du Künstlerin bist."

Julia sah ihn irritiert an und sog an ihrer Zigarette. Sie begriff nicht recht, was er meinte. Doch Johannes lächelte freundlich.

„Ich weiß nicht, ob deine Arbeit hier damit zusammenpasst, ob das, was du hier tust, wirklich das Richtige für dich ist."

„Die Arbeit läuft gut", wehrte Julia ab und erinnerte sich an seinen starren Blick auf ihr Handgelenk.

„Wir haben euch ja alles erzählt, es wäre schön, wenn sich noch mehr Kollegen dafür interessieren würden, was wir hier tun. Du bist der erste seit drei Monaten, der uns mal über die Schultern schaut."

Johannes schwieg und sah sie nachdenklich an, während Julia nach Worten suchte, um ihn abzulenken. Doch Johannes kam ihr zuvor.

„Was ist mit deinem Handgelenk?"

Julia öffnete den Mund, doch kein Wort kam heraus. Stattdessen stieg ein dumpfer Schmerz ihren Körper empor und würgte in ihrer Kehle.

„Hier muss man einiges verkraften", erklärte Johannes. „Da sollte man stabil sein."

Julia begriff, was sie auch immer sagte, es würde gegen sie sprechen. Denn entweder musste sie ihm alles erklären, das würde Stunden dauern! Oder sie sorgte dafür, dass er gar nichts wusste! Doch jeder Kurzbericht, ein Statement, ein Fakt, führte zu Irritationen. Zu viel schwebte im Raum, zu viel Halbwissen, zu viele Vorurteile kursierten in der Gesellschaft. Eine einzige Andeutung und er bildete sich sein Urteil selbst, und das konnte nur von den Vorurteilen der nichtwissenden Gesellschaft geprägt, ja, negativ für sie, Julia, sein.

Mit offenem Mund stand sie da und sah ihn an.

„Ich muss es wahrscheinlich Jutta Winkler mitteilen", sagte

er leise, und der Kloß in Julias Hals drückte nur noch mehr. Kurz wendete sie ihr Gesicht ab und atmete tief durch.

„Ja, gerade Frau Winkler könnte sich mehr interessieren, was wir hier tun“, erwiderte sie schroff. „Ich habe ihr in den ersten Wochen alles zusammengefasst, wen wir, wo und in welchen Sprachen, mit welchen Sprachbegleitern, über welche Themen beraten. Auch die Veranstaltungen, die wir besuchen, um Netzwerke zu knüpfen, uns zu informieren und weiterzubilden, habe ich erwähnt. – Aber von ihr kam nach der zweiten Woche die Nachricht, dass ich mich mit allen Informationen nur an Dora Feld wenden solle.“

„Tja, sie hat viel zu tun“, zuckte Johannes mit den Schultern. „Dann wende dich eben an Frau Feld.“

„Ja, aber auch Frau Feld hat sich hier noch nicht blicken lassen. Wir brauchen Bürostühle, unser Internet reicht nicht aus und muss aufgestockt werden. Frau Winkler und Frau Feld lehnen alles ab, worum wir bitten. Auch unsere Sprachbegleiter, die bereits eine Arbeitserlaubnis haben, würden wir gern mit Mindestlohn honorieren. Aber wir dürfen nicht. Nicht einmal Fahrkarten dürfen wir ihnen aushändigen. Wir haben sogar angeboten, Vorträge über das Asylverfahren für alle in der Flüchtlingsbetreuung tätigen Mitarbeiter zu halten. Das wurde uns explizit untersagt.“

Johannes trat einen Schritt auf sie zu.

„Julia“, sagte er leise: „Ich weiß, was du mir sagen willst.“ Dann hüstelte er in seine Faust. „Oder besser, was du mir ... uns nicht erzählen willst. Aber hier muss nochmal entschieden werden.“ Und, obwohl Julia noch drei Meter von ihm entfernt stand, reichte er ihr die Hand. Plötzlich löste sich in ihr die ganze Verzweiflung, bestürzt bemerkte sie, wie das Blut in ihr Gesicht schoss. Sie war kaum in der Lage, ihm entgegenzutreten, begann zu zittern und dachte über sich: ‚Du dumme Kuh!‘

Johannes musste ihre Bestürzung bemerkt haben, seine Augenlieder senkten sich, bis sie vor ihm stand, als wären die Lider zu schwer, um sie anzuheben. Dann wurde er puterrot. Kurz griff er nach Julias Hand, entwand sich ihr und stürzte beinahe an ihr vorbei, um von der Terrasse zu rennen. Hilflos blickte sie ihm hinterher.

9

Der Weg von der Straßenbahn zur Landesaufnahmeeinrichtung war nicht weit. Julia lief durch eine Unterführung und dann einen Fußgänger- und Radweg hinauf. Oben angekommen, passierte sie die Ecke, in der die Zeugen Jehovas am Nachmittag versuchen würden, Flüchtlinge zu werben. In sauberer und ordentlicher Kleidung standen sie stets mit ihrem Aufsteller da, unterhielten sich, lachten und strahlten glückliche Gelassenheit aus, scheinbar in vollem Bewusstsein darüber, dass sie errettet waren.

Nun lief Julia direkt vor dem Hotel an mehreren Betonquadern vorbei, in denen Wildwuchs anzeigte, dass hier seit einiger Zeit nichts Neues gepflanzt worden war. Sie lief neben den Fenstern des Speisesaals, an denen Flüchtlingsbetreuer Bilder von Flüchtlingen, meist Kindern, befestigt hatten. Einige zeigten die heile Spielwelt in Deutschland, andere schwarze Kriegsmaschinerie und Feuer. Dazwischen immer wieder die deutsche Flagge, verziert mit Herzen und englischen oder arabischen Liebesgrüßen.

Julia verlangsamte ihre Schritte. Wie oft war sie vor dem einen oder anderen Bild stehengeblieben? Aus jedem einzelnen strahlte die beinahe naiv anmutende Glückseligkeit, in Deutschland angekommen zu sein, den Frieden eingeholt zu haben.

Unter dem um diese frühe Uhrzeit wenig bevölkerten Portal fegte ein afghanischer Flüchtling die Kippen weg. Er war bereits bei Julia gewesen, hatte sich die ganze Asylverfahrensberatung angehört; er und seine Frau, zwei sanfte, stets lächelnde Menschen. Es war, als wollte er mit seinem Einsatz hier im Haus sein Asylverfahren beeinflussen. Als Afghane hatte er nur geringe Aussicht auf einen positiven Entscheid. Doch das BAMF hatte keine Augen hier, wo die Flüchtlinge lebten. Es kam, so erklärte es Julia jedem einzelnen ihrer Klienten, auf die gute und intensive Vorbereitung der Anhörung an. Was sie dort erzählten oder in ungünstiger Weise zurückhielten, das bestimmte die Entscheidung, nichts anderes.

Strahlend winkte der Afghane mit dem Besen ihr zu, und Julia lachte zurück. Dort wo er herkam, explodierten fast täglich Bomben und zerrissen Straßen, Häuser und Menschenleiber. Die Klans und Völkergruppen mordeten sich gegenseitig, und die Taliban bedrohten zusätzlich das Volk. Das hatte Julia einer der Sprachbegleiter erzählt. Der Mann war zierlich und mager, nahezu abgehärmt wie die Steppenbewohner, die Julia aus Büchern über Russland kannte.

Die automatische Tür öffnete sich, und Julia betrat gegen halb neun an diesem Morgen die Eingangshalle, wo zwei Security-Mitarbeiter ihr entgegensahen. Ihren Ausweis musste sie nicht mehr zeigen. Man kannte sie; und Julia freute sich, als ein orientalisch aussehender Mitarbeiter sie begrüßte. „Oh, die Sonne geht auf!“, scherzte der, als sei er bemüht, sich nicht nur die deutsche Sprache, sondern auch den dazugehörigen Flirt zwischen Männern und Frauen anzueignen.

Julia konnte nicht anders, als das Leuchten in seinen Augen zu erwidern. Sie sah nach draußen und antwortete in stolzer

Manier: „Hier scheint meist die Sonne, der Regen bleibt hinter dem Harz stecken", und grinste zurück, als sein deutscher Kollege ihm auf die Schultern hieb und fragte: „Na, weißt du, wo der Harz liegt?"

„Klar", erwiderte der Syrer und lief Julia hinterher zum Stehtisch, wo die Unterschriftenlisten lagen.

Er trat an sie heran und flüsterte: „Zu spät heute?"

„Meine Tochter hatte die erste Stunde Ausfall, ich konnte nicht eher. Tut mir leid."

„Heute Morgen war ein Mitarbeiter von Ihnen da", flüsterte er weiter. „Er hat kontrolliert, ob Sie schon da sind."

„Wer?", fragte Julia und sah ihn verblüfft an. Der Syrer fuhr mit der rechten Hand über seinen Kopf. Dann sagte er: „Der mit ohne Haare."

„Was?", fragte Julia.

„Ja, der große Schlanke."

„Mhm."

Die Nachricht irritierte sie.

„Ihr Kollege ist auch noch nicht da. Passen Sie auf, dass Sie keine Probleme bekommen. Das wiederholt sich seit einiger Zeit."

Spionierte ihnen Johannes Ehrenau nach? Julia war schockiert. Er und Jutta Winkler schienen in letzter Zeit jedes Gespräch mit Julia und Markus zu meiden. Seit Wochen hatte Julia Johannes nicht gesehen. Wie oft hatte sie ihn eingeladen, bei ihnen in der LAE vorbeizukommen, aber er war nie erschienen. Und jetzt stellte sich heraus, dass er hinter ihrem Rücken spionierte. Konnte er sie nicht einfach ansprechen, mit ihnen reden?

Sie fand dieses Verhalten hinterhältig. Wer Erfahrungen in der DDR gesammelt hatte, was Spionage bei gleichzeitig fehlender Aussprache bewirkte, was die Weitergabe von Halbwahrheiten bedeutete, was geschehen konnte, wenn keine klärenden Gespräche geführt und stattdessen fragmentarische Informationen an Vorgesetzte weitergeleitet wurden, der wusste auch, wie schnell auf diesem Wege Vorurteile entstanden, denen Verurteilungen folgten.

Doch Johannes Ehrenau und Jutta Winkler hatten keine DDR-Erfahrung. Julia musste mit Johannes reden, ihm zeigen, was sie und ihr Kollege taten. Wenn er daran nur genauso viel Interesse hätte wie an dem genauen Zeitpunkt ihres Arbeitsbeginns. Und sie selbst wollte sich mehr anstrengen, pünktlich zu sein.

In Gedanken versunken, lief Julia über den Teppich und holte ihren Schlüssel bei der Security ab, wo sie noch einmal namentlich eingetragen wurde. Einige Flüchtlinge, die mit Tablet und Smartphone auf der Treppe saßen, grüßten sie. Drei Kinder stürmten an ihr vorbei. Sie blieb stehen, kramte in der Tasche, hatte aber keine Bonbons dabei. Dann stieg sie auf weiteren Teppichen in die Zwischenetage und öffnete die Glastür zum Verwaltungstrakt, lief an dem ehemaligen, jetzt leeren und verschlossenen Schwimmbad vorbei, passierte die Terrassentür zur Raucherecke und blieb vor dem Personallift stehen.

Plastikfurnier mit Holzmaserung, grau gemustertes, abgeschabtes Linoleum und die uralte Bedienungsleiste des Fahrstuhls erinnerten sie an die achtziger Jahre. Die Putzfrauen mit ihren Wagen hatten Scharten in die Wände geschrammt, und von unten hörte Julia die Küchengeräusche durch den Schacht. Denn der Fahrstuhl fuhr nicht nur durch alle Stockwerke, sondern öffnete sich auch direkt in der Küche und darunter im Keller.

In der dritten Etage stieg Julia aus und schloss ihre Bürotür auf. Helles und warmes Licht strahlte ihr entgegen. Kurz blieb sie stehen, betrachtete den hellen Holzschreibtisch und die noch leeren Stühle, ihren wackligen Bürosessel und den geschlossenen Laptop auf dem Schreibtisch. Sie erinnerte sich, wie Johannes an der Stirnseite gesessen hatte und beim Anblick der Narbe an ihrem Handgelenk erstarrt war.

„Das muss ich Frau Winkler melden“, so ähnlich hatte er sich ausgedrückt. War er wirklich so intrigant? Wusste er nicht, dass er anderen mit solchen Zuflüsterungen schadete? Vom Schicksal ihrer Jugend, von den längst in ihrer Vorstellung verblassten Horrorvorstellungen und Angstzuständen konnte er jedenfalls nichts wissen.

Die Flüchtlinge und die Mitarbeiter im Haus schätzten sie. Immer wieder kamen Klienten zurück, um sich für ihren Einsatz zu bedanken. Ja, manche wohnten schon außerhalb und nahmen den Weg auf sich, nur um Julia oder Markus noch einmal die Hand zu schütteln und zu sagen, dass ein Lösungsweg, den sie für ihr Problem fanden, funktioniert hatte. An Sinn und Erfolg ihrer Arbeit zweifelte Julia nicht. Doch die Wohlfahrt, die sie engagiert hatte, schien ihnen zutiefst zu misstrauen.

Julia kramte ihre Unterlagen aus dem Rucksack, legte sie auf den Tisch, setzte sich und fuhr den Computer hoch. Dann sah sie zu den Öffnungszeiten hinauf, die neben ihrem Schreibtisch an der Magnettafel hingen. Heute würde sie vormittags Farsi, Dari, Urdu und Paschto, nachmittags Arabisch anbieten. Mit beiden Sprachmittlern kommunizierte sie Englisch, eine von zwei Sprachen, die sie fließend beherrschte. Ihr Russisch wurde hier leider nicht gebraucht; nur einmal, im Flüchtlingstreff, war eine Russlanddeutsche gekommen, um Rat zu suchen.

Nach einem kurzen Blick auf den Kalender fiel ihr ein, dass Monatsende war. Sie musste für alle sechs Sprachbegleiter die Abrechnungen der Aufwandsentschädigungen vorbereiten, damit die sie unterschreiben und Julia sie zur Geschäftsstelle bringen konnte. Das war die Gelegenheit, kurz mit Johannes zu sprechen.

Erst um neun Uhr erschien Markus, und Julia empfing ihn mit der besorgniserregenden Neuigkeit.

„Wir werden ausspioniert“, erklärte sie kurz und ergänzte alles, was sie erfahren hatte. „Da ist was im Gange!“

„Ach wo“, winkte Markus ab.

„Ja, aber es ist eine Tatsache! Frau Winkler vermeidet jedes Gespräch mit mir, genau wie Johannes, und gleichzeitig prüfen sie, wann wir kommen. Wir sollten vorsichtig sein.“

Doch Markus schien keine Lust zu haben, sich auf ihre Sorgen einzulassen; und sein gleichgültiges Gesicht reizte sie.

„Ich werde Johannes heute darauf ansprechen, wenn ich ihn in der Geschäftsstelle sehe. Wenn ich Glück habe, ist Jutta Winkler nicht da.“

„Na“, lachte Markus, „dann musst du wenigstens nicht unter dem Teppich durchrobben, um an ihr vorbeizukommen.“

„Ich weiß nicht, wie du darüber lachen kannst“, wehrte Julia ab. „Sobald negative Gerüchte entstehen, wird es schwer. Vergiss nicht, wir sind noch in der Probezeit. Erst nach sechs Monaten sind wir frei.“

„Wir *sind* frei! Wer soll uns hier überprüfen?“, konterte Markus. Doch Julia sah das anders: „Wir müssen die Leute von uns überzeugen und dürfen uns nicht so viele Fehler erlauben.“

Genervt stöhnte Markus auf: „Wir waren gestern Abend bei der Fachgruppe Arbeit im Jobcenter, bis achtzehn Uhr übrigens. Das schreibt auch niemand auf, und das können wir erklären.“

„Ja eben“, stritt Julia weiter. „Das sieht Johannes nicht, wenn er unseren Arbeitsbeginn überprüft, deshalb müssen wir es ihnen mitteilen, was wir wann tun, um sie zu überzeugen, dass wir zuverlässig sind. – Das Problem ist nur, dass Jutta Winkler und Johannes Ehrenau überhaupt kein Interesse daran haben, irgendetwas von uns direkt zu erfahren. Wie oft wollte ich mit ihnen reden, aber sie sind zu. Anscheinend reichen ihnen die Anwesenheitslisten. Aber wenn wir im Flüchtlingstreff sind, bei Beraterinnentreffen, bei politischen Veranstaltungen oder ich vor Arbeitsschluss in die Geschäftsstelle gehe, dann stehen wir nicht in den Listen der LAE."

„Und, was willst du tun?" Markus hatte sich während Julias langer Erklärung dem Wasserkocher und der Kaffeemaschine zugewandt.

„Ich werde ab sofort in meine wöchentlichen Mails an Dora Feld auch unsere Termine außerhalb aufzählen."

Das abfällige Lachen von Markus ärgerte sie.

„Du schiebst völlig unbegründet Panik, Julia. Außerdem hat auch Frau Feld erklärt, dass du ihr nicht jede Woche eine lange Mail schicken sollst. Sie hat keine Zeit, sie zu lesen."

„Ich tue es trotzdem, schaden kann es nicht, wenn wir später eine Absicherung haben. Jedenfalls weiß ich, dass der Mangel an Gesprächen immer negative Konsequenzen hat."

„Na, wenn du meinst", sagte Markus und stellte ihr fast liebevoll eine Kaffeetasse auf den Tisch. „Lass uns eine rauchen gehen, bevor unser Sprachbegleiter anfängt. Dann geht's wieder los. Es ist ein neuer Bus mit Flüchtlingen von der Grenze gekommen."

10

Als Julia gegen vier Uhr am Nachmittag die Geschäftsstelle der Wohlfahrt betrat, rannte sie gedankenverloren am Empfang vorbei. Vor dem Fahrstuhl fiel es ihr ein, sie kehrte um und entdeckte die freundliche, ehrenamtliche Rentnerin, die augenscheinlich aufgesprungen war, um ihr hinterherzusehen. Erschrocken reckte sie sich am Pult, das aufgeschlagene Buch in den Händen, lächelte dann aber, als Julia ihr zuwinkte.

In der vierten Etage öffnete sich der Fahrstuhl. Eilig lief sie um eine Ecke des Flurs und betrat die Küche linker Hand, um ihren Rucksack und ihre Tasche abzustellen. Dann legte sie die Jacke ab. Sie hasste es, wegen ihrer Winterkleidung in beheizten Räumen zu schwitzen, öffnete den Rucksack und holte die Ehrenamtsabrechnungen hervor. Damit ging sie zu den Postfächern, prüfte jedes von ihr selbst ausgefüllte und von den Sprachbegleitern unterschriebene Formular und legte es Dora Feld ins Fach.

In diesem Moment öffnete sich die Tür der Chefin. Kurz trafen sich ihre Blicke, und Julia erschrak. Hatte Jutta Winkler nicht eben ihr Gesicht verzogen? Persönliche Abneigung? Oder war sie im Stress? Gab es Klagen gegen sie?

Kurz entschlossen trat Julia an Frau Winkler heran, um sie zu grüßen. Doch diese wendete sich ab und begann ein Gespräch mit ihrer Sekretärin. Julia stellte sich hinter sie, die Art und Weise, wie sie hier abserviert wurde, machte sie zornig. Zu oft war sie in den sozialen Feldern des menschlichen Miteinanders gescheitert, als dass sie nicht wüsste, dass einmal entstandene Distanz später nur schwer wieder zu überbrücken war. Die Sekretärin blickte kurz zu Julia, und Frau Winkler fing deren Blick auf und drehte sich endlich um.

Höflich grüßte Julia und reichte ihr nochmals die Hand.

„Könnte ich mit Ihnen über die Honorierung unserer Ehrenamtlichen sprechen?“

Doch Jutta Winkler sah schon wieder auf ihre Papiere. „Wenden Sie sich damit bitte an Frau Feld. Sie ist Ihre Fachbereichsleiterin“, antwortete sie zerstreut über ihre Schulter.

Julia gab auf. Dann würde sie eben mit Johannes sprechen. Vielleicht war er für ihre Ideen und ihre Arbeit zugänglicher? Zumindest schien er sich ja für ihre Arbeitszeiten zu interessieren.

Sie legte die restlichen Papiere in Dora Felds Fach und dachte kurz nach. Frau Feld würde erst nächsten Dienstag wieder hier erscheinen. Sie leitete zwei Beratungsbereiche in zwei verschiedenen Städten, weshalb Julia sie nur einmal im Monat zur Dienstberatung sah. Ansonsten kommunizierten sie nur über Mails, denn telefonisch war sie so gut wie unerreichbar. Außerdem entschied Dora Feld nie irgendetwas, ohne sich vorher die Zustimmung von Jutta Winkler zu holen. Es war der Dienstweg, wie überall. Julia würde Dora Feld ansprechen, und Dora Feld würde mit Julias Anliegen zu Frau Winkler gehen. Dann war es jedenfalls nicht schlecht, wenn auch Johannes Bescheid wusste und Julias Anliegen unterstützen würde.

Sie seufzte und blickte in Richtung von Johannes' Büro. Das Milchglas der Bürotür ließ einen schwachen Lichtschein auf den Flur fallen. Er musste da sein. Kurz entschlossen holte sie ihre Sachen aus der Küche.

Vor der Tür atmete sie noch einmal durch und schalt sich wegen ihrer Hemmungen, da stand sie schon vor Johannes, der sie frech anstrahlte.

„Hallihallo", sagte der, als er sie sah. „Ich dachte schon, dass du das bist."

Julia räusperte sich verlegen.

„Darf ich mich kurz setzen? Ich würde gern mit dir reden."

„Na klar, setz dich!"

Er wies auf einen Stuhl an der gegenüberliegenden Seite seines Büros und sah sie herausfordernd an, als Julia bemerkte, dass sie ihn von ihrem Stuhl aus nicht sehen konnte. Oberkörper und Kopf verschwanden fast vollständig hinter dem Bildschirm. Kurz dachte sie an ihre Tochter und beugte sich mit dem gesamten Oberkörper nach rechts, als würde sie mit einem Kleinkind verstecken spielen.

Johannes, der ihre Verunsicherung genossen hatte, verzog

nun das Gesicht und reagierte prompt. Er beugte sich in die entgegengesetzte Richtung, so dass er wieder komplett hinter dem Bildschirm verschwand.

„Du kannst ruhig noch ein wenig zur Seite rücken", sagte er dann, doch dort stand ein Schrank, und er selbst schien nicht geneigt zu sein, mit seinem Drehstuhl auf Rollen, ihr auch nur wenige Zentimeter entgegenzukommen.

„Empfängst du so deine Gäste?"

„Ich empfange keine Gäste", bekam sie zur Antwort.

Julia fand sich damit ab, dass sie nun leicht gekrümmt sitzen musste, um die Hälfte von Johannes' Gesicht zu sehen.

„Ich habe ein Anliegen bezüglich unserer Sprachmittler, für das Frau Winkler keine Zeit hat, und Frau Feld kann ich frühestens zur nächsten Beraterrunde darauf ansprechen. Vielleicht kannst du mir helfen?"

„Kann ich das?", fragte er zurück und klimperte auf der Tatstatur.

„Wir haben sechs Ehrenamtliche zurzeit, die alle sechs Euro Aufwandsentschädigung pro Einsatztag bekommen. Für diejenigen, die noch im Haus wohnen und keine Arbeitserlaubnis haben, geht das in Ordnung; aber die, die von außerhalb mit der Straßenbahn kommen, müssen die Aufwandsentschädigung in die Fahrkarten stecken, und haben gar nichts von ihrer Tätigkeit bei uns. Ich habe schlechtes Gewissen deswegen, jedes Mal, wenn ich am Monatsende die Abrechnungen mache. Wir sollten einen Weg finden, ihnen auf Honorarbasis Mindestlohn zu zahlen. Du glaubst gar nicht", vergaß Julia nicht, zu erwähnen, „wie sehr uns die Sprachbegleiter helfen. Ohne sie wäre eine Beratung nicht möglich. Und sie sind enorm motiviert und engagiert, setzen sich ein, übersetzen zuverlässig, kompetent und gut. Wir sollten ihnen auch etwas zurückgeben. Immerhin können sie etwas, das wir nicht können."

„So sind die Regeln. Ehrenamtliche bekommen eine Aufwandsentschädigung, eben eine Entschädigung-für-den-Aufwand. Mehr steht Ehrenamtlichen nicht zu!“, betonte er und zuckte mit den Schultern. Julia wunderte sich über seine Abgeklärtheit.

„Ja, dann zahlen wir ihnen doch ein Honorar, dann sind sie Honorarkräfte, und dann steht ihnen ein Honorar auch zu!“, erwiderte sie und blickte in seine vom Bildschirm halbierten Gesichtszügen. „Es wäre fatal, wenn unsere Sprachmittler aufgeben würden. So schnell finden wir keinen Ersatz. Wir übersetzen schon übers Englische, weil wir keine deutschsprachigen Flüchtlinge finden. Aber selbst Englisch beherrschen unter den dreihundert Bewohnern der LAE nur eine Handvoll. Wir sind darauf angewiesen, auch externe Sprachbegleiter mit Arbeitserlaubnis einzusetzen. Die sollten wir aber bezahlen.“

Johannes blickte von seinem Bildschirm auf: „Dafür haben wir keine Gelder.“

„Und wenn wir welche beantragen?“, fragte Julia.

„Dann schreibt einen Antrag, oder, noch besser, sucht nach Mäzenen in der Industrie. So mancher Geschäftsführer arbeitet am Image seiner Firma, indem er ab und an spendet. Und Flüchtlinge sind ja gerade ein gutes Thema. Mehr als drei- bis viertausend braucht ihr nicht.“

Julia blickte ihn schweigend an, dann seufzte sie.

„Und bis dahin?“

„Bis dahin müsst ihr mit den Ehrenamtlichen klarkommen. Und wenn ihr zu wenige zur Verfügung habt, dann müsst ihr eben Dienst nach Vorschrift machen und auf Englisch, Russisch und Französisch beraten.“

Julia ignorierte den Zynismus in seinen Worten, setzte ein diplomatisches Gesicht auf und sagte: „Französisch für Westafrikaner ist durch Markus abgedeckt, und Englisch nutzen wir beide.

An russischer Beratung gibt es leider keinen Bedarf. Ich hatte erst eine einzige Klientin, die Russisch sprach. Unter den Syrern sprechen nur wenige Englisch. Die kennen wir persönlich. Die anderen sprechen keine europäischen Sprachen, und die Afghanen erst recht nicht. Die meisten von ihnen sind Analphabeten und brauchen dringend eine mündliche Beratung. Ihre Chancen sind schlecht, wenn sie nicht aufpassen, und selbst unsere schriftlichen Informationsmaterialien sind ihnen komplett unzugänglich. Man sollte mit den Verantwortlichen reden und um eine Aufstockung des Budgets für Sprachbegleitung bitten. Das könnt aber nur ihr tun."

„Da kann ich nichts machen", schüttelte Johannes den Kopf. „Kümmert euch um Geld." Enttäuscht ließ Julia ihre Schultern hängen.

„Und du?", fragte sie nach kurzem Schweigen. „Kommst du voran?" Lange blickte sie ihn an und stellte fest, dass er im Gespräch doch einige Zentimeter nach rechts gerückt war, so dass sie nun sein ganzes Gesicht sah. Er hielt die Augen gesenkt und lächelte, ein Lächeln, bei dem sich nur die Mundwinkel leicht nach oben zogen.

Johannes musste ihren verträumten Blick bemerkt haben. Denn plötzlich veränderten sich seine Züge. Seine Augen strahlten sie kalt an, und seine schmalen Lippen presste er fest aufeinander.

„Es geht immer voran", winkte er ab. „Es geht und geht und geht. Und plötzlich ist man alt."

„Tja, das liegt bei dir. Gestalte dein Leben doch vielfältiger als nur mit Arbeit."

„Ach ja? Und wie?"

Julia grinste. Sie hatte ihn ertappt und spürte den Widerwillen gegen seinen eigenen Fehler, sie zu nahe an sich heranzulassen. Diese Chance wollte, musste sie nutzen.

„Fülle es an, mit kleinen und großen Ereignissen, mit Freunden, Familie und Festen. Du sitzt immer nur hier und arbeitest bis spät in den Abend, als gäbe es nichts anderes."

Julia tat sofort leid, was sie gesagt hatte. Sie hatte ihn verletzt, das konnte sie sehen, an dem Glühen seiner Wangen.

„Das machst *du* wohl?", sagte er resigniert. „Ich glaube nicht daran."

Sie zögerte, ob sie weitersprechen sollte; doch der Bock siegte, obwohl sie doch wusste, dass er seiner Neigung, sich vor der ganzen Welt zu verstecken, zuwiderlief.

„Leben ist messbar!", erklärte sie spöttisch. „... wenn Lebensmarken entstehen! Manche", erklärte sie dann, „messen ihr Leben in Autos, die sie gefahren sind." Dann lachte sie. „Die sagen dann: ‚Damals als wir mit dem VW-Bus in Italien waren ...', oder: ‚Das war, als ich den BMW hatte. Ja, ja, der alte Opel ... oder der alte Mercedes. Das waren noch Zeiten.' Ich ... ich messe mein Leben in Bildern, die ich in einem bestimmten Moment geschaffen habe, und ich weiß genau, warum und wann ich in der Vergangenheit ein Bild malen musste. Dazu kommen Ausstellungen, Stipendien und Atelieraufenthalte, meine Tochter und Beziehungen zu Männern. So weiß ich, warum ich gelebt habe, was damals los war und was ich vollendet habe oder womit ich gescheitert bin."

Sie sah das Erstaunen in seinen Augen, ihr blaues Strahlen wirkte traurig und müde. Doch sein Ton blieb kühl, als er zugab: „*Ich* messe mein Leben in Autos! Weißt du eigentlich, was für ein Wagen draußen vor der Tür steht?"

„Der mit dem Leipziger Kennzeichen, nehme ich an." Denn sie wusste, dass Johannes täglich pendelte. Dunkel erinnerte sie sich an jenes Auto, das vor einigen Tagen auf dem Parkplatz vor der Geschäftsstelle gestanden hatte. Es könnte seines gewesen sein. Sie hatte in den Wagen geschaut, schwarze saubere Sitze hatte sie entdeckt, kein Müll auf dem Boden und noch etwas, auf dem Rücksitz, worüber sie gestaunt hatte.

„Ja, und der Typ?"

„Blau, dunkelblau und groß ... und sehr sauber", ergänzte sie, worauf er die Augen verdrehte. „Mich hat mehr der Beutel mit Brötchen auf dem rechten Rücksitz interessiert", konterte sie dann, als sie spürte, wie Wut – wegen Johannes' abfälliger Art – in ihr aufstieg. „Gibt's die Brötchen nur dort, wo du wohnst?"

„Die gehen dich gar nichts an!", gab er zurück; doch so schnell, wie er sich empört hatte, beruhigte er sich wieder. „Weißt du, für wen die sind?"

„Na, vermutlich wirst du die Hälfte davon selber essen", grinste Julia. „Aber wer hat das Glück, die anderen zu frühstücken?"

„Du jedenfalls nicht!"

„Mit wem teilst du sie? – Ich würde sie *gern* mit dir teilen."

Jetzt glühte Johannes. „Das geht zu weit!"

Sie senkte die Lider und kratzte mit den Spitzen ihrer Füße auf dem Parkettboden.

„Naja, dann gehe ich jetzt besser."

Verlegen lächelte sie ihm noch einmal zu, als sie bemerkte, dass er seine Gelassenheit wiedergefunden hatte. Ja, sie würde gern die Brötchen mit ihm teilen.

Erst als sie den Fahrstuhl betrat, erinnerte sie sich, dass sie ja eigentlich Johannes hatte darauf ansprechen wollen, warum er die Listen in der LAE nach ihren Anwesenheitszeiten absuchte. Doch zurück konnte sie nicht mehr.

11

Die Buchhalterin schien sich zu winden, und Julia begriff nicht, wie sie deren Aussagen deuten sollte. Sie war nur kurz zur Geschäftsstelle geeilt, um abzusprechen, wann ihre Ehrenamtlichen vorbeikommen und ihre Aufwandsentschädigung abholen könnten. Doch die schlanke, blonde Frau fand immer neue Ausflüchte. Ihr gepflegtes Äußeres ließ sie jünger erscheinen, als sie vermutlich war, denn, an ihren Kinder gemessen, musste sie in Julias Alter oder sogar etwas älter sein. Die christliche Bescheidenheit lag unverkennbar in ihrem Wesen, und doch blitzte auch hier und da Härte auf. Schließlich verwaltete sie alle Geldtransfers des Verbandes. Wieso also blockte sie jetzt?

Als Julia ihr zum dritten Mal auseinandersetzte, wie wichtig ihre Sprachmittler für die Beratung seien, und dass sie die Aufwandsentschädigung für den Kauf der Straßenbahntickets benötigten, um überhaupt zu ihnen zu kommen; als sie ihr erklärte, dass die Flüchtlinge noch keine Bankkonten besaßen und deshalb das Geld bar ausgezahlt werden müsse, neigte Frau Wirth den Kopf, als müsse sie darüber nachdenken, ob eine solche Auszahlung überhaupt legitim sei. Julia wusste, sie durfte nicht die Nerven verlieren, um sich nicht die wenigen Sympathien, die sie hier überhaupt finden konnte, in einer heftigen Reaktion zu zerstören. Fest presste sie die Lippen aufeinander, um die Hitze in ihrem Schädel einzuschließen, und widerstand dem Druck, der ihren Kopf beinahe explodieren ließ, als Frau Wirth sie mit der Frage konfrontierte, welche Sprachen die Ehrenamtlichen sprechen.

Der Druck in Julias Kopf verpuffte. Beflissen beantwortete sie die Frage, indem sie eine ganze Reihe Sprachen aufzählte, die sie im Beratungsservice nutzten. Diese Kompetenzen sollten doch jeden überzeugen.

„Und Deutsch?", war die Gegenfrage.

„Deutsch? Wir finden kaum Flüchtlinge, die Deutsch beherrschen. Wir beraten übers Englische."

„Das heißt, die Ehrenamtlichen sprechen kein Deutsch?"

Die Buchhalterin verzog keine Miene; und plötzlich traf es Julia wie ein Schlag. Es ging Frau Wirth gar nicht darum, die Ehrenamtlichen unentlohnt zu lassen. Ihr Konflikt zwischen Pflicht und Verweigerung bestand nicht – wie bei Jutta Winkler – darin, dass sie meinte, Julia und Markus könnten locker auch mit Händen und Füßen beraten und auf Kosten für Assistenten verzichten. Ursula Wirth hatte ein ganz anderes Problem, und der Satz den Julia nun hörte, ließ sie nahezu rasen.

Ursula Wirth erklärte ihr doch tatsächlich, dass Ehrenamtlichen der Zutritt zur Geschäftsstelle untersagt sei!

„Was ist das für eine Willkommenskultur? Wir profitieren doch von ihnen!" Heftig sog Julia die Luft ein, und wie im Fieber schossen ihr Gedanken durch den Kopf. Dass sie endlich begriffen hatte, erlöste sie von der ohnmächtigen Wut, denn es lag auf der Hand, Julia musste Frau Wirth einen Ausweg anbieten, der sie nicht ihr Gesicht verlieren ließ. Denn augenscheinlich hatte Frau Wirth nur eine einzige Angst: ihre Professionalität zu verlieren, wenn sie mit den Flüchtlingen nicht reden konnte. Ursula Wirth schien keine Fremdsprachen zu beherrschen. Dieser Umstand und ihr Umgang damit hatten sie in Julias Augen gefährlich nahe an Fremdenfeindlichkeit rücken lassen und das, obwohl doch der Verband überall mit einem herzlichen Willkommen gegenüber Flüchtlingen und Deutschen warb. Doch die Angst vor Ansehensverlust im Verband war stärker als das Willkommen, dass auf so vielen Plakaten stand.

Julia musste nicht lange überlegen, sie ließ die letzte Aussage stehen, vorsichtig genug, sie nicht weiter zu kommentieren.

„Gut", reagierte sie schnell, um Frau Wirth von der Hitze in ihrem Gesicht zu erlösen.

„Ich mache die Abrechnungen und Quittungen fertig, lasse die Leute beides unterschreiben und bringe sie zu Ihnen. Sie händigen mir das Geld in verschlossenen Briefumschlägen aus, und ich übergebe es dann an unsere Sprachmittler. Aber dafür muss ich einmal mehr herkommen, und das geht nur am späten Nachmittag."

Ursula Wirth schüttelte heftig den Kopf.

„Fünfzehn Uhr ist für mich Feierabend."

Julia stöhnte – wie schwer es war, es einer Buchhalterin rechtzumachen.

„Na gut, dann muss ich aber in der Mittagspause stören. Ich komme am Donnerstag wieder", winkte sie und verschwand.

*

Die vormittägliche Beratungsrunde war geschafft; und das größte Problem, alle Sprachmittler ins Büro zu bekommen, um Abrechnungen und Quittungen zu unterschreiben, war für Julia das stressigste Unterfangen der letzten Tage gewesen. Die Abrechnungen und Quittungen sträubten sich in ihrer Hand, die engbeschriebenen Blätter bäumten sich gegeneinander auf und ließen sich kaum in einen Stapel zwingen. Julia suchte eine Mappe heraus, um sie endlich zu bändigen. Diese stopfte sie in ihren Rucksack, warf sich die Jacke über und eilte mit der Bahn zur Geschäftsstelle.

Hinter der Küchentür hörte sie leises Murmeln, doch mit der Hand an der Klinke stockte sie.

„Bitte nicht stören", stand auf einem Schild, das sie sofort irritierte. Sie studierte die schwarz gedruckte Zeile auf dem Blatt

Kopierpapier, als könne sie ihr noch mehr verraten, als sie sowieso schon las. Wieso sollte sie die Mittagspause nicht stören? Dass ihre Kolleginnen dahinter saßen und sich unterhielten, schien offensichtlich. Das Murmeln war eindeutig und die Geschäftsstelle war ansonsten leer. Hatte das Schild jemand vergessen abzunehmen? Julia schüttelte den Kopf und drückte die Klinke.

Circa fünfzehn Gesichter wandten sich ihr zu. Auf dem Tisch sah sie keine Speisen, stattdessen spürte sie Zorn in den Augen der Frauen; und prompt traf sie der wütende Satz: „Können Sie nicht lesen?“

Erschrocken schnellte Julia zurück. Ihr Blick blieb an Jutta Winklers schmalen Augen haften, sie erkannte die senkrechte Falte auf deren Stirn und suchte ein tröstendes Lächeln um einen der anderen Münder. Doch vergebens, die Frauen blickten sie kalt an, eine wie die andere. So war Julia noch nie empfangen worden, erst recht nicht in einer Mittagspause. Zu erwarten wäre gewesen, dass man sie grüßte, dass man sie einlud, sich dazuzusetzen und dass sie dann eine Gelegenheit fanden, um die Abrechnung zu machen. Stattdessen war Julia an eine Wand aus Ablehnung geprallt und begriff gar nichts mehr.

„Sie stören!“, war der zweite Satz, den Julia von Jutta Winkler hörte, dann ein Räuspern und eine sanftere männliche Stimme: „Na, wenn wir jetzt einmal unterbrochen worden sind, dann können wir auch Schluss machen. Es reicht doch, oder?“

Die Stimme gehörte Johannes Ehrenau, den Julia erst jetzt neben Jutta Winkler entdeckte. Diese packte seine Hand und hob sie gut sichtbar empor. Über den Köpfen der Frauen schwebten beide Hände, ineinander verschränkt, und doch sah Julia das Sträuben, gewahrte, wie Johannes seine Hand aus ihrer wand und schnell wieder unter dem Tisch versteckte.

„Nein!“, rief Frau Winkler empört in die Runde, „Frau

Glückauf! Sie haben …, wissen Sie eigentlich, was Sie eben gestört haben?"

Julia schüttelte den Kopf. Gestört? Was konnte die Runde hier tun?

„Ja, das wissen Sie nicht!", schlug es ihr entgegen.

„Ich suche Frau Wirth. Wir sind verabredet."

„Frau Wirth macht jetzt Mittagspause!", hielt ihr Jutta Winkler vor; und Julia suchte in der Runde, entdeckte Ursula Wirth und musterte kurz deren gesenkten Blick. Sie schien ihr nicht beispringen zu wollen.

Da wich die Verblüffung wütender Entschlossenheit. War sie nicht hier, um Ursula Wirth ein unangenehmes Zusammentreffen mit den Sprachmittlern abzunehmen? Sollte sie dann nicht jetzt und hier erklären, warum Julia gestört hatte? Und was hatte Julia überhaupt gestört? Wieso behandelte man sie so? Woher die Abneigung, die ihr hier entgegenstach? War das nicht schon Geringschätzung?

„Gut, dann informiere ich meine Sprachmittler, dass sie die nächsten Tage vorbeikommen sollen, um ihr Geld abzuholen", brach es wütend aus ihr heraus. Sie drehte sich um und wollte schon nach der Klinke greifen …

„Nein, warten Sie!" Ursula Wirth hatte endlich reagiert. „Es stimmt, wir waren für heute verabredet", erklärte sie zögernd in die Runde, und: „Ich komme."

Die Buchhalterin war aufgestanden, gefolgt von den verwunderten Blicken der Frauen. Julia schüttelte den Kopf.

„Wobei habe ich Sie eigentlich gestört?", fragte sie, als sie in deren Büro traten.

„Wir haben gebetet."

Julia griff sich verzweifelt an den Kopf.

12

„Ich hasse es, wenn ich nichts zu tun habe!“, schimpfte Julia, als sie in Markus’ Büro trat. Bis eben hatte sie mit ihrem Praktikanten, einem Syrer mit Englischkenntnissen, zusammengesessen, seit einer Stunde ohne Klienten, und sich über den Krieg in Syrien unterhalten. Doch der Flüchtlingsstrom war abgebrochen, die Balkanroute war zu, während das BAMF im Tempo kräftig angezogen hatte, seitdem es Asylanträge in einem sogenannten „Ankunftszentrum“ zuhauf abarbeitete. Busweise wurden die Syrer dorthin gefahren, meist vierzig Leute am Tag, wo sie am Vormittag ihren Antrag stellten und am Nachmittag zu ihren Fluchtgründen befragt wurden. Julia schüttelte den Kopf. „Zuführung“, hatte der Leiter des Ankunftszentrums dieses Prozedere genannt.

Spätestens zwei Wochen später hielten sie dann die Entscheidung in der Hand und wurden aus der Landesaufnahmeeinrichtung entlassen. Das Hotel hatte sich geleert, den Syrern waren mehrheitlich Wohnungen zugewiesen worden, und es kamen keine neuen nach.

„Es sind fast nur noch Afghanen und Afrikaner im Haus“, erklärte Julia, als ob Markus das nicht wüsste.

Der schüttelte nur den Kopf und brummte: „Paschto ist morgen dran.“ Seine Schreibarbeit unterbrach er nicht, während Julia ans Fenster trat und die Dächer der Häuser musterte.

„Ich habe etwas ausgearbeitet“, erklärte sie dann, „eine Liste mit Unterschieden zwischen subsidiärem Schutz und anerkannter Flüchtlingseigenschaft. Kannst du die von Hasan hier bei dir übersetzen lassen?“ Energisch drückte sich Julia vom Fensterbrett weg.

„Das ist wichtig!“ Sie stellte sich hinter Markus, der endlich von der Tastatur abließ und einige Zeilen, die er wohl gerade geschrieben hatte, überprüfte.

„Alle fragen mich, was es für sie bedeutet, wenn sie nur ein Jahr oder drei Jahre zugesprochen bekommen haben. Schließlich müssen sie doch wissen, ob sie ihre Familien nachholen können oder nicht."

Sie nickte Markus zu und ergänzte: „Dann können wir ihnen gleich die Ausarbeitung auf Arabisch in die Hände drücken."

„Mach' ich!" Markus stand auf und schob auf dem Beratungstisch einige Papiere zur Seite, wohl, um für Hasan Platz zu schaffen. Das verstand Julia als Aufforderung. Sie ging zurück in ihr Büro, holte ihren Laptop und bat Hasan, ihr zu folgen.

„Ich streife mal durchs Haus, verteile ein paar Handouts und mache Skizzen", rief sie beiden noch zu.

„Bring ein paar Klienten mit!", hörte sie noch, bevor die Tür ins Schloss fiel.

Sie beschloss, nicht den Personallift zu nehmen, sondern die Treppen, um auf allen Etagen Flüchtlinge ansprechen zu können. Eigens zur Information über ihr Angebot hatten sie Flyer gestaltet, auf denen neben dem Logo der Wohlfahrt der Beratungsservice in mehreren Sprachen verzeichnet war. Julia ging auf die Flüchtlinge zu, fragte sie auf Englisch nach ihrer Muttersprache und wies dann auf den entsprechenden Satz. Gleichgültig, ob sie der Flüchtling verstand, vergaß sie nie, auf Englisch und mit Handzeichen zu erklären, in welcher Etage ihre Büros zu finden waren, wann ihre Beratungssprache angeboten wurde und dass sie herzlich willkommen waren, sich zu informieren oder über Probleme zu sprechen. Traf sie auf einen Flüchtling, der Englisch sprach, dann bezog sie ihn mit ein, um eine größere Gruppe zu erreichen.

Doch heute waren die Flure und die Empfangshalle mal wieder leer. Die Betreuer und die Security standen in kleinen Gruppen und unterhielten sich. Einige Kinder sprangen herum, und die wenigen Flüchtlinge, die Julia sah, kannte sie alle bereits. Sie schaute kurz nach draußen, unter das Eingangsportal, wo einige Afghanen in der Aprilsonne rauchten. Für die Westafrikaner war Markus mit seinen Französischkenntnissen zuständig. Sie entdeckte zwei neben den Teekannen.

„Parlez-vous français?“, und als sie bejahten, gab sie ihnen den Flyer und zeigte auf den französischen Text.

Dann lief sie zurück zum Portal und zündete sich eine Zigarette an. Sie hatte ihren Skizzenblock und einen Bleistift dabei. Wen sollte sie zeichnen? Schade, dass die syrische Familie mit der Wasserpfeife nicht mehr da war. Sie sah die drei alten Männer noch immer vor sich, wie sie auf ihrer Decke unter dem Portal saßen. Gerade den Spitzbärtigen hätte sie gern verewigt. Doch vor Wochen, als sie hier noch gesessen hatten, gab es so viele Klienten, dass sie kaum aus ihrem Büro herausgekommen war. An Zeichnen war damals nicht zu denken gewesen. Traurig zuckte Julia mit den Schultern, drückte ihre Zigarette aus und ging durch die automatische Tür wieder ins Hotel.

Sie lief rechts an den Gästefahrstühlen vorbei, um nachzusehen, ob hinten beim Land Klienten saßen. Vielleicht warteten auch einige Flüchtlinge bei den Sanitätern. Doch die Flure waren leer. Lediglich zwei Frauen saßen mit ihren Kindern vor der Kleiderkammer. Dann kam Julia zur ehemaligen Bar des Hotels. Messing glänzte zwischen getäfelten Wänden, an der Decke hingen Kristalllüster, und Julia hörte deutlich das Klickern eines Tischtennisballs. Im hinteren Bereich des Saals erblickte sie eine grüne Platte und zwei Syrer, die spielten. Um die Stühle herum sprangen zwei Knaben, ungefähr zehn, elf Jahre alt, die von einer Frau mit Kopftuch und Kleinkind zur Ruhe ermahnt wurden.

Julia ging auf die syrischen Männer zu, die sofort ihre Schläger auf den Tisch legten. Sie fragte, ob sie bereits ihren Beratungsservice kannten, und wurde enttäuscht, als einer der Männer erklärte, sie wüssten Bescheid. Da drängte sich einer der Knaben unter ihrem Arm hindurch und hielt ihr einen Schläger vors Gesicht. Er reckte und streckte sich derart bittend, dass Julia lächeln musste, und einer der Erwachsenen seine Geste aufgriff und sie mit einem Handzeichen einlud, mit ihm zu spielen.

‚Zur Zeit haben wohl alle dasselbe Problem', dachte Julia: ‚Langeweile!'

Sie lachte und erinnerte sich an die Betontischtennisplatte vor ihrem Elternhaus, an der sie so oft mit ihrem Vater oder mit Freunden „chinesisch" gespielt hatte. Später, in Julias Jugend, hatten sie darauf gesessen und sich über Jungs unterhalten. Den Spieltisch gab es nicht mehr, aber Julia stand jetzt und hier mit dem Schläger einem Syrer gegenüber. Eigentlich durfte sie nicht spielen, aber warum eigentlich nicht? Wer sollte sie zwingen, im Büro Däumchen zu drehen, anstatt den Syrern beim Tischtennis Gesellschaft zu leisten?

Julia griff zu, lachte den Mann an und folgte dessen stummer Geste. Die Knaben und der zweite Syrer jubelten, während die Frau mit dem Kleinkind ihr freundlich zunickte. Gerade die Miene der völlig in Tücher eingehüllten Frau verblüffte Julia, denn sie war sich sicher, dass diese Frau nicht mit Männern Tischtennis spielen würde.

Die ersten Bälle verlor Julia, bis sie ihr Gefühl für Schläger, Ball und Platte wiedergefunden hatte. Dann holte sie freier aus, schlug den Ball zur Freude der Kinder härter und genoss den Jubel, wenn ihr Spielkamerad einen Ball verlor. Eindeutig, die Kinder wollten sie gewinnen sehen, und der zweite syrische Mann zog sein Smartphone und kommentierte das Spiel als Sportreporter, während er um die Platte lief und filmte. Die Stimmung wurde ausgelassen, die Kommentare flogen hin und her, die Frau mit dem Kleinkind lachte, und Julia verstand kein Wort. Doch die Tönung seiner Reporterstimme riss sie mit, ließ sie fröhlich werden und verstrickte sie in einen heftigen Ballwechsel nach dem anderen.

Sie hatte das Tischtennisspiel nicht verlernt und wunderte sich über ihre eigene Beweglichkeit, die sie plötzlich in das Spiel legte. Die Knaben holten die Bälle, machten Schmu, wenn sie ihr den Ball gaben, obwohl doch der Gegner den Aufschlag hatte, und brüllten lauthals los, wenn er ihnen deswegen mit der Faust drohte. Julia spielte und vergaß darüber, wo sie war.

„Ich musste doch mal sehen, warum hier so ein Krawall ist!", schreckte sie eine Stimme auf. Eine junge Kollegin stand an der Tür und grinste sie an. „Aha, die Wohlfahrt spielt Tischtennis."

Julia lachte, und erklärte nicht ohne Spott: „Ja, man tut, was man kann."

„Uns ist verboten, Tischtennis zu spielen. Pass auf, sonst muss ich es melden."

Irritiert über diese Belehrung, von der Julia plötzlich nicht mehr wusste, ob sie Ernst oder Scherz war, senkte Julia den Schläger.

„Ich berate eben mit sportlichem Einsatz", konterte sie, und machte dem Syrer eine Andeutung, weiterzuspielen, wandte sich ab und ärgerte sich.

Das Spiel lief nicht mehr wie vorher, und als sich Julia wieder der Tür zuwandte, war die Kollegin verschwunden. Julia legte den Schläger auf den Tisch und gab den Männern die Hand.

*

Hasan übersetze Julias englischsprachige Ausarbeitung ins Arabische, mit der Markus und sie besonders die syrischen Flüchtlinge informieren wollten, was es für sie bedeutete, wenn sie nur subsidiären Schutz bekamen anstatt der Flüchtlingseigenschaft.

Dann zum Beispiel konnten sie innerhalb der ersten zwei Jahre ihre Familien nicht nachholen, Mütter und Väter nicht ihre Kinder, allein reisende Jugendliche nicht ihre Eltern und Ehegatten nicht ihre Partner. Seit März wurde zunehmend nur noch subsidiärer Schutz zuerkannt, und als Julia Hasan über die Schultern blickte, dachte sie an die junge syrische Frau, die auf der Flucht mit ihrer Schwester die Kinder getauscht hatte.

Sie selbst war mit ihrem Neffen auf dem Wasserweg von der Türkei nach Griechenland gekommen, während ihre Schwester mit den beiden kleineren Töchtern von Julias Klientin den Landweg genommen hatte. Die Schwester und die beiden Töchter waren wegen illegalen Grenzübertritts erst von der griechischen und dann von der türkischen Polizei aufgegriffen worden und befanden sich nun in einem türkischen Gefängnis.

„Zwei Mädchen, neun und elf Jahre alt, und sie sitzen in einem türkischen Gefängnis. Das musst du dir mal auf der Zunge zergehen lassen.“, hatte Julia Rudolph und Moritz zu Hause erzählt.

Julia hatte damals eine internationale Flüchtlingsorganisation kontaktiert, um die Schwester ihrer Klientin und ihre Kinder ausfindig zu machen. Denn seit ihrer Gefangennahme hatte die Mutter von ihren Töchtern nichts mehr gehört. Julias Klientin selbst hatte es mit dem Sohn ihrer Schwester geschafft, bis nach Deutschland zu kommen. Seither war sie Dauergast in Julias Beratungen. Wie viele Taschentücher hatte sie ihr schon gereicht? Und nun?

Die Angehörigen waren in der Türkei wieder freigelassen worden. Die Mutter hatte wieder Kontakt zu ihren Kindern, aber ihr selbst war nur subsidiärer Schutz zuerkannt worden, und damit konnte weder der Neffe seine Mutter noch die Frau ihre Töchter zu sich holen.

Julia schüttelte den Kopf. Sie war den einzigen Weg gegangen, der noch möglich war. Sie hatte der Frau einen der besten Anwälte vermittelt, die für Flüchtlinge arbeiten, damit er hilft, die Entscheidung des BAMF noch zum Positiven zu wenden. Jetzt brauchten sie Geduld.

13

„Willst du noch einen Chardonnay?", fragte Jutta und lächelte ihn an. Sie hatte ein Lächeln, dem man sich schwer entziehen konnte. Das fiel ihm besonders hier auf, in dem vom Kerzenschein glänzenden Restaurant, das jedem Pärchen das Gefühl vermittelte, es sei allein. Johannes senkte die Lider, denn die Sanftmut in ihren Augen rührte ihn. Sonst – am Tage – war sie die Chefin, lief mit pochenden Schritten durch die Geschäftsstelle, trat kurz an den Schreibtisch einer Buchhalterin, gab Anweisungen und zeigte dabei keine anderen Emotionen, als die, die mit der strukturierenden Organisation der Wohlfahrt verbunden waren. Sie musste sich durchsetzen, und sie tat es auch, mit der Leichtigkeit einer selbstbewussten Frau, in deren Händen alle Fäden zusammenliefen.

‚Was für ein Kontrast', dachte Johannes und nickte dem leeren Weinglas zu, das sie ihm entgegenstreckte. Der Widerspruch in ihrem Wesen: die sanfte Frau; die sachlich-klare Geschäftsführerin; die Mutter zweier Söhne, die von deren Vater betreut wurden, die tiefgläubige Katholikin; das alles jagte ihm Angst ein. Er hatte sich ihr gleichwertig gefühlt, so lange beide ein rein professionelles Interesse verbunden hatte, nämlich, an der Entwicklung ihres Verbandes zu arbeiten. Doch seit er sie als Verführerin, als Frau, als Geliebte kannte, fühlte er sich ihr hoffnungslos unterlegen. Als Frau zog sie ihn an. Als Partner im Verband hatten sie viele

Diskussionen bestanden. Und doch, seit er schwachgeworden war, seit ihrem ersten Kuss und seit den darauffolgenden Abenden in Restaurants oder bei ihr zu Hause fühlte er eine ausweglose Abhängigkeit. Denn wenn er auch eine Führungsposition innehatte – sie war ihm übergeordnet und hatte deshalb die Macht, über ihn und seinen beruflichen Werdegang zu entscheiden.

„Was ist mit dir?", hörte er von fern ihre klare Stimme und musste sich kurz schütteln. Seine Gedanken waren weggetrieben, aber sie hatten ja gerade über die Clearingstelle für unbegleitete minderjährige Flüchtlinge gesprochen, die er seit einigen Wochen vorbereitete.

„Woran hängt es denn nun eigentlich?" Jetzt konnte Johannes deutlich die Ungeduld in Juttas Stimme hören. Die Chefin war zurückgekehrt, und er selbst fiel in einen sachlichen Ton: „Die Bauleute haben geschlampt. Da müssen einige Leitungen nochmal verlegt werden. Außerdem geht es nicht so schnell voran, wie es sollte." Er schüttelte den Kopf. „Ich bin trotzdem schon bei der Möbelbestellung, und für einige Sachen habe ich mehrmals den Liefertermin verschieben müssen. Wir können ja nichts in die Räume stellen, solange die Handwerker drin sind. Das Ganze ist dilettantisch und unverantwortlich. Seit Monaten sitzen die Jugendlichen in der LAE; einige seit über einem halben Jahr. Sie können nicht zur Schule, bekommen keine Sprachkurse und keine Beschäftigung, solange wir sie nicht bei uns aufnehmen."

„Lass dir davon nicht den Mut nehmen", erwiderte Jutta, und ihre kühlen Finger legten sich auf seine Hand.

„Manches braucht eben Zeit, und wir müssen Geduld haben."

Der Trost wirkte nicht. Johannes machte sich bittere Vorwürfe wegen der Verzögerungen und der Folgen für die Jugendlichen.

„Wenigstens haben wir jetzt Vormünder. Die Verfahren laufen schon, zwei sind sogar schon durch. Wir können also bald juristisch für die Jugendlichen zeichnen, doch betreut sind sie dann immer noch nicht."

„Und was ist mit den Qualifikationen? Haben die beiden die entsprechenden Schulungen?"

Johannes schüttelte den Kopf, da war schon das nächste Problem. „Es musste alles schnell gehen. Die Jugendlichen brauchen *jetzt* Hilfe! Auf Bewerber mit tadelloser Qualifikation können wir nicht warten. Aber ich denke, die beiden sind geeignet. Eine hat langjährige Erfahrungen und sicher auch den entsprechenden Abschluss, aber sie hat noch nie mit Flüchtlingen zusammengearbeitet. Die andere war vorher in der Flüchtlingsbetreuung und macht jetzt eine Weiterbildung im Betreuungsrecht. Wenn wir nicht parallel tätig werden, dann verlieren wir unsere Handlungsfähigkeit. Ich habe keine Wahl."

„Dann bist du dabei, sie in die Flüchtlingshilfe einzuführen und in der LAE vorzustellen?"

„Natürlich, wir waren schon dort, gleich in der ersten Arbeitswoche. Markus und Julia haben uns eingeführt. Wenn es um ihr Engagement geht, sind sie wirklich gut, und den beiden Vormündern haben sie eine erstklassige Einführung in das deutsche Asylverfahren gegeben."

Doch Jutta schüttelte energisch den Kopf. „Du weißt doch, ich wünsche keine Verbindungen zwischen unseren Mitarbeitern und den beiden. Du warst doch selbst der Meinung, dass wir Frau Glückauf und Herrn Neubauer auf Abstand halten ..."

Erschrocken bemerkte Johannes die senkrechte Linie auf Juttas Stirn. Sie hatte sich nie damit abgefunden, dass er und Dora Feld gerade diese beiden für die Flüchtlingsberatung ausgewählt hatten. Es war ihm lange nicht klar gewesen, doch gerade mit diesem Typus ‚etwas links angehauchter Intellektueller' kam Jutta nicht klar. Vor Wochen war er in Gedanken die Mitarbeiterschaft des Verbandes durchgegangen und hatte festgestellt, dass es unter den Kollegen tatsächlich niemanden dieses Menschenschlags gab. Ja, er hatte sogar festgestellt, dass Jutta Winkler in ihrem direkten Umfeld nur einen Typ Mitarbeiterinnen duldete; und Julia hatte es wie immer in Sarkasmus verpackt: „Sie umgibt sich ausschließlich mit völlig devoten Menschen."

Diese Bemerkung nahm ihr Johannes immer noch übel. Im Prinzip, dachte er, hatte Julia ihre marginale Rolle im Verband verdient. Wenn sie sich so äußerte, musste sie auch die Konsequenzen tragen. Denn genau dieser Art von schnippischer Überheblichkeit begegneten Christen überall auf der Welt, besonders in Deutschland, wo Atheisten sich selbst für aufgeklärter und vernünftiger hielten als jeden Christen. Sicher, Julia hatte einen sehr direkten Humor, und sie lachte gern und viel. Vermutlich hatte sie es gar nicht so gemeint, dennoch blieb es anmaßend. Kurz überlegte er, ob Julia mit ihrer ostdeutschen Herkunft vielleicht nicht einmal begriffen hatte, was sie damit sagte. Denn sie schien sich offensichtlich nicht darüber bewusst zu sein, dass diese Zurückhaltung, die sie abfällig ‚devot' nannte, Bescheidenheit war. Wieder stieg der Ärger darüber in ihm auf. Kurz dachte er nach – musste er Jutta erzählen, worüber er bereits seit zwei Wochen grübelte? Er hatte es so tief vergraben, dass er nun doch überlegte, ob Jutta etwas davon wissen sollte.

„Du bist so schweigsam heute. Was ist los?", fragte sie, und Johannes blickte kurz auf, wischte seine Skrupel wie unappetitliche Krümel von der Tischdecke und begann: „Ich habe da etwas entdeckt, beim Kaffee, ich meine, als ich mit den Vormündern bei

Frau Glückauf und Herrn Neubauer war." Mit der Hand fuhr er sich über das Kinn und dachte über die Worte nach, die er wählen sollte.

„Sie hat eine Narbe, am linken Handgelenk."

„Eine Narbe?", fragte Jutta und sah ihn verständnislos an.

„Ja, unter dem Uhrenband, direkt über der Pulsader ..."

„Was?", rief Jutta: „Auf der Pulsader?"

Eine kurze Pause entstand, während Johannes beobachtete, wie Jutta sich verstört auf ihrem Stuhl zurücklehnte. Sie hob den Arm und blickte auf ihr linkes Handgelenk, wischte sich mit dem Daumen der Rechten darüber und sah ihn wieder an. Plötzlich klärte sich ihre Miene auf.

„Das habe ich mir gedacht! Sie ist psychisch labil! Solche Leute kann man doch nicht mit traumatisierten Flüchtlingen zusammenbringen. Und umgekehrt erst recht nicht!" Sie holte tief Luft, während Johannes sie erschrocken anstarrte.

„Nicht umsonst legen wir bei unseren Bewerbern großen Wert auf psychische Belastbarkeit. Was auch immer sie getan hat, dass es so weit gekommen ist, belastbar kann sie unter diesen Umständen definitiv nicht sein. Kurz", erklärte sie dann, „sie ist den Anforderungen, die wir an sie stellen müssen, nicht gewachsen!"

„Darüber habe ich auch schon nachgedacht", erwiderte Johannes. „Aber: Die beiden meistern die Flüchtlingsberatung. Gerade Julia scheint sich völlig in ihre Aufgabe hineinzuknien. Sie entwirft Leitfäden und Informationsmaterial, berät in drei Sprachen, verwaltet die Ehrenamtlichen und das Büro, führt die Korrespondenz mit Dora Feld, und da gab es nie etwas Auffälliges."

„Ja, wer weiß, wie lange das noch gutgeht!", fiel ihm Jutta ins Wort. „Weißt du, wann sie wieder zusammenbricht, weil es ihr zu viel wird oder weil sie emotional überlastet ist? Und wer soll dann die Verantwortung für die Folgen tragen? Kannst du abschätzen, was passieren wird, wenn Julia plötzlich durchdreht?"

Johannes schüttelte den Kopf. Juttas heftiger Ausbruch ließ ihn zweifeln.

„Die Landesaufnahmeeinrichtung steht im Fokus der Öffentlichkeit!", hörte er Jutta weitersprechen, und: „Stell dir mal vor, die Medien erfahren, dass wir psychisch Kranke auf die Flüchtlinge loslassen. Weißt du, was das für Folgen für uns haben kann? Natürlich, bislang wussten wir nichts davon. Aber sobald wir so etwas erfahren, sind wir verpflichtet, darauf adäquat zu reagieren. Und du wärest verpflichtet gewesen, mir das sofort zu melden und nicht erst jetzt!"

Johannes begriff, was Jutta meinte; und plötzlich jagte ihm nicht nur Julias potentieller psychischer Ausfall Angst ein, sondern auch die Lawine über Julias Kopf, die er eben losgetreten hatte.

„Du wirst verstehen, dass ich entsprechende Maßnahmen einleiten muss", sagte sie dann, und Johannes spürte wieder ihre Finger auf seiner rechten Hand. Wie zur Bestätigung trank Jutta einen Schluck Weißwein, und im Nachklang schüttelte sie erneut den Kopf. „Ich wusste doch, dass da etwas nicht stimmt. Es ist doch schon krankhaft, wie sie dir nachstellt! Sie scheint überhaupt keine Beherrschung zu besitzen, kein Wunder, dass dann so etwas passiert. In der Kunst, wo sie herkommt, ist sie besser aufgehoben."

„Lass jetzt das Thema", wiegelte Johannes ab. „Ich bin müde, lass uns nach Hause gehen." Er ließ sein zweites Glas halbgefüllt stehen und stand auf. Jutta nahm ihn kurz bei der Hand.

„Mach dir keine Gedanken. Es ist nicht deine Schuld", sagte sie sanft und drückte ihm einen Kuss auf die Wange. Johannes reagierte nicht.

14

In diesen Gesprächskreisen hatte sich Julia noch nie wohl gefühlt, außer sie fanden um einen großen runden Tisch statt. Einfache Stuhlkreise dagegen erinnerten sie an Gruppentherapien, in denen man – so hatte es Markus ausgedrückt – „die Hosen runterlassen musste."

Die Beraterinnenrunde war ein solcher Kreis, in dem sechzehn Beraterinnen und Dora Feld, die Bereichsleiterin, diskutierten. Und zu allem Überfluss war Jutta Winkler zu Gast. Sie wolle sich informieren, um in den entsprechenden Gremien vortragen zu können.

Umso schwerer fiel es Julia, als sie von Jutta Winkler aufgefordert wurde, als Erste über die Flüchtlingsberatung zu sprechen. Julia tastete nach ihrem Rucksack, als wäre dort irgendein verstecktes Hilfsmittel zu finden. Dann räusperte sie sich und begann zu reden.

Was war die Landesaufnahmeeinrichtung? Wie viele Flüchtlinge beherbergten sie dort? Wie entwickelten sich ihre Klientenzahlen? Mit welchen Anliegen kamen die Flüchtlinge zu ihnen? Wie versuchten sie, ihre Klienten voranzubringen, und so weiter. Sie holte weit in ihren Erläuterungen aus, zu weit, wie sie an Frau Winklers immer verdrossenerem Gesicht sehen konnte. ‚Als hätte sie etwas anderes erwartet', dachte Julia; und um schneller ihren Vortrag abzuschließen, verwies sie auf ihren schriftlichen Bericht über die letzten Monate.

„Ich lese nichts lieber als Berichte", erwiderte darauf Jutta Winkler mit leichtem Zynismus im Ton, der die anderen Beraterinnen lachen ließ. Markus kam ihr zu Hilfe. „Wir haben noch ein paar Anliegen, um die sich jemand kümmern müsste. Wir sitzen immer noch auf völlig kaputten Bürostühlen. Unser Internetguthaben ist circa am 20. jeden Monats aufgebraucht, und dann haben wir Mühe, während der Beratung im Internet zu recherchieren oder Mails zu schreiben. Und unsere Sprachbegleiter sind mit einer Aufwandsentschädigung völlig unterbezahlt. Es wäre schön, wenn diese Probleme zügig geklärt werden könnten."

Doch Jutta Winkler verwies – wie stets in den letzten Monaten – auf Dora Feld. „Kümmern Sie sich darum!", sagte sie kurz, gab keinen weiteren Kommentar und leitete zum Bericht der nächsten Beraterin über.

Es folgten kurze Berichte von Erziehungsberatung, Partnerberatung, Mobbingberatung und Kurberatung, bis Julia aufhorchte. Ihre Kollegin, eine Migrationsberaterin, begann ihren Bericht. Ihr Büro schien geradezu von anerkannten Flüchtlingen und Migranten gestürmt zu werden, und doch war sie mit ihrer Aufgabe völlig allein. Die zweite Mitarbeiterin war zwei Jahre zuvor eingespart worden, und seither hatte das Land ihr Budget nicht wieder auf zwei Stellen aufgestockt.

‚Es wird höchste Zeit, dass hier Mittel zur Verfügung gestellt werden', dachte Julia. Denn all die Flüchtlinge, die die LAE verließen, drängten nun in die Migrationsberatungsstellen, ohne Sprachkenntnisse, ohne jede Ahnung von der deutschen Bürokratie und ohne Wissen darüber, ob und wie sie ihre Familien nachholen, einen Job finden und Sozialleistungen oder andere Zuschüsse beantragen konnten.

Doch Jutta Winkler interessierte sich weniger für die Vielfalt der Beratungsthemen. Sie fragte in die Erzählungen der Kollegin hinein, wie sie mit den Flüchtlingen kommuniziere.

„Auf Englisch – mit Händen und Füßen", erklärte diese und hob – wie zur Bestätigung – ihre Hände gut sichtbar in die Luft. „Manche bringen einen deutschkundigen Freund mit. Ansonsten müssen wir sehen."

„Das ist vorbildlich!“ Frau Winkler schien begeistert. „Andere Kollegen nerven monatelang wegen Sprachmittlern, und Sie beraten einfach! So will ich es haben.“

Julia sah zu Dora Feld, die ihre Augen gesenkt hielt und die Stirn runzelte. Dann begriff sie, dass Frau Winkler soeben über sie und Markus gesprochen hatte. Ihre Chefin schien ihre Bestrebungen nicht nur als Belästigung, sondern sogar noch als Irrweg darzustellen.

„Asylverfahrensberatung ist ein so komplexes Thema, dass man sie nicht ohne Sprachbegleiter durchführen kann“, sagte Markus plötzlich in die Stille hinein, und Julia kam ihm sofort zu Hilfe: „Unsere Klienten sind völlig neu in Deutschland, teilweise erst wenige Tage, maximal Wochen. Sie haben keinerlei Deutschkenntnisse und auch noch keine persönlichen Kontakte, um sich Deutschkundige zu suchen. Und die Themen, über die wir sprechen, sind kompliziert und teilweise schwer verständlich. Wir können das Asylverfahren in seinem Ablauf und die Rechte und Pflichten der Flüchtlinge nicht mit Händen und Füßen erklären!“

„Aber Tischtennis können Sie spielen!“, fiel ihr Frau Winkler ins Wort.

Julia war sprachlos. Sie begriff einfach nicht, welches Problem diese Frau mit ihnen beiden und ihrer Arbeit hatte. War es, weil sie und Markus keine Christen waren? Oder unterschieden sie sich wirklich so sehr von den anderen Beraterinnen. Wieso hatte Jutta Winkler ihren Vortrag nicht kommentiert, bei den anderen Beraterinnen aber nicht an Lob gespart, sogar bei der Kurberatung, die kaum Klienten aufzuweisen hatte? Julia verstand es nicht. Und während sie darüber nachdachte und ihr Blick von ihren Chefinnen zu den Beraterinnen wanderte, hörte sie mit halbem Ohr, wie Dora Feld einer Mitarbeiterin zum fünfundzwanzigsten Jubiläum gratulierte und Blumen überreichte. Sie überhörte auch nicht Jutta Winklers Bemerkung, dass manche Mitarbeiterinnen nicht einmal ein halbes Jahr bei der Wohlfahrt durchhalten würden, und es prallte an ihr ab. Sie sah kurz zu Markus, der ihren Blick erwiderte und mit den Schultern zuckte. Dann war sie froh, als die Runde aufgelöst wurde.

*

Eine Woche später stürmte Markus zornig in Julias Büro: „Ich habe gerade einen Bescheid von Dora Feld bekommen."

Julia blickte von ihrem Schreibtisch auf. „Ach, sind unsere Stellen endlich weiterbewilligt?"

„Nein!", winkte Markus mit hochrotem Kopf ab.

„Es geht um die Honorarmittel für unsere Sprachbegleiter."

„Ach so?" Jetzt war auch Julia hellwach.

Sie hatten nach der Beraterinnenrunde einen Antrag für ein Integrationsprojekt für Sprachbegleiter verfasst. Es ging um eine projektgebundene Integration ihrer ausländischen Mitarbeiter in die Arbeitswelt, eine *Win-win*-Strategie für beide Seiten, für die Flüchtlingsberatung und für die Sprachbegleiter, wie sie im Antrag dargestellt hatten. Dafür brauchten sie nur viertausend Euro; der Eigenanteil der Wohlfahrt konnte mit der Verwaltung verrechnet werden, und wenn der Antrag Erfolg haben würde, dann würden sie ihre Ehrenamtlichen endlich auch ordentlich finanzieren können.

„Vergiss es!", rief Markus ihr entgegen. „Jutta Winkler verbietet uns, den Antrag einzureichen. Es sei nicht unsere Aufgabe, Projekte zu beantragen. Und sie weist uns an, nicht weiter über den Antrag zu reden. Ja, Frau Feld hat uns sogar darauf aufmerksam gemacht, dass wir keine weiteren schriftlichen Mitteilungen zu diesem Thema an sie senden sollen. Kurz, wir sollen endlich das Maul halten!“

Markus keuchte und Julia sah ihn erschrocken an.

„Was?“, fragte sie dann. Doch Markus winkte nur ab: „Nochmal wiederhole ich es nicht!“

15

Julia regte sich auf, dass er das Kopierpapier unten zu den Kollegen gestellt hatte, und ihr erbostes Gesicht belustigte ihn.

„Soll ich die zwei Kartons jetzt allein in die dritte Etage schleppen? Wie – bitte – soll ich das machen?“

Die hilflos erhobenen Arme hielt er für reichlich übertrieben. Sie wollte doch nur wieder mit ihm schwatzen, und es ärgerte ihn, dass er noch fünf Minuten mit den Clearingleuten vertan hatte und nicht schon weg war. Aber jetzt einfach davonzulaufen, fand er nicht in Ordnung. Wohl oder übel musste er sich fügen, packte einen Karton mit fünftausend Blatt und sagte: „Einen wirst du wohl schaffen, oder? – Wohin?“

„Na, in unser Büro! Drüben sind die Fahrstühle.“

Zu allem Überdruss kam ihnen nun noch Markus entgegen, auf dessen Bemerkungen er gern verzichtet hätte, und prompt kam die erwartete Reaktion: „Na, mimst du auf Kavalier?“

Johannes verzog das Gesicht. Doch als er Julias wütende Stimme hörte und ihr in das hochrote Gesicht sah, tat sie ihm fast leid.

„Kavaliere gibt’s nicht mehr, der wollte mich das alles alleine schleppen lassen! Und du“, fuhr sie zu Johannes’ Belustigung fort, „hältst es ja auch nicht für nötig, mal mit anzupacken!“

„Ach, sonst so emanzipiert und groß auf Führungspositionen, aber wenn ihr keine Lust habt, dann sollen wir eure Arbeit machen?"

Bedeutsam nickte Markus vor sich hin, und Johannes fragte sich, ob er unverschämt oder witzig war. Doch als Julia lachte, ordnete er seinen Zynismus dem ihm wohlbekannten ostdeutschen Humor zu und überließ sich selbst einem frechen Grinsen.

„Die Weiber sind ja voll schizophren!", kommentierte Markus, während er Julia die zwölf Kilo Papier abnahm, und plapperte weiter.

Doch Johannes schreckte auf, da war etwas. Gerade aufgerichtet stand Julia neben ihm, erstarrt zu einer Säule, ohne eine Regung zu zeigen. Sie starrte Markus an, der sich gerade in Beispielen für schizophrene Situationen mit Frauen aalte, und das Lachen erstarb in Johannes Gesicht. So hatte er Julia noch nie gesehen, sie schien außer sich, etwas hatte sie in Mark und Bein getroffen.

„Aber dafür haben sie einen Vorteil", lachte Markus, als der Fahrstuhl vor ihnen die Tür öffnete. „Wer schizophren ist, darf zweimal unterschreiben! Im Prinzip müssten man Frauen schon daran erkennen, dass sie neben ihre Unterschrift noch drei Kreuze machen!"

„Ach ja?", konterte Julia. Das Leben war in sie zurückgekehrt. Beinahe flimmerte sie vor Energie.

„Dann sollten Frauen aber auch zwei Gehälter bekommen! Oder?", und Markus brüllte los und klopfte sich vor Vergnügen auf die Oberschenkel. Endlich löste sich auch in Johannes die Anspannung, von der er nicht wusste, woher sie gekommen war.

Mit den zwei Gehältern konnte Markus nun doch nicht mehr mitgehen. Das Thema war erschöpft, schon bevor der Fahrstuhl in der dritten Etage hielt. Als sie aussteigen wollten, gab er Julia seinen Karton und drückte wieder Erdgeschoss. Er musste durchatmen, sobald er unten angekommen war.

16

„Wann verreisen wir wieder?“ Lina hüpfte auf dem Sofa, dann ließ sie sich hinter Moritz fallen, kroch zwischen Lehne und seinem Rücken hindurch und ignorierte seine Frage, die Julia sehr wohl hörte: „Was ist denn nun drei mal sechs?“

‚Drei mal sechs?‘ – Seit Wochen übten sie das Einmaleins, Multiplikation und Division, in der zweiten Klasse. Lina strampelte hinter Moritz’ Rücken und kicherte, als er sich stöhnend an den Kopf fasste.

„Schluss!“, rief Julia und spürte kurz die Unsicherheit der Strenge in sich, denn lieber klärte sie Probleme mit einem Scherz. Doch der hätte das quietschende Mädchen nicht zur Besinnung gebracht.

„Setz dich sofort ordentlich hin und beantworte Moritz’ Frage!“

Moritz wohnte bei Lina und Julia, seit er täglich pendelte. Sie bildeten eine Art Wohngemeinschaft, die ihn jeden Morgen circa eine Stunde Fahrtweg ersparte. Nur am Wochenende war er zu Hause.

Julia betrachtete die beiden. Der Mann, der keine eigenen Kinder wollte und den sie deshalb verlassen hatte, war zum Lieblingsonkel ihrer Tochter geworden, blödelte, knuddelte und tobte, als wäre das seine ureigenste Eigenschaft. Julia überlegte, ob Lina jetzt rechnen oder besser Abendbrot essen sollte, da hörte sie die Tür. Rudolph kam.

Vor fünf Jahren war er ausgezogen, doch hatte Julia ihm einen Schlüssel überlassen, damit er seine Tochter sehen konnte, wann immer er wollte. Die beiden Männer gingen bei ihr ein und aus. Wie eine Großfamilie lebten sie zusammen – eine Großfamilie, wie sie sie so oft in der Literatur und in Filmen gesehen und die sie sich dann stets gewünscht hatte; eine Großfamilie, wie in der Vergangenheit. Und obwohl die drei ihr Leben stets in Turbulenzen versetzten, fühlte sie sich manchmal einsam. Doch daran wollte sie jetzt nicht denken.

Rudolph setzte die Einkäufe ab. Sie hatten eine klare Absprache. Julia zahlte mit der finanziellen Unterstützung ihrer Mutter alle Kosten für Lina, und Rudolph kaufte über die Woche ein. Das war sein Anteil an Linas Unterhalt und kam Julia entgegen. Sie hasste Supermärkte!

„Achtzehn", sagte Lina endlich und erhielt dafür sarkastischen Applaus von Moritz, während Rudolph Milchpackungen auf den Tisch stellte, obwohl er doch nur einen Meter vom Kühlschrank entfernt stand.

„Abendbrot?", fragte er dann; und Julia griff endlich ordnend ein: „Rechnet noch drei Aufgaben, dann essen wir zu Abend! Und du!", sie wies auf Lina, „Du bleibst so lange ordentlich neben Moritz sitzen!"

Dann ging sie in die Küche, um mit Rudolph Brote zu schmieren.

Als sie später um dem Tisch saßen, fragte ihre Tochter erneut: „Wann verreisen wir endlich wieder?"

Julia spürte, wie sie die Frage traf. Sie legte den Kopf in die Hände und rieb sich die Stirn. Dann schüttelte sie den Kopf. Es war Frühling, und Lina hatte in wenigen Tagen Osterferien.

„Es tut mir leid, Lina", flüsterte sie. „Ich bin noch in der Probezeit. Ich darf keinen Urlaub nehmen."

„Das heißt, wir fahren nicht ins Bad?" Lina meinte das Thermalbad, in dem sie letztes Frühjahr gewesen waren, und ihre traurigen Augen quälten Julia. Sie raffte sich auf und legte Strenge in ihre Stimme: „Die Probezeit ist bald vorbei. Dann können wir Urlaub machen. Geld haben wir ja jetzt."

„Und Papa laden wir ein?“

„Ja“, nickte Julia.

Doch Rudolph saß nur erstarrt auf seinem Platz, als hätte er einen Stock verschluckt. „Ich habe zu viele Termine!“

„Na, deine kostenlosen Dienstleistungen sind wieder sehr begehrt!“, konterte Julia sofort und spielte darauf an, dass Rudolph nebenher und für kleines Geld Lektorat anbot, um mehr oder weniger unabhängig vom Jobcenter zu bleiben. Seine Miene verdüsterte sich sofort; und Julia wusste, sie hatte wieder ins Wespennest gestochen. Seit jeher missverstand Rudolph Julias leicht zynischen Humor als Attacken gegen sein Ego ... und sie musste nicht lange warten.

„Das musst gerade *du* sagen? *Ich* mach' hier doch alles!“; und während Rudolph tobte und aufzählte, an welchen Wochentagen er sich um Lina kümmerte, während sie arbeitete, fiel Julias hilfesuchender Blick auf Moritz, der Rudolph prompt unterbrach: „Wieso eigentlich sind deine Recherchen so unterbezahlt? Sie sind doch der beste Verriss der Standards, die Abschaffung der *political correctness*, ein Querschläger gegen einfache Urteile? Wollen sich die Leute nicht auch mal fordern lassen?“

Damit hatte er Rudolphs Nerv getroffen, sofort wechselte der das Thema: „Ja, das ist ja auch Enthüllungsjournalismus und keine Hausfrauenprosa!“; und begann einen Vortrag über gut recherchierten und aufwendigen Journalismus zu halten, der sich durch nichts und niemanden einkerkern ließ.

„Dann können sie doch auch dafür bezahlen“, half Moritz nochmal nach, und Julia lachte.

„Na, er ist so anspruchsvoll, dass ihn keiner kauft! Wer bezahlt auch schon seinen eigenen Kritiker? Niemand will gnadenlos von einem Schreiberling nackig gemacht werden!“

„Wieso?“, echauffierte sich Rudolph wütend. „Ich spiegle die

Leute doch nur! Es ist *ihr* Verhalten! Sollen Sie sich doch einfach ordentlich benehmen, dann sind sie viel zu langweilig, um sie zu beschreiben!"

„Selber schuld!", nickte Moritz, als Julia die Tränen in Linas Augen entdeckte. Der verpatzte Urlaub fiel ihr wieder ein. Mit einer heftigen Bewegung unterbrach sie die Diskussion und strich ihrer Tochter sanft über den Kopf, während sich bei Lina die Schleusen öffneten. Drei Erwachsene wendeten sich dem weinenden Kind zu und versuchten es zu trösten ... aber wie ein Kind trösten, das stets stolz auf Mamas Kompromisse war, wenn es keinen Kompromiss gab?

„Im Sommer fahren wir in den Urlaub. Ich verspreche es dir. Es dauert nur noch einen Monat, dann ist die Probezeit zu Ende, und ich darf Urlaub nehmen."

Und plötzlich fiel ihr wieder ein, wovon sie selbst träumte, seit sie bei der Wohlfahrt war. Mit Mann und Kind ein Jahr ins Ausland gehen, in dem fremden Alltag untertauchen, eins mit der Gesellschaft werden, Schule für Lina und für sie Arbeit in einem internationalen Hilfsprojekt, wie damals in Sankt Petersburg. Was und wo, das war Julia egal. Doch Rudolph war kein Partner dafür, und Moritz lebte in seiner eigenen Welt. Julia war gebunden allein. Kurz flogen ihre Gedanken zu Johannes.

17

„Wir haben kaum noch Klienten", gestand ihm Julia an der Tür, während Johannes einen Satz zu Ende tippte, um erst dann zu Julia aufzublicken.

„Und?", fragte er.

„Vielleicht können wir uns irgendwie anders einbringen?

Kann ich dir vielleicht bei Anträgen helfen? Irgendwann sollte ich das lernen, um in der Sozialarbeit auch ohne Abschluss Fuß zu fassen."

Das hatte ihm gerade noch gefehlt, mit Julia gemeinsam Anträge zu schreiben. Dann würde sie täglich bei ihm vorbeitrudeln. Nein, er wollte sie nicht in seiner Nähe haben. Sie irritierte ihn, verwirrte seine Gefühle und seinen Verstand. Und das, was sie wollte, konnte er ihr nicht geben, selbst wenn sie ihm besser gefallen hätte. Er hatte zu tun, mit Jutta umzugehen, ohne größeren Schaden zu nehmen.

„Konzentriert euch auf eure Aufgaben", sagte er deshalb, um gar nicht erst Hoffnung in ihr aufkeimen zu lassen.

„Und was sollen wir tun?"

„Beraten!"

„Ohne Klienten?"

Johannes schwieg. Er wollte weiterschreiben, und doch ...

„Was macht denn die Kurberaterin, wenn sie keine Klienten hat. Ihre Beratungszahlen sind doch seit Jahren sehr niedrig."

„Was sie macht, könnt ihr auch tun", grinste er.

„Und was?"

„Stricken!"

„Was? Mich siehst du nicht stricken! Das habe ich zuletzt mit vierzehn, fünfzehn getan. Netzhemden, die gab es in der DDR nicht, also haben wir welche gestrickt. Sie sahen grauenhaft aus, meines lila und weiß, jede Masche hatte eine andere Größe. Aber ich habe es mindestens zwei Jahre lang getragen, bis es von allein auseinanderfiel!"

Bei der Vorstellung musste Johannes lachen, wie die Kids und Teenies in der DDR doch mit jedem Grashalm noch ein Westprodukt nachgeahmt hatten. Sein Missmut war verflogen, und er ließ sich nun gern auf sie ein.

„Dann macht eben was anderes, nur vernachlässigt eure Aufgaben nicht."

„Vielleicht Zeichnen?"

„Zeichnen? Nein! Zeichnen verträgt sich nicht mit dem Image unseres Verbands, ganz und gar nicht. Ein Mitarbeiter der Wohlfahrt sorgt sich täglich um seine Mitmenschen und setzt sich nicht hin, um sie zu zeichnen. Erst recht nicht öffentlich auf seinem Arbeitsplatz oder in der LAE. Verstehst du nicht?", fügte er hinzu: „Die Leute brauchen Hilfe! Hast du jemals darüber nachgedacht, dass manche Menschen vielleicht überhaupt nicht abgebildet werden wollen und erst recht nicht in Situationen, in denen sie sich nicht wohl fühlen?"

„Mhm", brummte Julia. Dann platzte es schnippisch aus ihr heraus: „Wie soll ich sonst mein Dopamin loswerden?"

„Dopamin?" Johannes hörte auf.

Dopamin, das war ein zentrales Wort seines Psychologiestudiums gewesen. Dopamin, ein Botenstoff, Dopamin-Überproduktion, schoss es ihm durch den Kopf, Psychose, und plötzlich sah er wieder Julias Handgelenk vor sich, wie damals in ihrem Büro.

‚Die Narbe', dachte er. Es war also doch nicht nur jugendlicher Leichtsinn gewesen. Diese Frau hatte ernsthafte Probleme. Und war sie nicht entsetzt gewesen, als Markus über schizophrene Frauen hergezogen war? Waren es nicht die Frauen gewesen, die Julia verteidigt hatte, sondern die Schizophrenen?

Schockiert sah er sie an, als könne er irgendetwas davon in ihrem Gesicht lesen. Auch Julia schien erschrocken, jedenfalls saß sie erstarrt auf ihrem Stuhl, und langsam kroch Röte ihre Wangen hinauf. ‚Es stimmt also', dachte er. Dann besann er sich.

„Musst du Dopamin loswerden?"

Julia schluckte; und er ahnte, dass sie mit ihrem Geständnis plötzlich zwischen zwei Stühlen saß, oder besser: zwischen zwei

Fluchtinstinkten wählen musste, nach vorn in den Angriff ... oder sich verstecken und dann unbemerkt davonlaufen.

„Ja!“, antwortete sie zu hastig. „Es ist für alle besser, wenn ich es verbrauche, bei jeder sich bietenden Gelegenheit!“

Sie hatte also den Angriff gewählt. Doch er wollte der Sache auf den Grund gehen; noch war er sich nicht sicher. Es interessierte ihn plötzlich brennend, ob seine Vermutung richtig war; und er überlegte, wie er sie dazu bringen konnte, ihre Diagnose zu verraten. Doch ihm fiel nichts Besseres ein, als sie zu fragen, woher ihr Dopamin denn komme. Julia wiegelte sofort ab.

„Das haben wir alle, du auch, und wer zu viel davon hat, muss es in Kreativität umsetzen. Ich bin also immer kreativ und werde es immer bleiben.“

„Mhm.“ Die Antwort war nicht befriedigend. Jedenfalls hatte sie bestätigt, dass sie unter zu viel Dopamin litt, doch er wollte mehr erfahren.

„Und wie äußert sich das?“

Johannes ärgerte sich über seine ungeschickten Fragen. Frauen hatten eindeutig einen angeborenen Vorteil, wenn es darum ging, andere auszuhorchen. Und dazu kam, dass er Julia nun ansah, dass sie sein Ansinnen ahnte.

„Mach dir keine Gedanken!“, winkte sie ab. „Ich bin einfach Künstlerin, möchte meiner Kreativität folgen. Das ist eine tiefe Sehnsucht in mir.“

Er hatte verloren. Die Diagnose hatte Julia geschickt umschifft; und doch er wurde sich zusehends sicherer, dass er mit seiner Vermutung richtig lag. Julia litt an einer psychischen Krankheit, die mit ihrem Dopamin-Haushalt zu tun hatte, das heißt, mit einem Transportenzym in ihrem Gehirn, und ein Überschuss davon verursachte Wahn und Halluzinationen. Tatsächlich eine Prädestination für künstlerische Tätigkeit, wie sie auch zuzugeben schien. Dennoch, er musste staunen – er hatte Schizophrenie bisher als Mangel, als Störung, als Geisteskrankheit betrachtet. Diese Erkrankung mit Kunst und Kreativität in Verbindung zu bringen, also mit Talenten, über die nicht jeder verfügte, das hatte er noch nie gehört. Und doch war es durch und durch konsequent und logisch. Julia war Künstlerin, weil sie eine Krankheit und damit ein Talent hatte, das sie umsetzen musste. Und deshalb sagte er in die Stille hinein: „Ich glaube, ich weiß jetzt, warum du Künstlerin bist. Der Antrieb scheint ganz natürliche Ursachen zu haben."

„Ja, so ist das mit den Talenten, nicht nur mit Kreativität. Es ist eine Frage des Gleich- oder Ungleichmaßes."

Verständnislos registrierte er ihr freches Grinsen. Dann schüttelte er den Kopf. „Wie meinst du das?"

Julia schien auf seine Frage nur gewartet zu haben. „Stell dir einen Kreis vor", sagte sie. „Ein ebenmäßiger Kreis, das ist der ideale Mensch. Er ist überall gleich weit von seinem Zentrum entfernt. Er hat keine Beulen und keine Dellen, er ist das absolute Mittelmaß eines Menschen. Deshalb bewegt er sich auch mitten im Zentrum der Herde, nicht vorn, nicht hinten, nicht an der Seite. Er ist perfekt vor Raubtieren geschützt. Nichts zeichnet ihn aus; er hat keine spürbaren Schwächen, er hat aber auch keine außergewöhnlichen Stärken, nichts, was ihn aus der Masse herausheben könnte, als Gewinner oder als Verlierer."

Kurz holte sie Luft. „Wenn aber einem Menschen aus welchen Gründen auch immer Dellen und Beulen angeboren wurden oder er sich im Laufe seines Lebens solche zuzieht, dann folgen diese Besonderheiten an ihm Regeln. Zum einen: Betrachte diese Unebenheiten einfach als Stärken, die aber auch als Schwächen wahrgenommen werden können. Was wir als Schwächen oder Stärken sehen, das hängt stark von unseren gesellschaftlichen Vorstellungen darüber ab, was wir brauchen, ersehnen, bewundern oder sein wollen. Was in der einen Gesellschaft als Schwäche gesehen wird, kann ganz woanders eine begehrte Stärke sein. Zweitens, da von dem Kreis nichts weggenommen und nichts hinzugefügt wird, muss jede Delle eine Beule an einer anderen Stelle verursachen und umgekehrt. Das heißt, wenn wir etwas besonders gut können, können wir etwas anderes schlecht. Zum Beispiel kann ein guter Turner nie ein guter Leichtathlet sein; ein Blinder hat einen guten Tast-, Gehör- und Geruchssinn, und ein Rollstuhlfahrer hat eine ausgeprägte Oberarmmuskulatur, und nicht zuletzt waren es die grazilen, weniger kräftigen Menschen, die sich im Kampf oder bei der Jagd nicht auf ihre physischen Kräfte verlassen konnten und deshalb ihre Intelligenz ausprägen mussten. Das sieht man noch heute in den Schulen. Und, drittens: Nur durch diese Beulen und Dellen kann man an den Rand der Masse gelangen, entweder, weil die dazugehörigen Talente in einer bestimmten Zeit und Gesellschaft nicht gefragt sind und als Schwächen ausgegrenzt werden, oder weil ein Talent einen an die Spitze rückt, während die damit zusammenhängenden Schwächen unwichtig sind. So ...", fügte sie schließlich hinzu, „... ist es auch mit meinem Talent, wie auch bei dir. Jetzt frage ich dich, wer glücklicher ist – jemand, der einem ebenmäßigen Kreis gleicht, oder jemand, der völlig verbeult ist. Positiv oder negativ aus der Masse heraus- oder in sie hineinragen kann jedenfalls nur ein verbeulter Kreis."

Julia schien ihren Vortrag beendet zu haben. So unwillig, wie er ihr gefolgt war, musste er sich doch eingestehen, dass er solche Deutungen noch nie gehört hatte. Jedenfalls war sie ein völlig verbeulter Kreis, so viel war klar. Sonst hätte sie sich nicht solche Mühe machen müssen, ihm diese fantasievolle Theorie aufzutischen. Und er musste zugeben, er bekam Respekt vor ihr und vor anderen, die er bislang nur als bedauernswert wahrgenommen hatte. Doch er war noch nicht am Ziel; er wollte die Diagnose, und er wusste, Julia würde sie freiwillig nicht preisgeben. Deshalb ließ er sie gar nicht erst Luft holen und fragte sanft: „Und wenn es einfach krank ist?“

„Was?“ Sie sah ihn erschrocken an.

„Na das, wofür du so schöne Worte findest?“

Wieder sah er die Röte in ihr Gesicht schießen, wieder schien sie zu überlegen, welchen Fluchtweg sie nehmen sollte, um einer völligen Klärung zu entgehen. Ihm wurde klar, weshalb sie sich in Symbolen und Gleichnissen verstrickte, weshalb sie, die sonst alle mit ihrer direkten Art verprellte, bei diesem Thema nebulös blieb. Sie schien ihm gegenüber ehrlich sein zu wollen; und doch durfte sie es einfach nicht sagen. Denn, wie er im Gespräch mit Jutta begriffen hatte, ihre Krankheit war ein Grund, sie nicht weiter in der Wohlfahrt zu beschäftigen. Ja, hätten sie eher davon gewusst, wäre sie niemals eingestellt worden. Und was wog nun schwerer, ihr Wunsch, sich und ihr Kind ohne Harzt IV zu ernähren, oder die Sicherheit der Flüchtlinge, mit denen sie Tag für Tag umging? Eine psychisch kranke Frau konnte unberechenbar sein. Und er? Womit musste er rechnen, weil er sie als potentielle Partnerin ablehnte? Gern wollte er ihr glauben, dass sie einfach nur zu viel Phantasie hatte. Aber mit solchen Leuten müssten Spezialisten umgehen. Er hatte zwar in seinem Studium Vorlesungen zu diesen Themen gehört, doch was er ihr entgegensetzen sollte, das wusste er nicht.

Julia betrachtete ihn immer noch, suchte nach den Gedanken in seinem Gesicht. Doch sie würde nichts finden, nichts als das, was er bereits gesagt hatte. Es war selten, dass ihr die Worte fehlten, aber sie sollte ihm diese Antwort nicht schuldig bleiben.

„Nun sag schon, was ist, wenn die Beulen und Dellen, von denen du redest, einfach nur krankhaft sind?“

„Krank ist, worunter man selbst oder andere leiden!“, brach

es aus ihr heraus. „Und produktiv zu sein, das kann man positiv oder negativ deuten!"

Da war es, ein weiteres Schlagwort, ‚produktiv': Der Begriff wurde in der Psychologie mit ‚wahnhaftem Erleben' in Verbindung gebracht. Ein Puzzlestein mehr und wieder ein Hinweis auf Schizophrenie.

„Ach ja, positiv?", konterte er sofort. „Positiv, natürlich, jeder Künstler, jeder Handwerker, ja, sogar ganze Firmen sind produktiv! Daher kommt doch das Zauberwort ‚Produktion'!"

Julia grinste wieder, sie schien siegessicher, und Johannes kam nicht umhin, sein Gesicht zu verziehen. „Und negativ? Was bedeutet ‚produktiv' im negativen Sinne?"

„Verbrecher sind auch produktiv", zuckte sie mit den Schultern.

„Eben!", konterte er sofort. Nun war es Julia, die knallrot wurde und sich drehte und wendete. Sie schien zu stottern, als sie zornig erwiderte: „Du solltest nicht jeden, der produktiv ist, als Verbrecher abstempeln."

Johannes sah sie an, betrachtete lange ihr Gesicht. Sie lächelte nicht mehr, nicht spöttisch und nicht siegessicher, auch nicht verlegen. Stattdessen schien sie erstarrt, und die Luft um sie vibrierte. Er schien der Sache auf dem Grund gekommen zu sein, brauchte nicht weiter zu fragen. Er war sich sicher.

„So jemand ist mir noch nicht begegnet."

„Doch!", erwiderte sie sofort. „Du begegnest uns Tag für Tag. Wir sind zwanzig Prozent der Gesellschaft, jeder Fünfte. Du erkennst uns nur nicht. Du siehst uns nicht, weil wir schweigen. Und warum schweigen wir?", stieß sie heftig hervor. „Weißt du das?"

Erschöpft schüttelte Johannes den Kopf.

„Wegen deiner Vorurteile schweigen wir! Denn du würdest uns nie eine Chance geben, du würdest uns unterschätzen, du würdest uns nie einstellen, du würdest uns nicht ernstnehmen, du würdest uns nichts zutrauen und – im schlimmsten Fall – fühlst du dich von uns noch bedroht!“

*

Julia hatte nicht mehr viel gesagt. Sie hatte sich höflich verabschiedet und war gegangen. Das Gespräch aber blieb in seinem Kopf. Was, wenn tatsächlich jeder Fehler an einem Menschen, ob man ihn Krankheit nennt oder nicht, eine positive und eine negative Seite hatte. Und was, wenn viele Betroffene, wie Julia, Fähigkeiten entwickelt hatten, das Kranke an ihnen fruchtbar zu machen? War es richtig, Julia automatisch aus der Sozialarbeit auszugrenzen, nur weil sie eventuell psychisch krank war? War es nicht Standard in der Sozialarbeit, jedem Menschen die gleichen Chancen einzuräumen? Und was, wenn gerade Julia im Umgang mit den Flüchtlingen so erfolgreich war, weil sie diese Erfahrungen kannte? Und weil sie gelitten hatte?

Johannes hatte sie mehrere Male in der LAE beobachtet, ohne dass Julia es bemerkt hatte. Einmal hatte er sie zufällig Tischtennis mit einer Gruppe Syrer spielen sehen. Eigentlich wollte er sie sofort zur Ordnung rufen, schließlich sollte sie ihre Pflichten erfüllen, anstatt sich Vergnügungen hinzugeben. Doch dann hatte er entdeckt, wie fröhlich die Syrer im Umgang mit ihr gewesen waren. Er hatte das Glück in den Augen der Anwesenden, besonders der beteiligten Kinder gesehen und war stehen geblieben. Julia hatte ein Händchen für diese Menschen, und wenn sie mit ihnen Tischtennis spielte, dann tat sie ihnen in diesem Augenblick etwas Gutes.

Ein anderes Mal hatte er sie zufällig auf seinem Weg beobachtet, wie sie Handzettel an Flüchtlinge verteilte. Völlig unbefangen war sie auf die Menschen, ob Mann, Frau oder Kind, ob Einzelperson oder Gruppe, zugegangen, hatte sie in mehreren Sprachen angesprochen und mit ihnen geredet. Die Menschen lächelten ihr zu, wenn sie durch die Hallen ging, und als er Julia einmal darauf angesprochen hatte, hatte sie erwidert: „Es macht eben einen Unterschied, ob man wie ein Manager durch sein Unternehmen stolziert, oder ob man langsam geht und jedem, der einen begegnet, ein aufmerksames Lächeln schenkt. Denn dieses Lächeln und diese Aufmerksamkeit bekommt man zurück." Dabei hatte sie ihn so unverfroren angesehen, dass Johannes ihre Worte auf sich bezog. Das hatte ihn tief getroffen, doch seither verlangsamte er seine Schritte, wenn er das Foyer des Hotels betrat, und lächelte den Flüchtlingen zu. Sie hatte Recht behalten. Die Dankbarkeit der Menschen über seine kurze Aufmerksamkeit berührte ihn.

Ein weiteres Mal hatte er vor ihrer Bürotür gestanden und geklingelt. Die Tür öffnete sich erst nach einigen Sekunden, und er sah einem Syrer ins Gesicht, der ihn englisch ansprach. Doch er war außerstande gewesen, ihn zu verstehen, er konnte nur erahnen, dass es sich um Julias Sprachbegleiter handeln musste. Während er versuchte, dem Sprachmittler auf Deutsch begreiflich zu machen, wer er war und dass er sofort mit Julia sprechen wolle, hatte er fröhliches Lachen mehrerer Männer aus dem Raum gehört und dazwischen Julias Stimme. Anscheinend hatte der Sprachmittler ihm mitteilen wollen, dass er einige Minuten auf das Ende der Beratung warten sollte. Damals war er sauer gewesen, auf sich, weil er kläglich an dem Sprachmittler gescheitert war, und auf Julia, weil dieses Lachen für ihn nichts mit ernsthafter Flüchtlingsberatung zu tun hatte. Er hatte sich ans Ende des Flurs gestellt, um am Fenster abzuwarten; und tatsächlich, nach zehn Minuten waren drei syrische Männer aus Julias Tür getreten, fröhlich und optimistisch. Ein Anblick, der ihn an seinen Grundsätzen zweifeln ließ, denn – gleichgültig, worüber in dem Büro vorher gelacht worden war – Julia musste etwas Gutes getan haben. Beschämt hatte er den Flur verlassen, ohne mit Julia zu reden.

Vor seinem Büro hörte er das Klacken von Juttas Schuhen. Er musste etwas tun, sofort. Schnell sprang er vom Stuhl und riss die Tür auf. Jutta war schon vorbeigeeilt und strebte auf ihr Büro zu.

„Ich muss mit dir reden“, rief er ihr hinterher.

„Keine Zeit!“

„Doch! Wir machen einen Fehler, wenn wir die Kollegen entlassen.“

Bei diesen Worten blieb Jutta stehen und senkte die Schultern.

„Das schon wieder. Du warst doch einverstanden. Du warst völlig unserer Meinung!“

„Aber jetzt bin ich es nicht mehr. Gib Julia Glückauf mehr Aufgaben, beziehe sie in die Antragstellung ein, gib ihr einfach etwas zu tun. Wir brauchen solche Leute wie sie, und wir sollten nicht den Fehler machen, Menschen wie sie auszugrenzen!“

Juttas Mundwinkel zogen sich leicht nach unten, als hätte sie diese Sätze schon tausend Mal gehört. Sie trat an ihn heran und legte ihre Hand auf seinen rechten Arm.

„Johannes, wir sind Sozialarbeiter und tragen Verantwortung für die Menschen, um die wir uns kümmern. Das kann sie nicht! Sie ist krank! Das hast du doch selbst festgestellt –“

„Gerade deshalb …“, fiel er ihr ins Wort. „Wir sind angewiesen auf die Einsichten von Menschen, die selbst schwere Schicksale durchlebt haben. Nur so können wir helfen, nur so können wir verstehen, nur so sind wir überhaupt handlungsfähig. Menschen wie Julia sind pure Empathie, Verständnis für die Not anderer, gerade, weil sie gelitten haben. Jedenfalls“, winkte er dann ab, „jedenfalls darf eine Krankheit niemals ein Argument für eine Entlassung sein. Das weißt auch du!“

„Sie geht nicht wegen dieser Krankheit. Sie geht, weil sie betrügt, weil sie in ihrer Arbeitszeit alles Mögliche tut, nur nicht arbeiten.“

„Du musst sie nur ausreichend beschäftigen, dann wird sie auch arbeiten. Was soll sie tun, wenn es kaum Klienten gibt? Dasitzen und Däumchen drehen? Das kannst du von niemandem verlangen!“

„Jedenfalls nicht Tischtennis spielen, auch das hast du herausgefunden und mir erzählt. Und du hast genauso gesehen, dass sie unzuverlässig ist.“

„Binde sie ein! Wir brauchen Leute wie sie!“

Doch Jutta hatte sich schon wieder umgedreht und war davongeeilt. Dort wandte sie sich noch einmal zu ihm um: „Wir bleiben konsequent!“, und verschwand.

18

Julia fühlte sich an Vorlesungen erinnert, an die knarzenden Holzstühle im alten Hörsaal, die raschelnden Jacken auf den Lehnen, das Scharren der Füße im Auditorium und das verhaltene, wenn auch lebendige Tuscheln des Publikums vor einer Präsentation. Nur die Menschen hier sahen anders aus, es waren nahezu nur junge Männer, und sie trugen kurzes schwarzes Haar. Das und verschieden geformte Schultern, breite und schmale, in lässigen weißen Shirts oder verblichenen Hemden, sahen beide nur von hinten.

Markus und sie saßen in der letzten Reihe. Julia hatte ihn gewarnt, es würde etwas Außergewöhnliches passieren. Was genau, das hatte sie ihm nicht verraten, obwohl sie drängen musste, damit er überhaupt mit kam.

„Was soll ich mit der Selbstbeweihräucherung dieses Vereins", hatte er abgewehrt, als Julia ihn zu überzeugen versuchte, diesen offiziellen Willkommensgruß an syrische Flüchtlinge mit anzuhören.

„So wenig, wie sich die Winkler für unsere Beratung interessiert, kann man das sowieso nicht ernstnehmen. Mich kotzt die Selbstgefälligkeit dieser Leute an."

Erst als sie ihm versprochen hatte, dass dieser Vortrag Jutta Winkler endlich davon überzeugen würde, welche Vorteile die Zusammenarbeit mit Sprachmittlern hatte, und als sie ihm mehrfach beteuert hatte, dass er seine Anwesenheit niemals bereuen würde, hatte er murrend eingewilligt: „Wieso? Will sie den Vortrag mit Händen und Füßen halten?"

Julia hatte gekichert und ihm einen Klaps auf den Rücken gegeben. Markus dagegen hatte geknurrt und war ihr widerwillig gefolgt.

Im Saal konnte sie ihr Dauergrinsen kaum mehr verbergen; und wieder sah sie Johannes Ehrenau vor sich. Erst war Julia erschrocken, denn er hatte sie seit mehreren Monaten nicht mehr von selbst angesprochen. Doch sein Anliegen schien ihn zu zwingen, sie vom Flur der Geschäftsstelle aus in sein Büro zu bitten. Die Tür hatte er wie immer geöffnet gelassen.

Julia hatte gleichgültig zugehört, als er ihr von einem Willkommensfest erzählt hatte. Jutta Winkler sollte kurz die Wohlfahrt vorstellen, dann gebe es klassische Musik und zum Schluss ein Buffet, das die Mitarbeiterinnen selbst mit belegten Brötchen gestalten wollten. ‚Willkommen! Willkommen!' Es gehörte sich, das zu rufen, und Julia hatte bei dem Gedanken an ihre Arbeit den Kopf geschüttelt. Doch dann war sie aufmerksam geworden.

Johannes bat sie um einen Sprachmittler, der Frau Winklers Rede ins Arabische übersetzen konnte.

„Einen Sprachmittler?", echote sie. „Ich dachte, wir brauchen keine Sprachmittler!"

„Jetzt beherrsch dich mal!", war ihr Johannes ins Wort gefallen. „Du willst doch auch, dass das Fest gelingt."

Doch Julia hatte nicht locker gelassen. „Einen Sprachmittler, den ihr nicht honorieren wollt? Wollt ihr ihm dann bar zwei Euro siebzig in die Hand drücken, nachdem er anderthalb Stunden für euch geschuftet hat?"

„Er bekommt schon seine Aufwandsentschädigung, da kannst du dir sicher sein."

Und plötzlich war in Julia ein Gedanke aufgeblitzt. Explosionsartig hatte er Macht über ihre Gedanken ergriffen und das Blut gegen ihren Schädel gedrückt, so heftig, dass Julia vor ihrer eigenen Courage erschrak. Noch wehrte sich etwas in ihr und sie wiegelte ab: „Ich weiß nicht, ob wir jemand Geeigneten haben."

Doch Johannes hatte nach ihrem Arm gegriffen, nur um sofort vor der Berührung zurückzuschrecken und die Hand wieder neben die Hosennaht fallen zu lassen. Dem Wortschwall danach hatte sie kaum folgen können.

Julia spürte die Mauer, eine Schranke, und sie ekelte sich vor ihrer eigenen Feigheit. Ruckartig, Johannes zuckte zusammen, heftete sich ihr Blick an seine Augen. „Ich habe da einen, fürs Arabische ist er unser bester Übersetzer." Sie hinterließ seine Daten und nahm den Auftrag entgegen, ihn über Ort und Zeit des Festes zu informieren.

„Und achte darauf, dass er rechtzeitig da ist!", hörte sie ihn noch beim Gehen.

Und jetzt saß sie hier im Publikum in der letzten Reihe und wartete neben Markus auf den Auftritt.

„Such schon mal einen Ausgang, dass wir uns rechtzeitig verdrücken können“, rempelte sie Markus’ Arm.

„Wieso?“ Er sah sie, immer noch sauer, über seine eigene Anwesenheit in diesem Raum, an.

„Ich habe den Sprachmittler besorgt“, grinste sie in sein unschlüssiges Gesicht, als der Saal plötzlich still wurde. Sofort starrte Julia zur Tür und entdeckte Jutta Winkler, die sich mit Papieren in den Händen graziös zum Pult bewegte.

„Die braucht selbst für so eine Rede noch einen Text“, muffelte Markus und stöhnte auf. Dann spannte sich plötzlich sein Körper.

„Was?“, hörte sie ihn. „Hasan?“, rief er und klatschte im selben Augenblick seine Hände auf die Schenkel. Doch bevor er laut losschreien konnte, zerrte Julia an seinem Arm und rief ihm leise ins Ohr. Sofort beruhigte er sich.

Frau Winkler machte eine einladende Geste in Richtung der Gäste und begann mit einigen einführenden Worten. Dann blickte sie zu Hasan, der stocksteif neben ihr stand und verständnislos in die Runde starrte. Kurz sah er zur Tür, als würde er einen Fluchtweg suchen; und plötzlich tat er Julia unendlich leid. Sie hatte nicht bedacht, dass sie mit ihrer Intrige nicht nur Frau Winkler und den Verband traf, sondern eben auch ihn, ihren treuen Sprachmittler, der flüssig wenigstens drei Sprachen beherrschte, Arabisch, Kurdisch und Englisch.

Frau Winkler wiederholte etwas kürzer ihre einleitenden Worte, doch Hasan zuckte nur mit den Schultern. Als alle ihn anstarrten, schien er es nicht mehr auszuhalten, öffnete den Mund und erklärte in sauberer englischsprachiger Intonation, sie solle bitte ihre Rede auf Englisch halten, da er kein Deutsch spreche. Kurz zuckte Frau Winkler zusammen, starrte ihn an, dann das Publikum, dann ihre Kolleginnen an der Tür. Julia schien es, als öffnete sie den Mund, um etwas zu sagen. Dann wendete sie sich ruckartig vom Pult ab und rannte aus dem Saal, wo Hasan allein auf der Bühne zurückblieb.

Das Publikum, das weder Deutsch noch Englisch verstand, begann zu applaudieren; und Julia krümmte sich auf ihrem Stuhl und stieß lachend hervor: „Ich wusste doch, dass die kein Englisch kann! Soll sie ihre Rede doch mit Händen und Füßen halten!“, und Markus schlug ihr lachend die Hand auf den Rücken und wankte neben ihr. Doch plötzlich duckte er sich, schien zu erstarren. Julia sah den suchenden Blick auch. Eine der Mitarbeiterinnen an der Tür studierte die Personen im Publikum, einen nach dem anderen.

„Jetzt sollten wir abhauen“, flüsterte sie und wies zu einem zweiten Ausgang am hinteren Ende des Saals. Sie rafften ihre Jacken und Taschen zusammen, drängten sich durch die Reihe, rannten zur Tür und standen plötzlich in einem engen Gang zum vorderen Eingang und zu den Toiletten. Hinter der Tür der Damentoilette verschwanden sie, und hörten durch den Spalt der angelehnten Tür Jutta Winklers Geschrei, wie sie so eine Rede halten solle, und Johannes Ehrenaus sanfte Stimme: „Dann halte die Rede eben auf Englisch. Das wirst du doch wohl können.“

„Das kommt gar nicht in Frage. Sofort holt ihr einen anderen Sprachmittler ran … Unverschämtheit!“

Kichernd drückten sich Julia und Markus an die Fliesen.

„Na, wenn sie es jetzt nicht kapiert hat!“, keuchten sie. Dann hörten sie Lachen.

Schnell rutschten sie näher an die Tür heran und erweiterten den Spalt. Am anderen Ende des Flurs standen Johannes Ehrenau und Dora Feld, während die Musiker – angetrieben von einer Mitarbeiterin – an ihnen vorbeieilten. Von Jutta Winkler keine Spur.

„Wieso haben die das nicht gemerkt?“, fragte Markus.

„Sie haben es bemerkt. Irgendwie muss er ja auf die Bühne gekommen sein."

19

„Na endlich! Anscheinend will sie mit uns reden", hatte sie zu Markus gesagt. „Aber warum einzeln? Erst mit mir und dann mit dir?"

An diesem Mittwoch fehlten noch zwei Tage zum Ende der Probezeit, und sie waren von der Chefin höchstpersönlich zum Gespräch geladen.

„Wäre es nicht sinnvoller, zusammen zu diskutieren?"

Markus hatte nur mit den Schultern gezuckt und war mit Kaffee in seinem Büro verschwunden.

Seit kurz vor zehn stand Julia nun in der Geschäftsstelle und sammelte ihre Gedanken. Das Schild an der Tür, „Bitte nicht stören!", hielt sie davon ab, zu klopfen. Noch einmal wollte sie den Fehler nicht begehen, obwohl sie nicht annahm, dass die Chefin hinter der Tür betete.

Es war bereits fünf Minuten nach der Zeit, als sie plötzlich – beim Aufreißen der Tür – den letzten Fetzen eines Satzes hörte: „… ist die unpünktlich!" Dann sah sie Jutta Winkler direkt in die zornig zusammengekniffenen Augen. Die klaren Züge lichteten sich, als diese Julia sah. Jutta Winkler wendete sich noch einmal um, schien sich erst jetzt auf das Schild zu besinnen und nahm es von der Tür. Dann bat sie Julia höflich in ihr Büro, wo ihr Dora Feld entgegensah und sofort die Augen senkte, als sie ihr die Hand zur Begrüßung reichte. Irritiert setzte sich Julia an den Beratungstisch, suchte ihre Notizen und griff einen Stift aus der Tasche. Dann sah sie erwartungsvoll in beider Augen.

„Mhm“, räusperte sich Jutta Winkler. „Eigentlich müsste hier heute noch ein Kollege sitzen. Aber er hat uns seine Gesellschaft versagt. Er ist wohl nicht mehr unserer Meinung, obwohl er unsere Entscheidung als einer der Ersten unterschrieben hatte.“

„Er hat seine Unterschrift zurückgenommen“, ergänzte Dora Feld beflissen und wurde dafür mit einem zornigen Blick von Jutta Winkler bedacht. Das konnte nur Johannes sein, dachte Julia. Wollte er sie selbst in einer Beratung nicht mehr sehen? Hier stimmte etwas nicht. Die sozialen Beziehungen schienen zwischen Christen und Nichtchristen schwierig zu sein. Julia begann sich daran zu gewöhnen und versprach sich zum wiederholten Mal, mehr auf die Empfindlichkeiten anderer zu achten, besonders auf die von Johannes.

„Frau Glückauf“, sagte nun Jutta Winkler, „wir haben Sie heute zu uns eingeladen, um Ihnen zu kündigen.“

‚Was?‘, schrie es in Julia auf. Heftig schnellte sie empor, und fühlte bei aller Anspannung, die sie wie eine Sprungfeder auf dem Stuhl zittern ließ, dass ihr Blut Millimeter für Millimeter aus dem Gesicht wich. Noch während sie die Worte, eins nach dem anderen, in ihrem Inneren wiederholte, um sie zu verstehen, sah sie zu Dora Feld. Die hielt ihre Lider gesenkt, wodurch ihr Gesicht lang und schmal wirkte. Hatte sie ein schlankes Gesicht? Das war ihr noch nie aufgefallen. Doch dann wanderten Julias Augen zu Jutta Winkler, die ein ähnliches Bild bot. Nein, es war der Blick nach unten, der sich weigerte, auch nur ein Fünkchen der Verzweiflung, die Julia jetzt fühlte, auf- oder gar anzunehmen. Vermutlich hatte Jutta Winkler Frau Feld angewiesen, die Augen zu senken, um in Julia keine Spur Hoffnung zurückzulassen.

‚Die sind zu! Völlig zu!‘, schrie es in Julia, so zu, dass Julia fühlte, wie es sie langsam gegen eine weiche Wand drückte. Sie wusste, es war so: Sie war gekündigt. Nichts würde diese Entscheidung jetzt noch ändern; und Jutta Winklers Stimme erreichte sie wie aus weiter Ferne: „Die Probezeit hat eindeutig gezeigt, wir passen nicht zusammen! – Nur Probleme! – Nur Ärger! – Bitte unterschreiben Sie hier. Der Vorstand hat schon unterzeichnet, auch die Mitarbeitervertretung." Sie hielt ihr zwei Blatt Papier entgegen, und Julia sah tatsächlich die Unterschriften des Vorstands und von Jutta Winkler. Sie nahm ihren Stift.

„Und die Gründe?", fragte sie dann, als könne sie diese Frage noch retten, als würde der kurze Aufschub ihre Situation noch ändern.

„Wir sind nicht verpflichtet, Ihnen Gründe zu nennen. Da Sie in der Probezeit sind, *dürfen* wir Sie einfach kündigen." Und während Julia versuchte, das Zittern in ihrer rechten Hand zu unterdrücken, um ihren Namen ordentlich aufs Papier zu zeichnen, hörte sie die gedämpfte, doch irgendwie fröhlich klingende Stimme von Frau Winkler.

„Ich würde auch gern mal Ihr Handgelenk sehen." Julia verzog das ‚G' ihres Nachnamens und starrte verstört auf ihr Uhrenband, das die Narbe an ihrer Hand nur teilweise verdeckte. Das war Hass, dachte sie. Dann vollendete Julia ihre Unterschrift. Sie schob Jutta Winkler die beiden Ausfertigungen entgegen und sah, wie diese erleichtert zu Dora Feld nickte.

„So macht man das!" Und zu Julia gewandt, erklärte sie: „Glauben Sie nicht, ich hätte nichts erfahren!"

Dora Felds unvermitteltes Lachen schockierte Julia. Irritiert sah sie, wie Frau Felds Wangen vor Freude zu hüpfen begannen, als sie in Richtung ihrer Chefin zeigte.

„Sie hat jetzt begriffen, wozu Sprachmittler gut sind", kicherte sie, und diesmal wich sie nicht vor Jutta Winklers Zorn zurück. Deren Gesicht wurde puterrot, und Julia zwang ihre Mundwinkel, in Form zu bleiben und nicht zu verraten, dass sie wusste, was sie in blinden Hass gestürzt hatte.

Jutta Winklers Schultern sackten nach unten. Sorgsam ordnete sie die wertvolle Kündigung in eine Pappmappe, ließ sich Zeit, gewann ihre Fassung zurück und schnellte unerwartet wieder auf.

„Tja, ich sitze am längeren Hebel, und Sie haben vier Wochen Kündigungsfrist. Bitte nehmen Sie Ihren Urlaub und bummeln Sie Ihre Überstunden ab. Wenn es nach mir ginge, dann bräuchten Sie hier überhaupt nicht mehr zu erscheinen. Von unserer Seite aus sind alle Kolleginnen informiert. Versuchen Sie ihre Besuche in der Geschäftsstelle weitestgehend einzuschränken. Ihre Ausrüstung übergeben Sie an Ihrem letzten Arbeitstag vollständig meiner Sekretärin. Und danach müssen Sie sich, falls Sie doch noch einmal vorbeikommen sollten, am Empfang anmelden. Niemand möchte Sie hier noch sehen. Seien Sie dessen versichert. – Und", Jutta Winkler schien auf ihrem Stuhl zu wachsen, „ich hatte Sie persönlich zur Andacht eingeladen. Hiermit lade ich Sie persönlich wieder aus. Ich möchte explizit nicht, dass Sie bei der Andacht dabei sind!"

Das Maschinengewehrfeuer hörte auf zu knattern, und Julia empfand Dora Felds Stimme als Erlösung. „Sie können doch niemanden von der Andacht ausladen!"

„Doch, das kann ich!"

Langsam erhob sich Julia von ihrem Stuhl. Sie war dieser, wohl persönlichsten an sie jemals gerichteten Ansprache von Jutta Winkler gefolgt, und sie hatte begriffen, hier half nichts. So langsam, wie in ihr die Stimme ihrer ehemaligen Chefin verhallte, so langsam packte sie ihre Notizen und ihren Stift zurück in den Rucksack. Dann wandte sie sich einer der beiden Türen zu, als sie bemerkte, dass die beiden Frauen inzwischen genügend Zeit gehabt hatten, um den Tisch herumzukommen und nun hinter ihr zu stehen.

„Hier geht es lang!", hörte sie die Stimme von Jutta Winkler in ihrem Rücken und spürt wie deren Hände ihre Schultern fassten und sie zu der anderen Tür schoben. Und als Dora Feld Julia die Tür öffnete, hörte sie noch einmal Jutta Winklers Stimme.

„Er gehört mir! Wagen Sie es nicht!" Dann schloss sich hinter Julia die Tür, und plötzlich stand sie da und war hellwach.

‚Johannes – tatsächlich – Johannes – er war es selbst, der das private Problem mit der Chefin hatte!' Sie konnte es nicht fassen, was war sie doch für eine dumme Kuh gewesen. Es hatte sich die ganze Zeit vor ihren Augen abgespielt, und sie hatte nichts begriffen. Dabei war es doch eindeutig gewesen, dass Informationen von ihm zu Jutta Winkler liefen, zum Beispiel die Narbe an ihrem Handgelenk. Julia rannte geradezu in das nächste Café. Sie brauchte eine andere Umgebung.

DRITTES BUCH: ENDE ODER ANFANG

Als Lina über das rechteckige Pflaster flog, schien sich die Zeit zu verlangsamen. Kühl spürte sie den Sommerwind auf ihren nackten Armen, sah den weißen Schuh, den herabgerollten und ebenso weißen Strumpf, die sich ihr in den Weg gestellt hatten, als sie losgestürmt war, um ihre Freundin zu haschen. Erschrocken hatte sie festgestellt, wie sie die Beherrschung über ihren Körper vollkommen verlor, wie der Oberkörper zuerst in die Höhe schoss und das von dem weißen Schuh zurückgehaltenen Bein mit sich zog, bis sie den Bodenkontakt verlor. Sie vollzog den halbrunden Bogen nach, den sie schwebte, und begriff, dass sie irgendwann aufschlagen musste. Zum Schutz zog sie die Arme vor den Kopf; dann kam der heftige Schmerz von der Reibung an den Steinen, die an ihren nackten Beinen und Armen die Haut aufrissen; ein Schmerz, der sich noch steigerte, durch ihren ganzen Körper zirrte, als sie die letzten Zentimeter den Boden entlangscheuerte. Dann wurde es schwarz.

Als Lina die Augen öffnete, musste sie sich sofort krümmen. Ihre Arme und Beine brannten so heftig, dass es ihr den Atem nahm. Sie wälzte sich auf die Seite, zog die Knie zu ihrem Mund, umklammerte sie fest und spürte die Tränen in die Augen schießen. Dann heulte sie heftig auf. Schuhe rannten auf sie zu, blieben vor ihr stehen, umkreisten sie. Das Geschrei eines Kinds schien die Hortnerinnen rufen zu wollen. Zwei Knie senkten sich, eine Hand fasste nach ihrer Seite und streichelte sie. Dann hörte sie ihren Namen und brüllte, als könne sie den Schmerz einfach aus sich herausbrüllen. Doch das Brennen an ihren Gliedern blieb, ohrenbetäubend, unerträglich ... als endlich eine Hortnerin mit großen Füßen neben ihr stand.

„Lina?“, rief sie ihr zu. „Was ist passiert?“

Lina suchte laut heulend die weißen Schuhe, die herabgerollten, ebenso weißen Socken, den Fuß, der sich unter ihr rechtes Bein geklemmt hatte. Dann schloss sie die Augen, um den Schmerz zu unterdrücken, sah kleine gelbe Lichtblitze auf der Innenseite ihrer Lider, spürte das warme Wasser in ihrem Gesicht, schmeckte Salz auf ihren Lippen und stöhnte.

„Was ist passiert?“, fragte noch einmal die Hortnerin. Doch Lina konnte nicht antworten. Stattdessen hörte sie die Stimme ihrer Freundin, die sie nun nicht gehascht hatte.

„Sie ist gestürzt! Wir haben Fangen gespielt.“

„Komm her“, beugte sich die Frau endlich zu ihr herunter, und schob ihren Arm unter Linas Oberkörper, um ihn vorsichtig aufzurichten. Dann wischte sie Lina die Tränen von den Wangen und nahm sie zärtlich in den Arm. Willig ließ sie es geschehen, hielt aber ihre Beine weiter umklammert, als könne die Krümmung ihres Körpers den Schmerz eindämmen. So saß sie, weinte in die Schulterkuhle der Hortnerin und sah verschwommen die bunten Füße näherrücken, Knie neigten sich auf Augenhöhe, Hände legten sich auf ihren Rücken und sie spürte durch den Schmerz hindurch das Streicheln ihrer Freundinnen.

„Geht es ein bisschen?“, flüsterte die Hortnerin in ihr Ohr, und Lina nickte, öffnete die Augen und sah eine kleine Gruppe Jungen heranrennen, zwischen ihren Beinen die weißen Schuhe und die Rollsocken. Ihr Arm schnellte dem Weiß entgegen.

„Sie hat mir ein Bein gestellt!“, schrie sie und schluchzte

umso heftiger, als die weißen Schuhe erschrocken stehenblieben. Hinter ihrem Arm, der immer noch in Richtung des Mädchens zeigte, hob sie die Augen und erkannte Sally.

„Ich habe mit den Jungen gespielt“, brüllte die sofort. Doch die Hortnerin hatte sich schon erhoben.

„Hast du Lina ein Bein gestellt?“

Heftig schüttelte Sally den Kopf, während die Augen der Hortnerin zu den Jungen wanderten. „Stimmt das?“

„Wir haben gerade gespielt“, nickten die.

Der Fluss ihrer Tränen war vor Bestürzung verebbt. Lina starrte Sally an, Sally, das kleine Mädchen, das immer die Unschuldige spielte und der es immer wieder gelang, damit durchzukommen. Treu sahen deren Augen der Hortnerin direkt ins Gesicht.

Die schüttelte den Kopf und half Lina, sich langsam auf die Beine zu stellen.

„Aber sie hat mir ein Bein gestellt!“

Die Tränen stürzten zurück in ihre Augen, diesmal – neben dem Schmerz – die Tränen der Verzweiflung.

„Du spinnst doch“, rief Sally ihr ins Gesicht und wollte davonrennen, doch die Hand der Hortnerin hatte bereits nach ihrem Arm gegriffen.

„Deine Mutter ist verrückt, sagt meine Mama!“

„Wie?“, fragte die Hortnerin und blickte verwundert zwischen Lina und Sally hin und her. Inzwischen stützte sie mit dem einem Arm Linas Oberkörper und hielt mit der anderen Hand den Arm der sich heftig wehrenden Sally fest.

„Sie hat mir ein Bein gestellt“, schluchzte Lina wieder.

„Kannst du mir bitte erklären, wieso Linas Mutter verrückt sein soll?“

„Sie nimmt Tabletten – hat Lina selbst gesagt – weil sie im Kopf krank ist!“

„Sie hat Kopfschmerzen!", sprang eine Freundin Lina zur Seite. „Dann nimmt meine Mama auch Tabletten."

Seufzend zog die Hortnerin Sally noch einmal an sich heran.

„Wir reden noch", sagte sie zu ihr und ließ endlich deren Arm frei. Mit einem Sprung war sie auf und davon.

Dann nahm sie Lina in den Arm.

„Komm, wir verarzten dich jetzt!"

Zur selben Zeit saß Julia zwei Frauen gegenüber. Sie fühlte sich gut, die Worte flossen, wie von selbst; und die Aufmerksamkeit in den Augen ihrer Zuhörerinnen vermehrte die Kraft beim Reden. Julia hatte Papiere mitgebracht, die Handouts für Flüchtlinge in mehrere Sprachen übersetzt, die Beratungsleitfäden, die Statistik aller ihrer Beratungen, natürlich ohne die Klienten-Namen. Das alles breitete sie vor ihnen aus, ohne an Worten zu sparen, als man sie fragte, wie sie ohne Vorwissen die Asylverfahrensberatung hätte stemmen können.

Die zwei Monate, die Julia pausiert hatte, hatten ihre Kräfte und ihren Mut zurückfließen lassen; die Kreativität, die sie in dieser Zeit entfalten konnte, die Stunden in ihrem kleinen Raum, den sie sich als Atelier in den letzten Monaten zwar hatte leisten aber nicht benutzen können; und das Lachen ihrer Tochter, wenn sie sie von der Schule abholte. Ihre Lebensstrategie der vielen „K's" – Kind, Kunst, Knete – hatte sich einmal mehr bewehren müssen. Der Brotjob, naja, Julia hatte damit noch nie viel Glück gehabt. Der Mammon schien sie zu fliehen. Aber Lina besuchte die zweite Klasse; ein Galerist hatte sich nach einer langen Dürreperiode der künstlerischen Erfolglosigkeit zurückgemeldet – eine Stiftung finanzierte die Vernissage. Julia würde endlich verkaufen. Doch leben können würde sie davon nicht; und ihr Sorgenkind, die finanzielle Existenz, die sie auf den ersten Arbeitsmarkt zwang, hatte schmerzhaft in ihr gedrückt. Nur deshalb hatte Julia täglich erst dann den Pinsel in die Hand genommen, nachdem sie mindestens eine Bewerbung geschrieben hatte.

Die beiden Frauen schienen positiv. Kinder musste sie vor Frauen nicht verheimlichen, die Kunst schon! Und da fing noch etwas mit „K“ an, „Krankheit“ – die musste sie leugnen, falls man sie nach psychischer Belastbarkeit befragte. Aber diese Frage kam nicht, das wäre ja auch abgeschmackt gewesen; und zwei Tage später erreichte Julia ein Telefonanruf:

„Frau Glückauf, wir haben uns tatsächlich für Sie entschieden.“

DANK ZU SAGEN, MACHT FREUDE

Wenn man erst einmal so weit gelangt, dass man alle Baustellen eines Romans überblickt, dann weiß man auch, wie angewiesen die Autorin auf Zuspruch, Beistand, Förderung und Engagement vieler weitere Beteiligter ist.

Da sind diejenigen, die einem Freundschaft, Liebe, Vertrauen, Zeit und Geduld schenken, damit in einem Zeitraum von Monaten so viele Seiten niedergeschrieben werden können. Das Umfeld dieses Romans bereicherten Erato, Han, Krischan, Ulli, Birgit, Hans sowie meine Familie und Bekannten. Sie räumten mir immer wieder Freiräume zum Schreiben ein, lasen und kommentierten, fürchteten sich vor dem Ergebnis und akzeptierten meinen Drang, gerade dieses Thema, von dem sie selbst betroffen waren, literarisch zu verarbeiten.

Drei der vier „K-Wörter“: „Kind“, „Kunst“ und „Knete“, als Existenzsicherung, waren auch Themen dieses Romans und tatsächlich habe ich es oft nicht einfach, dieses Dreieck zu bündeln. Während Kind und Schriftstellerei mir geschenkt sind, bin ich bezüglich des größten Teiles meines Einkommens auf die verständnisvolle Unterstützung und das Vertrauen meiner Kolleginnen und Arbeitgeber angewiesen, wofür ich mich herzlich bedanke.

Meine Krankheit, das vierte „K-Wort“, das K-Wort des Schreckens und der Chancen, an ihr arbeite ich zusammen mit einer wundervollen Psychiaterin, die meine Familie seit Jahren begleitet und unterstützt, weshalb ich ihr herzlich danke.

Und dann ist da die Lückenhaftigkeit des Wissens, die das Verständnis anderer Personen erschwert. Vorschnelle Negativurteile über Situationen und Menschen zersetzen den Anspruch an Literatur, weshalb ich mir Hilfe bei Herrn Wenzel gesucht habe. Obwohl, selbst in das Geschehen involviert, hat er mir Hintergründe erklärt und die Augen für Intentionen und professionelle Schwierigkeiten besonders zweier Protagonistinnen geöffnet, Charlotte Clemens und Wilhelm Wenzel. Vielen Dank dafür!

Noch schwieriger als 300 Seiten zu schreiben ist es, das Vertrauen und die Unterstützung eines Verlags zu finden. Dazu gehören selbstloses Engagement sowie Respekt und Achtung vor der Leistung anderer. Dies alles hatte André Schinkel, mein Lektor, Wegbereiter und guter Freund. Er gewann für mich den Mitteldeutschen Verlag, der sich nun bereits meines zweiten Romans mit großem Einsatz annimmt. Für das vorbildliche verlegerische Engagement danke ich dem hochmotivierten Team des mdv und hoffe für die Zukunft auf weitere gemeinsame Projekte.

Es gibt Menschen, die einen anlächeln, ob draußen, drinnen oder sonst irgendwo. Diese Menschen und ihr Lächeln schenken Glück, das Flügel wachsen lassen kann. Den lächelnden Menschen und ihrer positiven Sicht auf die Welt sei dieses Buch gewidmet.

2018

www.mitteldeutscherverlag.de

Gesamtherstellung: Mitteldeutscher Verlag, Halle (Saale)
Lektorat: André Schinkel, Halle (Saale)
Umschlaggestaltung: Nadine Begenat, Halle (Saale)

ISBN 978-3-96311-014-6

Printed in the EU